Dr. Ute Wiedemann, Prof. Dr. Volker Nürnberg (Herausgeber)

# Gesunde Arbeit – Starker Betrieb

dak.de/bgm

# Gesunde Arbeit – Starker Betrieb

## Betriebliches Gesundheitsmanagement. Konzepte, Praxisberichte und Inspirationen für Einsteiger und Fortgeschrittene

**Herausgeber:**
Dr. Ute Wiedemann, Mitglied des Vorstands der DAK-Gesundheit
DAK-Gesundheit
Nagelsweg 27–31, D-20097 Hamburg

Prof. Dr. Volker Nürnberg, BWL-Professor für Gesundheitsmanagement

**Mit Beiträgen von:**
Dr. Mareike Adler
Jasmin Arbabian-Vogel
Prof. (FH) Dr. Mathias Bellinghausen
Evelyn Beyer-Reiners
Jasmin-Sophie Bitterle
Sabine Brase
Dr. med. Andreas Erb
Katja Ferber
Frank Fiedler
Reinhild Fürstenberg
Dr. Sabine Gregersen
Janina Grix
Petra Hagel
Frieder Ittner
Linda Kaiser
Prof. Dr. habil. Thomas Kantermann
Prof. Dr. Claudia Kardys
Roman Klare
Dr. Ines Klemm
Wolfgang Köning
Hanna-Kathrin Kraaibeek
Heidi Krampitz
Lars Lange
Noemi Levai
Niklas Magerl
Dagmar Müller-Funk
Prof. Dr. Volker Nürnberg
Pia Preuß
Gerrit Rohde
Agnieszka Scheerenberg
Marc Sommer
Dr. Maie Stein
RA Volker Stück
Julia van der Land
Bianca van Wijnen
Prof. Dr. Sylvie Vincent-Höper
Michael Vogel
Doreen Wessels
Dr. Ute Wiedemann
Sabine Winterstein
Dorothe Wundrack
Rachel Zapp

Hamburg
September 2025

Bibliografische Informationen der Deutschen Nationalbibliothek
Die Deutsche Nationalbibliothek verzeichnet diese Publikation in der
Deutschen Nationalbibliografie; detaillierte bibliografische Daten sind im Internet über
http://dnb.d-nb.de abrufbar.

Bei der Herstellung des Werkes haben wir uns zukunftsbewusst für umweltverträgliche und wiederverwertbare Materialien entschieden. Der Inhalt ist auf elementar chlorfreiem Papier gedruckt.

PEFC-zertifiziert
Dieses Produkt stammt aus nachhaltig bewirtschafteten Wäldern und kontrollierten Quellen
PEFC
PEFC/04-31-0810
www.pefc.de


Alte Eppelheimer Str. 42/1
69115 Heidelberg
E-Mail: info@medhochzwei-verlag.de
Web: www.medhochzwei-verlag.de
Informationen zur Produktsicherheit finden Sie unter
www.medhochzwei-verlag.de/Produktsicherheit

medhochzwei

ISBN 978-3-98800-188-7
ISBN eBook 978-3-98800-189-4



Fotos: © Gettyimages/gorodenkoff (Titelbild); DAK-Gesundheit/Läufer (Foto Wiedemann, Umschlag Rückseite); P. Hoffmann/Frankfurt (Foto Nürnberg, Umschlag Rückseite)
Titelbildgestaltung: Natalia Degenhardt
Satz: Strassner ComputerSatz, Heidelberg
Druck: mediaprint solutions GmbH, Eggertstraße 28, 33100 Paderborn
Printed in Germany
A001

# Vorwort

Hamburg, im September 2025

Liebe Leserinnen und Leser,

wir erleben eine spannende Zeit des Wandels. Diese ist geprägt von der Überwindung der Pandemie, globalen Herausforderungen und der dynamischen Digitalisierung der Arbeitswelt, die uns alle einlädt, unsere psychische Stärke zu entdecken und gemeinsam zu wachsen. Um in dieser Zeit produktiv und erfolgreich zu sein, benötigen wir resiliente Mitarbeiterinnen und Mitarbeiter und resiliente Unternehmen. In der Nachhaltigkeitsdebatte in Deutschland ist uns wichtig, den Fokus auf die soziale Nachhaltigkeit zu legen, hier sind insbesondere die Führungskräfte gefordert. Denn besonders in New Work gilt: ohne Wertschätzung keine Wertschöpfung.

Dieses Werk ist sowohl für Neulinge im BGM als auch für Profis gedacht. Sie finden sowohl Grundlagentexte als auch Best-Practice-Beispiele aus verschiedensten Branchen.

Wo wird sich das BGM hin entwickeln? Die Digitalisierung hat erheblichen Einfluss auf unser Arbeitsleben, das BGM muss diese Trends antizipieren. Digitale und hybride Gesundheitsangebote werden zunehmen, um der modernen Arbeitswelt gerecht zu werden.

Angesichts knapper finanzieller Ressourcen und wachsender Evidenz gewinnt zielgruppenspezifisches BGM immer mehr an Bedeutung. Besonders freuen wir uns, dass die Frauengesundheit zunehmend ins Rampenlicht rückt. Sowohl in der Medizin als auch im Betrieblichen Gesundheitsmanagement werden passgenaue Lösungen entwickelt, die ihre individuellen Bedürfnisse gezielt unterstützen. Im betrieblichen Setting bedeutet das unter anderem, Mitarbeiterinnen in den Wechseljahren gezielt zu unterstützen und die Vereinbarkeit von Familie und Beruf weiter zu verbessern, auch mit Blick auf pflegende Mitarbeitende. Generationsvielfalt ist ebenfalls ein Gewinn. In der demografisch gewandelten Belegschaft bereichern unterschiedliche Perspektiven den Arbeitsalltag, vorausgesetzt, wir schaffen Raum und Angebote für alle Altersgruppen.

Von den vier Handlungsfeldern Bewegung, Ernährung, Stress und Sucht wurde in diesem Werk ein besonderer Schwerpunkt auf die psychomentale Gesundheit gelegt. Die Zahlen der DAK-Gesundheit zeigen, dass deutliche Anstiege bei den psychischen Erkrankungen zu verzeichnen sind. Diesen primärpräventiv durch Verhältnis- und Verhaltensprävention zu begegnen, wird immer wichtiger. Führungskräfte übernehmen hierbei eine Schlüsselposition.

In der Gesundheitsförderung besteht weiterhin die Herausforderung, dass viele Mitarbeitende die Angebote noch nicht nutzen und sich die Teilnahme vor allem auf die bereits gesundheitsbewussten Personen konzentriert. Ziel muss es daher sein, durch Nudging,

Incentivierung und Gamification die inaktive Mehrheit zu erreichen und so die Teilnahmequoten deutlich zu erhöhen.

Die gesetzlichen Krankenkassen sollten über Marketinginteressen hinaus enger mit den Betrieben zusammenarbeiten, um die wertvollen Fachkräfte bestmöglich und langfristig beim Thema Gesundheit aktiv zu unterstützen. Dabei wird auch das betriebliche Gesundheitsmanagement zunehmend von Big Data, Digitalisierung und künstlicher Intelligenz geprägt sein. Neue Chancen, die es gemeinsam zu nutzen gilt.

Liebe Leserinnen und Leser, neben den bewährten Best Practices der DAK-Gesundheit erwarten Sie hier spannende Einblicke aus Wissenschaft, Unternehmen und Dienstleistern. Lassen Sie sich inspirieren, neue Impulse gewinnen und entdecken Sie praxisnahe Ansätze für die Herausforderungen unserer Zeit.

Wir wünschen Ihnen viel Freude mit dieser anregenden und gewinnbringenden Lektüre.

Herzlichst

Dr. Ute Wiedemann, Vorstandsmitglied der DAK-Gesundheit

Prof. Dr. Volker Nürnberg, BWL-Professor

# Inhaltsverzeichnis

# Abschnitt A | Grundlagen

## Teil I: Einführung in BGM und BGF

# Verhalten fördern, Verhältnisse gestalten – der komplementäre Präventionsansatz

*Claudia Kardys*

**Abstract:** Der Beitrag bietet eine fundierte Einführung in die Grundlagen des Betrieblichen Gesundheitsmanagements (BGM) mit besonderem Fokus auf die Unterscheidung zwischen Verhaltens- und Verhältnisprävention. Er erläutert deren theoretische Konzeptionierung, zeigt empirische Evidenz zur Wirksamkeit auf und stellt gesetzliche Rahmenbedingungen dar. Dabei wird ein Überblick über zentrale Forschungsbefunde sowie aktuelle Entwicklungen gegeben – einschließlich der Rolle der BGF-Koordinierungsstellen als konkrete Umsetzungsinstanzen des Präventionsgesetzes. Der Beitrag eignet sich als Basiswissen zur ersten Orientierung im Themenfeld der betrieblichen Gesundheitsförderung.

## 1 Einleitung

Das Betriebliche Gesundheitsmanagement (BGM) ist ein ganzheitlicher Managementansatz zur Förderung von Gesundheit, Motivation und Leistungsfähigkeit in Unternehmen. Ziel ist es, die physischen, psychischen und sozialen Arbeitsbedingungen systematisch gesundheitsförderlich zu gestalten und das persönliche Gesundheitsverhalten der Beschäftigten positiv zu beeinflussen. Im Kern stehen dabei zwei grundlegende Ansätze: Verhaltensprävention und Verhältnisprävention. Während sich die verhaltenspräventive Ebene auf das individuelle Handeln konzentriert, setzt die verhältnispräventive Ebene bei den Rahmenbedingungen der Unternehmen an. Beide Präventionsstrategien gelten als komplementäre Säulen einer modernen betrieblichen Gesundheitsstrategie – ein Zusammenspiel, das durch aktuelle gesellschaftliche, demografische und arbeitsweltliche Entwicklungen zunehmend an Bedeutung gewinnt.

# 2 Begriffsbestimmung und Gegenüberstellung

Die Begriffe Verhaltensprävention und Verhältnisprävention bezeichnen zwei grundlegende Handlungsansätze der Gesundheitsförderung und Prävention, die sich sowohl in ihrer Zielrichtung als auch in ihrer Wirkrichtung unterscheiden.

## 2.1 Verhaltensprävention

Die Verhaltensprävention zielt darauf ab, das gesundheitsbezogene Verhalten von Individuen zu beeinflussen. Ihr Fokus liegt auf der Stärkung individueller Gesundheitskompetenz, Eigenverantwortung und Selbstwirksamkeit. Sie umfasst alle Maßnahmen, die die Beschäftigten dazu befähigen sollen, gesundheitsförderliche Entscheidungen zu treffen und diese langfristig in ihrem (Arbeits-)Alltag zu verankern. Dazu zählen unter anderem Programme zu Bewegung, gesunder Ernährung, Stressbewältigung oder Raucherentwöhnung. Nach Franzkowiak (2022) wird Verhaltensprävention insbesondere durch pädagogisch-didaktische Konzepte umgesetzt (Psychoedukation), etwa durch Kampagnen, Aufklärungsangebote oder individuelle Schulungen.

## 2.2 Verhältnisprävention

Die Verhältnisprävention adressiert die strukturellen und organisatorischen Arbeitsbedingungen. Sie zielt darauf ab, Strukturen zu schaffen, die gesundheitsförderliches Verhalten nicht nur ermöglichen, sondern erleichtern. In der betrieblichen Praxis gehören hierzu ergonomisch gestaltete Arbeitsplätze, gesunde Arbeitszeitmodelle, partizipative Führungsstile, transparente Kommunikationsstrukturen oder Maßnahmen zur Förderung einer gesundheitsförderlichen Unternehmenskultur.

## 2.3 Vergleich und Integration beider Ansätze

Beide Präventionsansätze unterscheiden sich deutlich in ihrem Zielobjekt: Während die Verhaltensprävention das Individuum fokussiert, nimmt die Verhältnisprävention das System in den Blick. Auch hinsichtlich der Wirksamkeit bestehen Unterschiede. Verhaltenspräventive Interventionen zeigen häufig kurzfristige Effekte, sind aber zudem von der Eigenmotivation abhängig. Verhältnisprävention hingegen wirkt nachhaltiger, erfordert jedoch i. d. R. größere strukturelle Veränderungen und einen höheren Ressourceneinsatz. Im Rahmen einer umfassenden Gesundheitsförderung wird ein integriertes Vorgehen empfohlen. Die gleichzeitige Berücksichtigung individueller und struktureller Determinanten (kontextorientierte bzw. verhältnisgestützte Verhaltensprävention) ist entscheidend für die nachhaltige Verbesserung der Gesundheit und Leistungsfähigkeit in der Arbeitswelt.

# 3 Aktuelle Forschungslage

Die wissenschaftliche Evidenz bestätigt die Wirksamkeit beider Präventionsformen. Eine Metaanalyse von Lippke und Hessel (2018) zeigt für verhaltensorientierte Maßnahmen moderate Effektstärken auf das Gesundheitsverhalten (z. B. Bewegung, Ernährung), jedoch kleinere Effekte auf das psychische Wohlbefinden. Verhältnisinterventionen – etwa ergonomische Arbeitsplatzanpassungen – belegen eine deutlich stärkere Wirkung. Eine Verbesserung von Gesundheitsindikatoren (wie Fitness, subjektives Befinden, Stressresistenz) wird von einem Großteil der Studien belegt. Die Ergebnisse unterstreichen die Relevanz struktureller Veränderungen im Arbeitsumfeld für eine nachhaltige Gesundheitsförderung und weisen gleichzeitig auf einen erheblichen Forschungsbedarf hinsichtlich der Integration und langfristigen Wirkung kombinierter Maßnahmen hin. Zudem offenbart sich eine methodische Lücke: Während Verhältnisinterventionen konkrete Verhaltensänderungen erleichtern, scheitern verhaltensorientierte Maßnahmen häufig an der sogenannten „Intentions-Verhaltens-Lücke". Eine strategisch eingebettete Verhältnisprävention scheint daher in der Praxis effektiver und nachhaltiger zu sein.

Ein ganzheitlicher Ansatz, der alle Einflussfaktoren des „Hauses der Arbeitsfähigkeit" berücksichtigt, kann den Erhalt und die Verbesserung der Arbeitsfähigkeit (Work Ability) langfristig sichern. Dies wird oftmals in den Ilmarinen-Richenhagen-Kurven grafisch abgebildet. In diesem Zusammenhang betonen auch Falkenstein und Kardys (2020), dass insbesondere bei einer alternden Belegschaft kognitive Beanspruchung, Verarbeitungskapazität und psychomentale Anforderungen bei der Gestaltung gesundheitsförderlicher Arbeitsbedingungen berücksichtigt werden müssen. Alterns- und altersgerechte Verhältnisprävention – etwa durch angepasste Pausenregulation oder digital unterstützte Arbeitsorganisation – kann somit gezielt zur Erhaltung kognitiver Leistungsfähigkeit beitragen und altersbedingten Überforderungen vorbeugen.

Somit gelten kombinierte, alters- und kontextgerechte Interventionen heute als Goldstandard im BGM. Eine Übersicht über zentrale Erkenntnisse liefern u. a. die iga-Reporte 28 und 40. Einerseits wird dabei deutlich, dass arbeitsweltbezogene Maßnahmen der Gesundheitsförderung nachweislich wirksam sind – insbesondere im Hinblick auf körperliche Aktivität, Rückengesundheit und Stressreduktion – und zudem auch wirtschaftlich sinnvoll sein können (Return on Investment; ROI). Andererseits zeigt sich erneut die stärkere Wirksamkeit verhältnispräventiver Maßnahmen gegenüber reinen Verhaltensinterventionen. Übergreifend lässt sich festhalten, dass trotz methodischer Heterogenität wissenschaftliche Evidenz für die Wirksamkeit vieler BGF-Maßnahmen vorliegt.

# 4 Rechtliche und politische Rahmenbedingungen

## 4.1 Gesetzliche Grundlagen

Ein zentraler Impuls für die Weiterentwicklung des BGM in Deutschland war das Gesetz zur Stärkung der Gesundheitsförderung und der Prävention (Präventionsgesetz – PrävG). Es verpflichtet die gesetzlichen Krankenkassen, nicht nur verhaltenspräventive Maßnahmen zu fördern, sondern auch verhältnisorientierte Interventionen zu unterstützen. Damit wurde die Verhältnisprävention aufgewertet und strukturell in der Gesetzgebung verankert. Ergänzend hierzu arbeiten regionale Netzwerke – etwa im Rahmen der nationalen Präventionskonferenz – an der Umsetzung auf Landesebene. In diesen Netzwerken kooperieren Unternehmen, Krankenkassen, Sozialversicherungsträger und weitere Stakeholder, um betriebliche Gesundheitsförderung in der Fläche umzusetzen.

Die gesetzlichen Grundlagen für die betriebliche Gesundheitsförderung sind unter dem § 20 SGB V festgelegt. Die Ausgaben der Krankenkassen für die Wahrnehmung ihrer Aufgaben sollten ab dem Jahr 2019 insgesamt für jeden ihrer Versicherten einen Betrag in Höhe von 7,52 Euro umfassen. Davon entfallen mindestens 3,15 Euro auf Leistungen zur betrieblichen Gesundheitsförderung. Nach § 20b SGB V fördern die Krankenkassen durch Analyse, Beratung, Qualifizierung und Zuschüsse BGF-Maßnahmen. Der GKV-Leitfaden Prävention konkretisiert die Qualitätsanforderungen für diese Leistungen. Zudem gibt es auch eine steuerliche Regelung zur Unterstützung von BGF-Leistungen (§ 3 Nr. 34 EstG).

Darüber hinaus gibt es weitere Ebenen, in denen das deutsche Recht Prävention integriert, beispielweise:

- **Arbeitsschutzgesetz (ArbSchG):** Arbeitgeber sind verpflichtet, Arbeitsplätze sicher und gesund zu gestalten (z. B. Gefährdungsbeurteilung nach § 5 ArbSchG, Arbeitsschutzmaßnahmen wie PSA).
- **Unfallversicherung (§ 14 SGB VII):** Die gesetzlichen Unfallversicherungsträger sind beauftragt, Unfälle, Berufskrankheiten und arbeitsbedingte Gesundheitsgefahren zu verhüten. Sie beraten und unterstützen Betriebe im Arbeits- und Gesundheitsschutz.
- **Betriebliches Eingliederungsmanagement (BEM) (§ 167 SGB IX):** Das BEM ist Pflicht für alle Arbeitgeber und zielt darauf ab, die Arbeitsfähigkeit nach längeren Erkrankungen zu erhalten. Es ergänzt die Verhältnisprävention durch individuelle Wiedereingliederungsmaßnahmen. In Summe bilden der Arbeitsschutz und das Betriebliche Eingliederungsmanagement zusammen mit freiwilliger betrieblicher Gesundheitsförderung die drei Säulen des BGM.

## 4.2 BGF-Koordinierungsstellen als operative Umsetzung des Präventionsgesetzes

Im Rahmen des 2015 in Kraft getretenen Präventionsgesetzes wurden BGF-Koordinierungsstellen auf den Landesebenen eingeführt. Diese Stellen konkretisieren die gesetzlich verankerten Anforderungen zur betrieblichen Gesundheitsförderung, insbesondere durch die Unterstützung von Betrieben beim Zugang zu Gesundheitsangeboten, der Vernetzung regionaler Akteure sowie der Beratung zur Umsetzung gesundheitsförderlicher Maßnahmen im Betrieb. Dabei liegt ein besonderer Fokus auf kleinen und mittleren Unternehmen (KMU), die strukturell oft weniger Ressourcen für eigenständige BGF-Prozesse aufweisen. Die BGF-Koordinierungsstellen bündeln Informationen, stellen Materialien bereit und tragen durch Öffentlichkeitsarbeit und Veranstaltungsangebote zur Sensibilisierung für BGF bei. Sie sind somit ein zentrales Instrument zur Operationalisierung der gesetzlich verankerten Gesundheitsförderung im Betriebskontext. Viele Koordinierungsstellen bieten mittlerweile digitale Beratungsangebote, Tools zur Selbstbewertung für Unternehmen sowie niedrigschwellige Webinare oder Online-Schulungen an – ein Schritt zur besseren Erreichbarkeit und Skalierbarkeit der Angebote.

# 5 Fazit

Ein effektives Betriebliches Gesundheitsmanagement basiert auf der Kombination von Verhaltens- und Verhältnisprävention. Während verhaltensorientierte Maßnahmen die individuelle Gesundheitskompetenz stärken, schaffen verhältnispräventive Maßnahmen gesundheitsförderliche Arbeitsbedingungen. Forschungsergebnisse belegen die höhere Nachhaltigkeit strukturbezogener Interventionen. Der gesetzliche Rahmen sowie Unterstützungsstrukturen wie die BGF-Koordinierungsstellen bieten wichtige Grundlagen, doch bleibt die Integration beider Ansätze zentral für eine zukunftsfähige und wirksame Gesundheitsförderung im Betrieb.

# 6 Quellenangaben

Altgeld, T. (2024). Finanzierung der Gesundheitsförderung. In: Bundeszentrale für gesundheitliche Aufklärung (BZgA) (Hrsg.). Leitbegriffe der Gesundheitsförderung und Prävention. Glossar zu Konzepten, Strategien und Methoden. https://doi.org/10.17623/BZGA:Q4-i018-2.0

Bundesministerium für Gesundheit (BMAS) (2019). Präventionsgesetz. www.bundesgesundheitsministerium.de/service/begriffe-von-a-z/p/praeventionsgesetz.html

Falkenstein, M., Kardys, C. (Hrsg.) (2020). Arbeit, Kognition und Alter. Wissenschaftliche Erkenntnisse für die Praxis. Stuttgart: Kohlhammer.

Franzkowiak, P. (2022). Prävention und Krankheitsprävention. In: Bundeszentrale für gesundheitliche Aufklärung (BZgA) (Hrsg.). Leitbegriffe der Gesundheitsförderung und Prävention. Glossar zu Konzepten, Strategien und Methoden. https://doi.org/10.17623/BZGA:Q4-i091-3.0

Gerlinger, T. (2025). Präventionsgesetz. In: Bundesinstitut für Öffentliche Gesundheit (BIÖG) (Hrsg.). Leitbegriffe der Gesundheitsförderung und Prävention. Glossar zu Konzepten, Strategien und Methoden. https://doi.org/10.17623/BIOEG:Q4-i092-4.0

GKV-Spitzenverband (2023). Nationale Präventionskonferenz. www.gkv-spitzenverband.de/krankenversicherung/praevention_selbsthilfe_beratung/praevention_und_bgf/npk/nationale_praeventionskonferenz.jsp

Grawitch, M. J., Gottschalk, M., Munz, D. C. (2006). The Path to a Healthy Workplace: A Critical Review Linking Healthy Workplace Practices, Employee Well-Being, and Organizational Improvements. Consulting Psychology Journal: Practice and Research, 58, 129. https://doi.org/10.1037/1065–9293.58.3.129

Initiative Gesundheit & Arbeit. (2015). iga.Report 28 – Wirksamkeit und Nutzen betrieblicher Prävention. Teil 1: Wirksamkeit und Nutzen betrieblicher Gesundheitsförderung und Prävention – Zusammenstellung der wissenschaftlichen Evidenz 2006 bis 2012. Berlin: AOK Bundesverband; BKK Dachverband e. V.; Deutsche Gesetzliche Unfallversicherung; Verband der Ersatzkassen e. V.

Initiative Gesundheit & Arbeit. (2019). iga.Report 40 – Wirksamkeit und Nutzen arbeitsweltbezogener Gesundheitsförderung und Prävention. Zusammenstellung der wissenschaftlichen Evidenz 2012 bis 2018. Berlin: AOK Bundesverband; BKK Dachverband e. V.; Deutsche Gesetzliche Unfallversicherung; Verband der Ersatzkassen e. V.

Lippke, S., Hessel, A. (2018). Verhaltens- und Verhältnisinterventionen in der Prävention: Metaanalytische Befunde und Implikationen. Prävention und Rehabilitation, 30(4), 121–132. DOI 10.5414/PRX053

Matusiewicz, D., Kardys, C., Nürnberg, V. (Hrsg.) (2020). Betriebliches Gesundheitsmanagement: analog und digital. MWV Verlag, Berlin. http://doi.org/10.32745/9783954665365

Richenhagen, G. (2011): Arbeitsfähigkeit – Arbeitsunfähigkeit – Arbeitsschutz. In: Giesert (Hrsg.): Arbeitsfähig in die Zukunft – Willkommen im Haus der Arbeitsfähigkeit, Hamburg: VSA.

Rosian-Schikuta, I., Laschhkolnig, A., Ivansits, S. (2021). Betriebliches Gesundheitsmanagement. Schriftenreihe Health Technology Assessment (HTA) in der Bundesrepublik Deutschland. Bd. 144. Deutsches Institut für Medizinische Dokumentation und Information (DIMDI) (Hrsg.). Köln: BfArM.

# Zukunft gestalten, Gesundheit sichern: Die zentrale Rolle der Physiotherapie im Betrieblichen Gesundheitsmanagement

*Linda Kaiser*

## 1 Einleitung

Wer den Menschen bewegt, bewegt mehr als Muskeln. Er bewegt Haltung, Hoffnung – und manchmal sogar die Zukunft. Denn Zukunft ist kein einheitlicher Weg, sondern ein Geflecht vieler Möglichkeiten. Umso wichtiger ist es, dass wir uns gemeinsam auf ein Ziel verständigen: den Erhalt von Gesundheit – körperlich, geistig und sozial – bis ins hohe Alter. Nicht als individuelle Aufgabe, sondern als gemeinsame Verantwortung.

Ich erinnere mich an meine ersten Berufsjahre in der neurologischen Rehabilitation: an den Klang eines ersten Schritts nach einem Schlaganfall, der wie ein Aufbruch zurück ins Leben wirkte. An das stille Einverständnis zwischen Händen und Augen, wenn Worte fehlten. Ich habe gelernt: Gesundheit ist nicht einfach nur das Gegenteil von Krankheit. Gesundheit ist Bewegung – im Innen wie im Außen. Als staatlich geprüfte Physiotherapeutin bin ich mit Herz, Haltung und Händen in ein System eingestiegen, das viel zu lange auf Reparatur statt auf Erhalt ausgerichtet war. Doch mit jeder Patientin, jedem Patienten wuchs in mir die Überzeugung: Wir dürfen nicht erst reagieren, wenn der Körper zusammenbricht – wir müssen beginnen, **Gesundheit früher zu denken**. Nicht erst dort, wo Krankheit diagnostiziert wird, sondern dort, wo Leben stattfindet: **im Alltag, im Betrieb, im Denken**.

Heute, als aktiver Teil der opta data Zukunfts-Stiftung, die sich mit der Zukunftsfähigkeit der Gesundheitsfachberufe beschäftigt, richte ich meinen Blick nicht nur zurück, sondern mit psychologischer Tiefe und gesellschaftlicher Verantwortung nach vorn. Denn die Rolle der Physiotherapie wandelt sich – und das ist keine Reaktion auf Technologie, sondern eine Reaktion auf Realität. Ich spreche nicht von einem drohenden „Ersetztwerden" durch Digitalisierung oder Künstliche Intelligenz. Ich spreche von einer **Verlagerung der Wirksamkeit**. Physiotherapie ist längst nicht mehr nur körperzentrierte Behandlung – sie ist Beziehung, Begleitung, Prävention, Bildung. Sie ist **Vertrauensarbeit mit dem Körper als Zugang und dem Denken als Resonanzraum**. Für mich ist Physiotherapie auch keine konservative Methode der Medizin: Sie ist eine **Haltung**, eine menschlich fundierte Art, dem anderen zu begegnen – körperlich, emotional, sozial. Sie bedeutet, da zu sein. Nicht zu bewerten, sondern zu verstehen. Nicht nur zu therapieren, sondern Entwicklung zu ermöglichen. Und genau das, was diese Haltung ausmacht, gerät in Gefahr: die

**Empathiefähigkeit**. Denn je digitaler unsere Systeme werden, desto schneller geht der zwischenmenschliche Resonanzraum verloren. Je effizienter Prozesse laufen, desto seltener stellen wir die Frage: „Wie geht es dir wirklich?" Doch genau diese Frage entscheidet darüber, ob wir Gesundheit als technisches System oder als kulturelle Aufgabe verstehen.

Die Zukunftspsychologie beschreibt eine der stärksten menschlichen Fähigkeiten: sich eine bessere Zukunft lebendig auszumalen – lange bevor sie Realität wird. Wer sich heute klar vorstellt, wie sich gesundes, sinnerfülltes Arbeiten anfühlt, schafft die Grundlage, es morgen zu leben. Diese innere Skizze motiviert zum Handeln: Wer sich ausmalt, wie er den Feierabend ohne Schmerzen genießt, wird eher Haltungsroutinen verändern, Pausen ernst nehmen, Prävention einbauen.

Hier beginnt der erweiterte Auftrag der Physiotherapie: Sie macht aus abstraktem Wissen spürbare Körpererfahrung. Sie übersetzt Zukunftsbilder in alltagstaugliche Gewohnheiten, stärkt Selbstregulation und verankert Resilienz – im Kopf wie im Nervensystem. So wird sie zum Bindeglied zwischen Imagination und Wirklichkeit. Für ein modernes Betriebliches Gesundheitsmanagement (BGM) bedeutet das: weniger stille Erschöpfung, weniger Krankheitstage, mehr Stabilität und Motivation. Arbeitgeber schaffen damit nicht nur Arbeitskraft, sondern echte gesunde Lebensjahre. Physiotherapeutinnen und Physiotherapeuten werden so zu Zukunfts-Coaches: Sie helfen, den Körper als Frühwarnsystem zu lesen, Stressmuster zu verstehen, gesunde Routinen auch im digitalen Dauerstrom aufrechtzuerhalten.

Zukunftsfähigkeit beginnt nicht mit Technik allein, sondern im Kopf – als dynamisches, trainierbares Mindset. Wer Menschen befähigt, diesen inneren Muskel zu entwickeln, investiert in das wertvollste Kapital unserer Zeit: resiliente, selbstwirksame, denkbewegliche Köpfe – in einer Welt, in der Beruf und Privatleben immer stärker verschmelzen und Lebensqualität unbezahlbar bleibt.

Die Zukunftspsychologie erinnert uns daran: Menschen bleiben gesund, wenn sie Sinn, Resonanz und Vertrauen erleben. Schon Aristoteles wusste: Wir sind soziale Wesen, getragen von Beziehung und Berührung. Darum ist Physiotherapie für mich nicht nur Beruf, sondern kulturelle Kraft: Sie macht Prävention dort möglich, wo echte Begegnung stattfindet – und sie stärkt ein Gesundheitssystem, das Haltung braucht, nicht nur Funktion.

Physiotherapie ist deshalb auch eine Einladung, sich die eigene Gesundheit vorzustellen, bevor sie schwindet. Bewusst wahrzunehmen, was da ist, bevor es fehlt. Beweglichkeit, Atemfreiheit, Schmerzfreiheit, Rhythmus – sie alle sind keine Selbstverständlichkeit, sondern erlebbarer Wert. Physiotherapie lehrt Bewegung – und Achtsamkeit. Und damit: Verantwortung.

Mit der Digitalisierung wandert Gesundheit zunehmend ins Denken: in Routinen, Reaktionsmuster, Selbststeuerung. Menschen sitzen mehr, bewegen sich weniger, denken schneller – der Körper leidet oft leise. Hier öffnet sich ein neues Feld für Physiotherapie:

die Begleitung im digitalen Selbstmanagement. Wearables, Apps, Reminder – alles wertvoll. Aber erst der Mensch dahinter gibt Daten Bedeutung. Die Technik misst. Die Physiotherapie versteht.

- Wer Spannung früh spürt, beugt vor.
- Wer achtsam mit sich umgeht, bleibt auch bei hohem Tempo in Balance.
- Wer sich zwischen Bildschirm, Leistungsdruck und Leben steuern kann, bleibt gesund – nicht, weil er muss, sondern weil er es kann.

Physiotherapie ist Mindset-Arbeit. Sie trainiert den Kopf, nicht nur den Körper. Sie schafft Bewusstsein für Dynamik, vermittelt Körperwissen als Lebenskompetenz und verankert Gesundheit als gelebte Kultur.

Das ist mein Plädoyer für eine Physiotherapie, die Haltung zeigt. Für ein BGM, das Gesundheit nicht als Pflicht verwaltet, sondern als Chance fördert. Für Arbeitswelten, die Gesundheit nicht dulden, sondern möglich machen – menschlich, präventiv, zukunftsfähig.

Wer Menschen in Bewegung bringt, formt nicht nur Organisationen – er gestaltet eine präsiliente Kultur, die Zukunft möglich macht.

# 2 Arbeit, Leben, Gesundheit – neu gedacht

Gesundheit ist kein Zustand. Sie ist ein Prozess, der dort beginnt, wo wir morgens aufstehen – und endet, wo wir Verantwortung abgeben.

Lange Zeit dachten wir in klaren Kategorien: Arbeit war Arbeit, und Privatleben war das Leben abseits der finanziellen Leistung. Gesundheit war Aufgabe der Medizin. Und Krankheit kam irgendwann – von außen, plötzlich, individuell und bei jedem anders. Doch diese alten Grenzziehungen verschwimmen zusehends. Die Realität in Betrieben, Familien und Gesellschaft zeigt: Körper und Geist, Beruf und Privatleben, Prävention und Versorgung sind keine getrennten Sphären mehr. Sie sind miteinander verwoben – täglich, spürbar, systemisch.

In dieser neuen Welt braucht es einen anderen Blick auf Gesundheit: einen, der nicht erst dann greift, wenn Symptome chronisch oder Mitarbeitende erschöpft sind. Sondern einen, der früher ansetzt. Der fragt: Wie gestalten wir Arbeit so, dass sie stärkt statt auslaugt? Wie sichern wir Zukunftsfähigkeit in einer alternden, digitalisierten Gesellschaft? Und welche Berufsgruppen können dabei mehr Verantwortung übernehmen – jenseits klassischer Rollenzuschreibungen?

Die Physiotherapie steht dabei an einem entscheidenden Wendepunkt. Als staatlich examinierte Therapeutin habe ich viele Jahre erlebt, wie sehr Menschen auf ganzheitliche, empathische Begleitung angewiesen sind – vor allem dann, wenn sie zwischen medizinischer Diagnose und beruflicher Belastung zerrieben werden. Ich habe aber ebenso erlebt, wie sehr unser Gesundheitssystem noch immer auf Reaktion statt Prävention setzt. Und wie wenig Raum es für die kreative, gesundheitsfördernde Kraft der Physiotherapie gibt.

Doch der Wandel hat begonnen: Studien wie die PhysioStudie 2025–2035[1] der opta data Zukunfts-Stiftung zeigen: Physiotherapeutinnen und Physiotherapeuten übernehmen zunehmend Rollen, die weit über die klassische Behandlung hinausgehen – und die Fachkräfte selbst wissen das nicht nur, sondern wollen es auch. Denn Physiotherapeuten trainieren nicht nur Muskeln, sondern stärken Selbstwirksamkeit, vermitteln Gesundheitswissen, fördern Achtsamkeit, begleiten Veränderungsprozesse. Und sie unterstützen Menschen dabei, ihre körperliche Präsenz auch im digitalen Alltag zu bewahren – durch kluge Impulse im Selbstmanagement, durch Bewusstseinsarbeit und durch Präsenz, die Wirkung entfaltet.

Gerade in Unternehmen zeigt sich, wie eng Arbeit, Leben und Gesundheit heute miteinander verwoben sind. Der Arbeitsplatz ist nicht nur Belastungsort, sondern auch ein Ort der Begegnung, der Bewegung, der Mentalität. Wer hier gezielt physiotherapeutisches Know-how einsetzt – analog wie digital – schützt nicht nur die Gesundheit einzelner, sondern investiert in die Zukunftsfähigkeit ganzer Organisationen. Und er fördert eine Kultur, die nicht nur Symptome lindert, sondern Gesundheit ermöglicht, physisch wie psychisch.

Physiotherapie ist daher mehr als Therapie. Sie ist eine Haltung. Eine Haltung, die Bewegung voraussetzt – im Körper, im Denken, in den Strukturen. Sie ist ein zukunftsfähiger Beruf – vorausgesetzt, wir trauen ihm systemisch mehr zu.

Dieser Beitrag will zeigen wie das gelingen kann. Er ist Einladung und Impuls zugleich: für eine neue Verantwortungskultur, für ein modernes Betriebliches Gesundheitsmanagement – und für ein Gesundheitsverständnis, das den Menschen wieder in den Mittelpunkt rückt.

# 3 Physiotherapie: Zukunftssäule im BGM

Ein System, das nur reagiert, wird an der Last des Reparierens zerbrechen.

Unser Gesundheitssystem steht unter Druck: Die Nachfrage nach Versorgung steigt, chronische Erkrankungen nehmen zu, psychische Belastungen breiten sich aus. Gleichzeitig fehlen Fachkräfte, Zeit und Spielräume für präventives Denken. Die wirtschaftliche Lage bremst Innovationen aus. Was früher Ausnahme war, ist heute leider Alltag.

1 Vgl. https://www.zukunftsstiftung.optadata.de/forschung/studien/physiostudie-2025-2035/

In diesem Spannungsfeld stellt sich eine entscheidende Frage: Wer fängt auf, was zwischen Terminstress, Arbeitsverdichtung und Versorgungslücken verloren geht? Die Antwort ist eindeutig und wird doch oft übersehen: Physiotherapie.

## 3.1 Ganzheitlich, nah, wirksam

Physiotherapeuten kennen die Schnittstelle zwischen Belastung, Bewegung und Beanspruchung wie kaum jemand sonst. Sie erkennen nicht nur körperliche Fehlhaltungen, sondern auch mentale Muster, die krank machen. Ihr Zugang ist direkt, ihr Blick ganzheitlich. Genau das macht sie zu einer tragenden Säule für modernes Betriebliches Gesundheitsmanagement.

Prävention darf nicht länger eine Kür sein, wenn sie in Wahrheit die Basis für ein funktionierendes System bildet. Die alte Logik „krank – behandeln – heilen" reicht heute nicht mehr. Es braucht einen Kulturwandel: hin zu Erhaltung, Stärkung und aktiver Gestaltung von Gesundheit, wie es Prof. Dr. Thomas Druyen seit Jahren in der Zukunftsforschung beschreibt.

## 3.2 Vom Behandler zum Gesundheitscoach

Die PhysioStudie 2025–2035 der opta data Zukunfts-Stiftung zeigt es deutlich: Physiotherapie entwickelt sich weiter – weg vom reinen Behandeln, hin zu Edukation, Coaching und systemischer Gesundheitsbegleitung. Der Begriff „Gesundheitsedukator" trifft diesen Wandel auf den Punkt.

Physiotherapeutinnen und Physiotherapeuten vermitteln Körperwissen, fördern Achtsamkeit und stärken die Fähigkeit, Verantwortung für die eigene Gesundheit zu übernehmen. Sie arbeiten interaktiv, wissenschaftlich fundiert und nutzen zunehmend digitale Helfer: den Zukunftskompass, Mindset-Trainings, App-basierte Bewegungsanalysen, KI-gestützte Haltungschecks. So verbindet Physiotherapie persönliche Nähe mit digitaler Selbststeuerung. Gesundheit wird erlebbar – im Kopf, im Körper, im Alltag.

## 3.3 Prävention lohnt sich

Für Unternehmen zahlt sich das doppelt aus: Wer früh erkennt, dass der Körper leidet, kann handeln, bevor Krankheitstage entstehen. Physiotherapeuten identifizieren Frühindikatoren, beraten präventiv und begleiten Mitarbeitende individuell und in Gruppen. Das reduziert Ausfälle, spart Kosten und verändert die Haltung zu Gesundheit im ganzen Betrieb.

Ein einfaches Beispiel: Ein Unternehmen mit 200 Mitarbeitenden beschäftigt einen Physiotherapeuten in Teilzeit (20 Stunden/Woche). Die Kosten: rund 46.750 Euro pro Jahr. Sinkt die durchschnittliche Fehlzeit pro Person um nur 1,5 Tage durch Beratung, Ergonomie-Coaching und kleine Trainingspausen, spart der Betrieb jedes Jahr 120.000 Euro (bei 400 Euro pro Krankheitstag). Der Return on Investment: 1,57 Euro – jeder investierte Euro bringt also 1,57 Euro zurück. Und noch wichtiger: Vertrauen, Motivation und Bindung steigen.

## 3.4 Digital dabei

Gerade für jüngere Mitarbeitende funktioniert Prävention heute hybrid: Bewegungs-Challenges, App-Coachings und KI-gestützte Haltungschecks gehören längst dazu.

Ein Praxisbeispiel: 80 Prozent aller Menschen, die viel sitzen oder stehen müssen, entwickeln unbewusst chronische Fehlhaltungen, die später zu kostspieligen Ausfällen führen. Wie moderne Technologie Prävention revolutioniert, zeigt die App „PhysioScan" des Physiotherapeuten und SPIEGEL-Bestsellerautors Alexander Srokovskyi: Mit einem KI-gestützten Haltungscheck über einfache Smartphone-Fotos erkennt die App in wenigen Sekunden individuelle Dysbalancen und entwickelt daraus ein personalisiertes dreiminütiges Muskelgedächtnis-Übungsprogramm.[2]

Der entscheidende Unterschied zum bisherigen Vorgehen: Statt nur Symptome zu behandeln, analysiert die KI die Ursachen der Verspannungen. „Kein Körper ist symmetrisch – wieso sollte es dann unser Training sein?", so erklärte Srokovskyi in einem persönlichen Gespräch seinen Ansatz. Die effektive Kombination aus einfacher, problembewusstseinsfördernder Analyse und individualisiertem Training macht deutlich, was die Zukunft der Prävention kann. „Entscheidend ist der Mindset-Wandel: Schmerzen nicht als unvermeidbare Arbeitsplatz-Nebenwirkung, sondern als wertvolle Körpersignale zu verstehen und gezielt zu korrigieren."

## 3.5 Mehrwert fürs Betriebliche Gesundheitsmanagement (BGM)

Für Unternehmen bedeutet der Einsatz von PhysioScan einen messbaren Vorteil:

- **Reduzierte Fehlzeiten:** Durch frühzeitiges Erkennen von Fehlhaltungen und schnelle Korrektur sinken Muskel-Skelett-Erkrankungen – eine der häufigsten Ursachen für Krankmeldungen.
- **Niedrigere Gesundheitskosten:** Weniger Arztbesuche, weniger Physiotherapiesitzungen zur akuten Schmerzbehandlung, mehr Prävention.

2 Näheres dazu unter https://physiotherapie-zentrum-baden-baden.de/alexander-srokovskyi/

- **Hohe Akzeptanz im Team:** Mitarbeitende können die App intuitiv nutzen, ohne zusätzlichen Organisationsaufwand. Bewegungs-Challenges, Fortschrittsanalysen und Reminder motivieren zum Dranbleiben.
- **Wissenschaftlich fundiert und praxiserprobt:** Die Methoden basieren auf langjähriger physiotherapeutischer Erfahrung kombiniert mit moderner KI-Technologie.

#### Warum gerade jetzt?

Hybrides Arbeiten, Fachkräftemangel und steigende Arbeitsverdichtung erfordern innovative Lösungen, um die Leistungsfähigkeit der Teams langfristig zu sichern. PhysioScan ergänzt bestehende BGM-Maßnahmen perfekt: schnell implementierbar, digital skalierbar und individuell wirksam.

Diese Verbindung aus analoger Betreuung und digitaler Unterstützung ist keine Kür. Sie ist strategisch notwendig, um Versorgungslücken zu schließen und gleichzeitig moderne Arbeitswelten gesund zu gestalten.

### 3.6 Brücke in die Zukunft

Es ist Zeit, Physiotherapie nicht länger als Nachsorge zu sehen, sondern als aktiven Impulsgeber für Gesundheit und Zukunftsfähigkeit – gerade in Unternehmen. Wissenschaftlich belegt ist, dass Körpertherapie den Angst- und Stresslevel messbar senkt (vgl. Cramer et al. 2013). In Branchen mit hoher mentaler Belastung wie Pflege, IT oder Medien ist das ein unterschätzter Hebel für Resilienz.

Physiotherapie wirkt – weil sie verbindet: Mensch und Organisation, Körper und Haltung, Reaktion und Verantwortung. Und weil sie daran erinnert, dass Gesundheit keine Selbstverständlichkeit, sondern eine bewusste Entscheidung ist – Tag für Tag.

## 4 Physiotherapie: systemrelevant und vielseitig

Physiotherapeuten behandeln nicht nur Körper – sie begleiten Prozesse, eröffnen Perspektiven und bringen Systeme in Bewegung.

Viele denken bei Physiotherapie immer noch zuerst an Rehabilitation, manuelle Behandlung oder Rückenschule. Das ist nicht falsch, aber viel zu eng gedacht für das, was dieser Beruf heute leisten kann. Diese Reduktion bremst Potenziale aus und verkennt eine der vielseitigsten Ressourcen für die Gesundheit der Arbeitswelt.

Denn Physiotherapie wirkt systemisch: Sie stärkt nicht nur Muskeln, sondern fördert Resilienz, vermittelt Körperwissen, unterstützt mentale Balance und macht Veränderung spürbar. Immer mehr Fachkräfte verstehen sich heute als Gesundheitsvermittler, Bewegungscoaches und Resilienzbegleiter. Das ist kein Modetrend, sondern eine Antwort auf die moderne Arbeitswelt: Mehr Bildschirmzeit, Multitasking, mentale Erschöpfung verlangen nach praxisnahen Strategien – in den Alltag integriert.

Gerade im Betrieb zeigt sich: Physiotherapeutinnen und Physiotherapeuten machen Gesundheit erlebbar. Ihre Interventionen wirken sofort – sie verändern Haltung, Selbstbild und die Dynamik im Team. Gesundheitsförderung wird so Teil einer lernenden Organisationskultur.

Ein Beispiel aus der Praxis: Ein mittelständischer Industriebetrieb integrierte physiotherapeutisch begleitete Bewegungs- und Achtsamkeitseinheiten in der Früh- und Spätschicht. Nach drei Monaten berichteten die Beschäftigten von weniger Schmerzen, besserer Konzentration und einem stärkeren Wir-Gefühl. Die Zahlen bestätigten es: Die Zahl der Arbeitsunfähigkeitstage sank um über 20 Prozent, die Zufriedenheit stieg dagegen. Die Führungskräfte sahen dies nicht als Pflichtmaßnahme, sondern als Kulturimpuls an.

### Was heißt das für andere Betriebe?

Niedrigschwellige, alltagsnahe Bewegungsangebote gehören zu den wirksamsten Bausteinen im BGM, das belegen auch die iga-Reports der Initiative Gesundheit und Arbeit (iga) seit Jahren. Prävention wirkt am besten, wenn sie kein loses Projekt bleibt, sondern Teil einer klaren Struktur wird (vgl. Initiative Gesundheit und Arbeit, 2024).

Dafür braucht es Vertrauen und verlässliche Strukturen: Physiotherapeuten müssen fest eingebunden sein – nicht nur als ‚Projektkraft', sondern als Partner auf Augenhöhe und mit Zugang zu Gesundheitsplanung, Mitspracherecht und Verantwortung. Denn eines ist klar: Gesundheit entsteht nicht allein in Arztpraxen. Sie wächst dort, wo Menschen sitzen, arbeiten, denken, handeln, fühlen, und das Tag für Tag. Genau dorthin gehört Physiotherapie: vielseitig, präventiv, systemisch und mutig genug, Arbeit neu zu denken.

# 5 Verantwortung der Unternehmen: Gesundheitsförderung ist Führungspflicht

*„Mitarbeiter wollen heute nicht nur arbeiten – sie wollen ganz bleiben."*[3]

Gesundheitsförderung ist längst kein freiwilliges Extra mehr. Sie ist ein Führungsinstrument, ein Kulturfaktor und ein Maßstab für unternehmerische Reife. In einer Arbeitswelt voller Tempo, Informationsflut und Dauerbelastung reichen bunte Broschüren und einzelne

3 Vgl. https://recruitee.com/de-artikel/mitarbeiterbindung

Gesundheitstage nicht aus. Es braucht Maßnahmen mit Substanz, die Strukturen verändern, nicht nur Symptome kurieren.

Der Wandel ist spürbar: Vor allem die Generationen Y und Z erwarten von Arbeitgebern mehr als Gehalt und Titel. Sie wollen Sinn, Sicherheit, Entwicklung – und ein Umfeld, das Gesundheit nicht dem Zufall überlässt. Wer das versteht, wird als Arbeitgeber attraktiver und macht seine Organisation zukunftsfähig. Denn Gesundheit ist kein Kostenfaktor – sie ist ein strategischer Wert.

Physiotherapeuten können dabei weit mehr leisten als punktuelle Behandlungen: Sie begleiten Bewegungsprozesse, prägen Haltungen, verändern Handlungsmuster und wirken so auf die gesamte Unternehmenskultur. Doch zu oft werden sie noch als ein ‚Nice to have' betrachtet, statt als fester Bestandteil im BGM verankert zu sein.

Es braucht ein Umdenken. Ein innovativer Schritt: Physiotherapeuten als fest etablierte Rollen im Betrieblichen Gesundheitsmanagement, ähnlich selbstverständlich wie Betriebsärzte. Ob als feste Ansprechperson, als Impulsgeber für Prävention oder als Brücke zwischen Belastung und Wohlbefinden: Ihre Nähe schafft Vertrauen. Ihre Beobachtungsgabe deckt Muster auf, bevor sie krank machen. Ihre Präsenz ermöglicht echte Begleitung – und eine Gesundheitskultur, die wirkt.

Denn: Gesundheit entsteht nicht am Rand, sondern im Zentrum der Arbeit. Sie wird dort gestaltet, wo Menschen sitzen, stehen, führen – und geführt werden. Führung hat die Pflicht, Gesundheit nicht nur dann zu fördern, wenn ein Budget übrig ist. Sie muss sie strategisch absichern. Fachkräftesicherung beginnt mit Gesundheitssicherung.

Ein Blick ins Ausland zeigt, wie es gehen kann:

- Japan: Physiotherapeuten analysieren mit Sensorwesten in der Logistik Fehlhaltungen live und trainieren gezielt dagegen. Ergebnis: 30 Prozent weniger Ausfälle.
- Norwegen: In Tech-Firmen melden Physiotherapeuten psychosomatische Frühwarnsignale, bevor ein Burnout entsteht.
- Kanada: Das ‚Daily Tune-In' im Baugewerbe – 15 Minuten Mobilisation, Mental-Check-in und Teamstart mit Physiotherapeuten. Ergebnis: weniger Unfälle, besseres Klima.
- Schweden: Digitale Physio-Coaches begleiten Mitarbeitende per App – inklusive Wearable-Daten, Tipps und persönlichen Challenges.

Und in Deutschland? Der Bedarf ist riesig, doch fehlt oft der Mut zur strukturellen Entscheidung. Physiotherapeuten kommen für Aktionstage, Rücken-Checks oder Screenings – danach verschwinden sie wieder. Dabei könnten sie so viel mehr bewirken:

- Arbeitsplätze ergonomisch mitgestalten,
- Teams zu Gesundheitsbotschaftern entwickeln,

- Führungskräfte in gesunder Selbstführung coachen,
- Ressourcen stärken, bevor sie erschöpft sind.

Der nächste logische Schritt: Physiotherapeuten als festangestellte, strategische Akteure im Betrieblichen Gesundheitsmanagement – mit Entscheidungsspielraum und systemischem Auftrag. Nicht als Reaktion auf Krankheit, sondern als Investition in Zukunftsfähigkeit.

Denn die wirklich innovativen Unternehmen der Zukunft werden nicht nur KI einführen oder Märkte erobern. Sie werden begreifen: Gesunde Mitarbeitende sind keine Ressource – sie sind die Quelle aller Ressourcen.

# 6 Interdisziplinäre Zukunftsteams: Kooperation statt Hierarchie

Zukunftsfähigkeit entsteht dort, wo Wissen sich ergänzt, Rollen sich verändern dürfen – und Gesundheit zur gemeinsamen Aufgabe wird.

Die Herausforderungen der Arbeitswelt sind komplex: psychische Belastung, Bewegungsmangel, chronische Beschwerden – oft greifen Symptome, Ursachen und Kontexte ineinander. Einzelmaßnahmen reichen hier nicht aus. Was es braucht, ist vernetztes Denken und gemeinsames Handeln – ohne Eitelkeit, ohne Hierarchie.

Gerade im Betrieblichen Gesundheitsmanagement zeigt sich das deutlich: Dort, wo Ärzte, Psychologen, Führungskräfte, Coaches und Physiotherapeuten nicht nebeneinander, sondern miteinander arbeiten, entsteht echte Wirkung.

Physiotherapeuten erkennen körperliche Frühwarnzeichen oft bevor ärztliche Diagnosen gestellt werden. Sie sehen Haltung, Bewegung und Stressfaktoren immer im Zusammenhang. Sie übersetzen Körpersignale in konkrete Strategien und begleiten den Übergang von der Idee in den Alltag. Doch noch immer werden sie im Team oft unterschätzt. Denn veraltete Rollenmuster wirken nach: Wer Medikamente verschreibt, entscheidet. Wer mit dem Körper arbeitet, bleibt beratend im Hintergrund. Dieses Denken blockiert Potenzial.

Es braucht ein neues Verständnis von Teamarbeit: zyklisch statt linear, dialogisch statt starr delegierend. In innovativen Unternehmen entstehen solche Strukturen bereits.

Ein weiteres Praxisbeispiel: Ein Produktionsbetrieb richtete ein Gesundheitsboard ein. Betriebsarzt, Physiotherapeut, HR, psychologische Beratung und Führungsebene trafen sich monatlich. Gemeinsam analysierten sie anonymisierte Fälle, erkannten Muster früh und planten passende Maßnahmen. Das Ergebnis: weniger Ausfalltage, bessere Kommunikation, mehr Vertrauen – im Team und bei den Mitarbeitenden (vgl. Deutsche Rentenversicherung Bund, 2023).

In solchen Konstellationen werden Physiotherapeuten zu Brückenbauern: zwischen Medizin und Alltag, Prävention und Organisationsentwicklung. Sie geben Impulse, begleiten Übergänge und gestalten gesundes Arbeiten dort, wo es wirkt: im Betrieb selbst. Dafür brauchen sie jedoch strukturelle Anerkennung:

- Zugang zu Gesundheitsboards,
- Teilnahme an Fallbesprechungen,
- Zeit für kollegialen Austausch,
- eine dauerhafte Finanzierung – nicht nur projektbezogen.

*„Seit unser Physiotherapeut regelmäßig am Gesundheitsmeeting teilnimmt, sprechen wir nicht mehr nur über Ausfälle – wir verhindern sie gemeinsam."*
– HR-Leitung eines Maschinenbauunternehmens

Interdisziplinarität ist kein Ideal mehr – sie ist notwendig. Und Physiotherapie ist kein Extra, sondern ein Schlüsselbaustein für eine zukunftsfähige Gesundheitskultur. Wo ihre Rolle systematisch gestärkt wird, profitieren alle: Mitarbeitende, Teams und Unternehmen als Ganzes.

# 7 Zukunftskompetenz und Transferfähigkeit fördern

Gesundheit ist kein statisches Ziel – sie ist ein lernbarer Prozess inmitten ständiger Veränderung.

Was brauchen Menschen heute, um gesund zu bleiben? Nicht nur Muskeln und Dehnübungen, sondern ein klares Verständnis dafür, wie man Wissen in Handeln übersetzt. Die moderne Arbeitswelt fordert ständige Anpassung: neue Tools, wechselnde Teams, hybride Arbeitsorte, Informationsflut. Wer hier bestehen will, braucht mehr als Fachwissen – er braucht Zukunftskompetenz.

„Zukunftskompetenz" heißt: mit Wandel gesund, selbstwirksam und lernbereit umzugehen – körperlich und mental. Dazu gehören Körperbewusstsein, Resilienz, digitale Offenheit und die Fähigkeit, aus Erkenntnis konkrete Gewohnheiten zu machen.

Genau hier entfaltet Physiotherapie ihre oft unterschätzte Stärke: Sie macht Wissen anwendbar. Physiotherapeuten fördern Transferfähigkeit und helfen, gute Vorsätze in machbare Schritte zu übersetzen. Sie beobachten, geben direktes Feedback und begleiten die Umsetzung – mitten im Spannungsfeld aus Job, Familie, Bildschirmzeit und Leistungsdruck.

Technik allein reicht daher nicht: Wearables, KI-Haltungsanalysen und Trainings-Apps sind wertvolle Helfer. Aber erst der Mensch übersetzt Daten in Bedeutung. Physiotherapeuten erkennen Muster, deuten sie, führen Gespräche und machen aus Technik echte Unterstützung.

Ein Beispiel: Ein Mitarbeiter klagt über ständige Schulterverspannungen. Seine App erinnert ihn an Bewegung, doch er ignoriert sie. Im Gespräch mit dem Physiotherapeuten wird klar: Nicht die Haltung ist das Problem, sondern fehlende Pausen und zu hoher innerer Druck. Erst diese Einsicht macht die App wirklich wirksam. Auch hier zeigt sich: Technik liefert Daten, erst Physiotherapie gibt ihnen Sinn.

Auch in der hybriden Arbeitswelt wirkt diese Verbindung: Online-Gruppentrainings, digitale Bewegungsanalysen, individuelles Feedback – und gleichzeitig eine vertraute Bezugsperson, die erreichbar bleibt. Studien zeigen: Selbstwirksamkeit ist einer der stärksten Faktoren für dauerhafte Gesundheit. Wer seinen Körper versteht, bleibt gesünder – auch im Wandel.

Zukunftskompetenz ist nicht angeboren, aber trainierbar. Physiotherapie bietet den Raum, das Feedback und die Haltung, um genau das zu lernen. Sie macht aus Wissen Bewegung, aus Bewegung Gewohnheit – und aus Gewohnheit eine Kultur der Selbstverantwortung.

Das **optaVita Mindsettraining**[4] ist ein innovatives Programm der opta data Zukunfts-Stiftung und verbindet zukunftspsychologisches Wissen mit physiotherapeutischer Praxis.

Programme wie optaVita werden künftig eine Schlüsselrolle spielen, wenn es darum geht, die Stärken der Physiotherapie systematisch ins BGM zu integrieren. Das Training basiert auf den neuesten Erkenntnissen der Zukunftspsychologie und vermittelt praxisnah, wie Denk- und Handlungsmuster hinterfragt und nachhaltig verändert werden können. Physiotherapeutinnen und Physiotherapeuten erhalten konkrete Werkzeuge, um Mitarbeitende nicht nur körperlich, sondern auch mental zu stärken und ihre Selbstwirksamkeit zu fördern – ein zentraler Faktor, um Krankheitsausfälle zu reduzieren.

Mit optaVita lernen Fachkräfte im BGM, wie sie physiotherapeutisches Wissen zu Haltung, Bewegung und Regeneration so mit psychologischen Elementen verknüpfen, dass gesunde Routinen im Arbeitsalltag wirklich gelebt werden. Die Teilnehmenden erfahren, wie man ergonomische Maßnahmen, Präventionsangebote und mentale Gesundheitsförderung zu einem ganzheitlichen Ansatz verbindet. Führungskräfte werden befähigt, eine Unternehmenskultur zu schaffen, in der Prävention und Gesundheitskompetenz fest verankert sind – weit über reine Arbeitsplatzoptimierung hinaus.

So unterstützt **optaVita** nicht nur das individuelle Mindset, sondern auch die strategische Entwicklung einer resilienten, zukunftsfähigen Organisation. Unternehmen, die ihre Physiotherapiekompetenz mit optaVita gezielt stärken, investieren damit in gesündere

4 Vgl. https://www.zukunftsstiftung.optadata.de/leistungen/workshops-trainings/optavita/

Mitarbeitende, weniger Ausfälle und eine Arbeitsumgebung, in der Prävention selbstverständlich zum Tagesgeschäft gehört.

# 8 Fazit: Die neue Rolle der Physiotherapie im Gesundheitssystem

Die Zukunft der Gesundheit wird dort entschieden, wo Menschen arbeiten, leben – und lernen, sich selbst zu verstehen.

- Was braucht ein Gesundheitssystem, das nicht nur verwaltet, sondern erhält?
- Was braucht eine Arbeitswelt, die Menschen nicht ausnutzt, sondern stärkt?
- Was braucht ein Beruf, der sich zwischen Mensch, Maschine und Mindset behaupten will?

Die Antwort ist einfach: Mut zur Veränderung. Und Vertrauen in diejenigen, die nah am Menschen arbeiten. Physiotherapeutinnen und Physiotherapeuten gehören genau dazu: Sie wirken dort, wo Gesundheit konkret wird – im Körper, im Verhalten, in der Beziehung, in der Struktur. Sie sind keine Randfigur im Versorgungssystem, sondern tragende Säulen einer neuen Gesundheitslogik. Einer Logik, die Potenziale statt Defizite sieht. Die nicht wartet, bis etwas kaputt ist, sondern früh Verantwortung übernimmt und die Gesundheit als gestaltbaren, lernbaren Prozess versteht – für den Einzelnen wie für die Gesellschaft.

Damit Physiotherapeuten diese Rolle voll ausfüllen können, braucht es Veränderungen:

- mehr Sichtbarkeit,
- mehr Integration in Betriebe,
- mehr Mitgestaltung in Gesundheitsteams,
- mehr Vertrauen in ihre Kompetenz, Zukunftskompetenz zu fördern.

Denn eines ist schon heute klar: Ein Gesundheitswesen ohne starke Prävention wird überlastet sein. Eine Arbeitswelt ohne Gesundheitsintelligenz verliert ihre Menschen. Und ein Unternehmen, das Gesundheit als Beiwerk behandelt, wird nicht bestehen.

Physiotherapeuten können dabei zum verbindenden Element werden: zwischen medizinischer Versorgung, betrieblichem Alltag und individueller Lebensführung. Dafür brauchen sie nicht nur Räume und Ressourcen, sondern eine Kultur, die fragt: Wer gestaltet Gesundheit, bevor Krankheit entsteht?

Physiotherapie wirkt – nicht nur am Körper, sondern in Organisationen, in Denkweisen und in unserer gemeinsamen Zukunft. Führung heißt Verantwortung. Zukunftsfähigkeit heißt, den Gesundheitsberuf von morgen heute einzusetzen.

# 9 Literatur

Cramer, H., Lauche, R., Langhorst, J. & Dobos, G. (2013). Yoga for depression: A systematic review and meta-analysis. *Depression and Anxiety, 30*(11), 1068–1084. doi:10.1002/da.22166

Deutsche Rentenversicherung Bund (2023). Leitfaden Betriebliches Gesundheitsmanagement (BGM) – für kleine, mittlere und große Unternehmen. Berlin: Deutsche Rentenversicherung Bund. Online: https://www.deutsche-rentenversicherung.de/SharedDocs/Downloads/DE/Experten/Arbeitgeber-und-Steuerberater/Firmenservice/bgm_leitfaden.html [abgerufen am 18.08.2025].

Initiative Gesundheit und Arbeit (2024). Neuer iga.Wegweiser zeigt Perspektiven für nachhaltiges Betriebliches Gesundheitsmanagement (BGM) auf. Gemeinsame Pressemitteilung vom 24.4.2024. Online: https://www.vdek.com/presse/pressemitteilungen/2024/initiative-gesundheit-und-arbeit-wegweiser-betriebliches-gesundheitsmanagement.html?utm_source=chatgpt.com [abgerufen am 25.08.2025].

opta data Zukunfts-Stiftung (o. J.). optaVita. Online: https://www.zukunftsstiftung.optadata.de/leistungen/workshops-trainings/optavita/

opta data Zukunfts-Stiftung (o. J.). PhysioStudie 2025–2035. Online: https://www.zukunftsstiftung.optadata.de/forschung/studien/physiostudie-2025-2035/ [abgerufen am 25.08.2025].

Provita Physiotherapie Baden-Baden GmbH (2025). Online: https://physiotherapie-zentrum-baden-baden.de/

Recruitee (o. J.). Mitarbeiterbindung – Definition, Maßnahmen und Beispiele. Online: https://recruitee.com/de-artikel/mitarbeiterbindung [abgerufen am 18.08.2025].

# Teil II: Rechtliche Rahmenbedingungen

# Rechtliche Rahmenbedingungen von BGM

*Volker Stück**

**Abstract:** Bei Einführung und Anwendung eines BGM-Konzeptes sind verschiedene rechtliche Vorgaben zu berücksichtigen, von denen hier ausgewählte, praktisch wichtige kurz erläutert werden sollen.

## A. Individualarbeitsrecht

### A.1 Einstellungsuntersuchungen

Ärztliche ***Einstellungsuntersuchungen*** sollen bei Begründung des Arbeitsverhältnisses klären, ob der Bewerber für die angestrebte Tätigkeit und den dazugehörenden Arbeitsplatz überhaupt geeignet ist. Sie sind zulässig, wenn bestimmte gesundheitliche Voraussetzungen nach Art der zu erledigenden Arbeitsaufgabe eine wesentliche berufliche Anforderung darstellen (Behrens, NZA 2014, 401; Stück/Salo, AuA 03/2025, 26 mit Muster Betriebsvereinbarung). Allerdings bedürfen sie der vorherigen Information bzw. Aufklärung darüber und schriftlichen Einwilligung des Bewerbers (GK-BetrVG/Jacobs, 12. Aufl. 2022, BetrVG § 75 Rz. 153). Der Bewerber kann außerhalb der gesetzlich vorgeschriebenen Fälle (z. B. § 32 JArbSchG; §§ 77 ff. StrlSchV; § 10 DruckluftV; §§ 2 ff. GesBergV; § 4 LuftVG i. V. m. § 21 LuftPersV) seine Zustimmung verweigern, muss dann jedoch damit rechnen, nicht eingestellt zu werden. Der untersuchende (Betriebs-)Arzt darf dem Arbeitgeber das Ergebnis der Untersuchung nur insoweit mitteilen, als er die Eignung für den vorgesehenen Arbeitsplatz bejaht oder verneint, ohne Angabe bzw. Nennung der einzelnen Befunddaten wegen der ärztlichen Schweigepflicht (vgl. § 203 StGB).

**Praxistipp:** In der Stellenanzeige sollten die physischen Anforderungen, die mit der Tätigkeitsausübung verbunden sind, genannt werden, also z. B. bei Staplerfahrern und Kranbedienern die G25-Eignung.

* Lead Expert Arbeitsrecht & Mitbestimmung, BWI GmbH, Bonn. Der Beitrag stellt die persönliche Auffassung des Autors dar.

**Musterklausel einer auflösenden Bedingung (§ 158 BGB) im Arbeitsvertrag:**

*„Die Wirksamkeit dieses Arbeitsvertrags steht unter der auflösenden Bedingung, dass eine Eignungsuntersuchung keine Hinderungsgründe für die vorgesehene Tätigkeit ergibt. Im Fall des Vorliegens solcher Gründe endet das Arbeitsverhältnis mit Ablauf des Tages, an dem die Nichteignung ärztlich festgestellt wird."*

**Musterklausel Einwilligungserklärung zur Einstellungsuntersuchung:**

*„Ich erkläre mich mit einer werks- oder vertrauensärztlichen Untersuchung einverstanden, um meine körperliche und gesundheitliche Eignung für folgende Arbeitstätigkeiten feststellen zu lassen: ..................*

*Der untersuchende Arzt wird insoweit von seiner Schweigepflicht entbunden, als er dem Arbeitgeber darüber Mitteilung machen darf, ob die entsprechende Eignung vorliegt. Eine Mitteilung von Einzelheiten des medizinischen Befunds ist ausgeschlossen."*

## A.2 Untersuchungen im laufenden Arbeitsverhältnis

Ärztliche ***Eignungsuntersuchungen*** im laufenden Arbeitsverhältnis folgen ausnahmsweise aus der allgemeinen Treuepflicht des Arbeitnehmers aus dem Arbeitsverhältnis (§ 611a BGB i. V. m. § 241, § 618 BGB). Insoweit trifft den Arbeitnehmer eine Mitwirkungs-, Unterstützungs- und Duldungspflicht. Der Arbeitgeber ist deshalb berechtigt, den Arbeitnehmer mittels des **Direktionsrechts** (§ 106 GewO) anzuweisen, sich einer solchen erforderlichen ärztlichen Eignungsuntersuchung rechtzeitig zu unterziehen (vgl. Peters WeisungsR/Peters, 2. Aufl. 2021, Rn. 889 ff.; Stück/Wein, NZA-RR 2005, 505).

Verweigert der Arbeitnehmer die Anweisung dieser Untersuchung unberechtigt und grundlos, kann dies Grund einer Abmahnung (§ 314 Abs. 2 BGB; LAG Rheinland-Pfalz v. 12.11.2015 – 5 Sa 141/15, BeckRS 2016, 65125; LAG Nürnberg v. 19.05.2020 – 7 Sa 304/19, NZA- RR 2020, 558) und im Falle einer fortgesetzten beharrlichen Weigerung auch einer verhaltensbedingten Kündigung sein (BAG v. 27.09.2012 – 2 AZR 811/11, ArbRAktuell 2013, 187; LAG München v. 23.02.2023 – 3 Sa 419/22, BeckRS 2023, 11731; BAG v. 25.01.2018 – 2 AZR 382/17, NZA 2018, 845; Linck in Schaub, Arbeitsrechts-Handbuch, 20. Aufl. 2023, § 131, Rz. 28).

Liegt z. B. eine erforderliche G25-Untersuchung im laufenden Arbeitsverhältnis nicht vor oder bestätigt sie nicht das Ergebnis „geeignet", kann ein **Annahmeverzug** des Arbeitgebers nach §§ 615, 294, 297 BGB nicht begründet werden, weil der Arbeitnehmer objektiv nicht in der Lage ist, seine Tätigkeit als z. B. Staplerfahrer oder Kranbediener ordnungsgemäß anzubieten (LAG Mecklenburg-Vorpommern v. 14.07.2020 – 2 Sa 52/20, Rz. 88, BeckRS 2020, 23278). Der Arbeitgeber darf ihn dann nicht mehr entsprechend beschäftigen. Er muss – soweit möglich – andere Arbeiten zuweisen bzw. anbieten mittels Änderungsvertrag/-kündigung (Stück/Zapp, ARP 2025, ARP 2025, 50). Wird die Kündigung auf einen Eignungs- oder Befähigungsmangel gestützt, der zu einer Störung des Arbeitsverhältnisses führt, ist die Kündigung nur verhältnismäßig, wenn der Eignungs- oder Befähigungsmangel nach einer vorzunehmenden Prognose nicht in einem vertretbaren Zeitraum behoben werden kann (BAG v. 20.06.2024 – 2 AZR 134/23, NJW 2024, 3396: Entzug der Fahrberechtigung für Triebfahrzeuge).

## A.3 Präventionsverfahren § 167 Abs. 1 SGB IX

Bei schwerbehinderten Menschen und Gleichgestellten Menschen ist bei Auftreten von Störungen im Arbeitsverhältnis ein Präventionsverfahren nach § 167 Abs. 1 SGB IX mit dem Integrationsamt und den genannten Fachstellen durchzuführen. Diese Pflicht besteht nicht schon in der Warte-/Probezeit (BAG v. 03.04.2025 – 2 AZR 178/24, BeckRS 2025, 17823; BAG v. 21.04.2016 – 8 AZR 402/14, NZA 2016, 1131; aA.: LAG Köln v. 12.09.2024 – 6 SLa 76/24, NZA-RR 2024, 630). Bei Verletzung ist eine Kündigung nicht allein deshalb unwirksam (BAG v. 28.06.2007 – 6 AZR 750/06, NZA 2007, 1049). Jedoch besteht die Gefahr einer AGG-Diskriminierung und Beweislastumkehr nach § 22 AGG sowie Schadensersatzpflicht wegen Verletzung gesetzlicher (Schutz-)Pflichten.

## A.4 BEM § 167 Abs. 2 SGB IX

Wenn in den letzten 365 Tagen AU-Zeiten von über 6 Wochen – egal ob am Stück oder in mehreren Blöcken – aufgetreten sind, ist der Arbeitgeber zur Durchführung eines BEM nach § 167 Abs. 2 BetrVG mit den genannten Beteiligten verpflichtet. Diese Pflicht entsteht jeweils nach weiterer sechswöchiger AU neu, auch innerhalb des Jahreszeitraums (BAG v. 18.11.2021 – 2 AZR 138/21, NZA 2022, 253). Der Arbeitnehmer hat auf die Durchführung keinen klagbaren, subjektiven Anspruch (BAG v. 07.09.2021 – 9 AZR 571/20, NZA 2022, 257). Beim BEM handelt sich um einen „verlaufs- und ergebnisoffenen Suchprozess" (BAG v. 20.5.2020 – 7 AZR 100/19, NZA 2020, 1194). Dieser kann zu entsprechend vielfältigen Ergebnisse führen (Stück/Schmidt, AuA 06/2022, 20 ff.). Da ein BEM kein Krankenrückkehrgespräch ist, ist es nach Sinn und Zweck auch in bzw. während der Arbeitsunfähigkeit anzubieten (Hoffmann-Remy, NZA 2017, 159).

Unterlässt der Arbeitgeber ein ordnungsgemäßes BEM ist eine evtl. personenbedingte Kündigung nicht allein deshalb unwirksam, jedoch verschiebt sich die Darlegungs-/Beweislast so zu Ungunsten des Arbeitgebers, dass er prozessual eine krankheitsbedingte Kündigung kaum gewinnen kann – selbst bei Langzeitkranken (BAG v. 20.11.2014 – 2 AZR 664/13, NZA 2015, 931).

Die Durchführung des BEM ist abhängig von der ***Einwilligung*** *des betroffenen* ***Arbeitnehmers***, die auch nicht durch eine Betriebsvereinbarung kollektiv ersetzt werden kann und den Arbeitnehmer damit vom handelnden, selbstbestimmten Subjekt zum behandelten, fremdbestimmten Objekt machte (§ 75 Abs. 2 BetrVG; Art 1, 2 Abs. 1 GG). Eine verpflichtende Hinzuziehung des Betriebsrats zu Gesprächen mit dem Arbeitgeber gegen den Willen des Arbeitnehmers kann von den Betriebsparteien oder einer Einigungsstelle nicht wirksam vereinbart werden (BAG v. 22.03.2016 – 1 ABR 14/14, NZA 2016, 1283).

## A.5 Leidens-/behinderungsgerechte Beschäftigung

Ist der Arbeitnehmer wegen seiner Gesundheit nicht mehr objektiv voll einsatzfähig, so stellt sich die Frage einer leidensgerechten Beschäftigung, z. B. Einsatz ohne Nachtschicht (BAG v. 09.04.2014 – 10 AZR 637/13, NZA 2014, 719) oder besondere Belastungen bzw. Umgestaltung von Arbeitsplatz oder Abläufen (vgl. Stück, ARP 2025, 8). Anspruchsgrundlage hierfür ist bei schwerbehinderten Menschen und Gleichstellten § 164 Abs. 4 Nr. 1, 4, 5 SGB IX und sonst das Direktionsrecht § 106 GewO, § 315 Abs. 3; § 618, 241 Abs. 2 BGB. Aus § 164 SGB IX resultiert aber weder ein Entgeltfortzahlungsanspruch für den Fall, dass der Arbeitnehmer seine geschuldete Arbeitsleistung infolge der Behinderung nicht mehr zu erbringen vermag (BAG v. 14.10.2020 – 5 AZR 649/19, NZA 2021, 406), noch ein Anspruch des schwerbehinderten Arbeitnehmers darauf, nur noch nach seinen Neigungen (BAG v. 23.1.2001 – 9 AZR 287/99, NZA 2001, 1020) oder gar auf einem ganz bestimmten Arbeitsplatz (BAG v. 03.12.2019 – 9 AZR 78/19, NZA 2020, 578) beschäftigt zu werden, noch ein solcher auf Schaffung eines neuen leidensgerechten Arbeitsplatzes, den das unternehmerische Konzept nicht vorsieht (BAG v. 22.11.2005 – 1 ABR 49/04, NZA 2006, 389).

Nach dem Ultima-Ratio-Prinzip im KSchG gingen solche Optionen, Versetzung oder Änderungskündigung einer Beendigungskündigung vor. Kommt der Arbeitgeber dem nicht nach, gerät er in der Regel nicht in Annahmeverzug (§§ 615, 294, 297 BGB), wenn der Arbeitnehmer seine bisherige Arbeit nicht mehr verrichten kann oder will, macht sich aber ggf. schadensersatzpflichtig wegen Verletzung seiner Vertrags-/Schutzpflichten (BAG v. 04.10.2005 – 9 AZR 632/04, NZA 2006, 442).

## A.6 Zweifelhafte AU – was tun?

Ein persönlicher Krankenkontrollbesuch durch den Vorgesetzten bei zweifelhafter AU ist mitbestimmungsfrei (LAG Rheinland-Pfalz v. 29.06.2006 – 11 TaBV 43/05, NZA-RR 2007, 417), aus Gründen des Datenschutzrecht bzw. Rechts am eigenen Bild (§ 22 f. KUrhG) ist aber von Fotografieren oder Filmen abzuraten. Der Arbeitnehmer ist aber nicht verpflichtet, den Arbeitgeber in seine Wohnung zu lassen oder mit diesem zu sprechen. Bei der Detektivüberwachung eines „Krankfeiernden/Blaumachenden" sollte der Datenschutz sorgfältig beachtet und dokumentiert werden (BAG v. 29.06.2017 – 2 AZR 597/16; NZA 2017, 1179; BAG v. 25.07.2024 – 8 AZR 225/23, NJW 2025, 100; LAG Köln v. 11.02.2025 – 7 Sa 635/23, NZA-RR 2025, 470: Arbeitszeitbetrug), da sonst Entschädigung (Art. 82 DSGVO), Bußgelder (Art. 83 DSGVO) und gerichtliche Beweisverwertungsverbote drohen. Bei gesetzlich Versicherten kann und sollte bei zweifelhafter AU vorrangig der MDK eingeschaltet werden (§ 275 SGB V).

Die Rechtsprechung zur Erschütterung des Beweiswerts von Attesten entwickelt sich aktuell zu Lasten von Missbrauchsfällen, insbesondere bei

- „passgenauen" Attesten für die Kündigungsfrist,
- Verstoß gegen die ärztlichen AUB-Richtlinien und
- unvereinbaren, genesungswidrigen Betätigungen,

sodass die Darlegungs-/Beweislast beim Arbeitnehmer liegt (BAG v. 08.09.2021 – 5 AZR 149/21, NZA 2022, 39; LAG Mecklenburg-Vorpommern v. 07.05.2024 – 5 Sa 98/23, NZA-RR 2024, 624; LAG Berlin-Brandenburg v. 05.07.2024 – 12 Sa 1266/23, NZA-RR 2024, 626; Uffmann, NZA 2024, 217), die dieser durch sachverständiges Zeugnis der behandelnden Ärzte führen kann (ArbG Berlin v. 19.3.2024 – 22 Ca 8667/23, ARP 2025, 93).

## A.7 Fortsetzungs-AU versus Einheit Verhinderungsfalls

Auch gegen überlange (> 6 Wochen) Entgeltfortzahlungsansprüche gibt es Mittel: Schließt sich an eine erste Arbeitsverhinderung im engen zeitlichen Zusammenhang eine weitere Arbeitsunfähigkeit an, liegt darin regelmäßig ein hinreichend gewichtiges Indiz für das Vorliegen eines **einheitlichen Verhinderungsfalls**. Ausgehend davon ist der Beweiswert eines ärztlichen Attestes erschüttert, wenn zwischen dem Ende einer ärztlich attestierten Arbeitsunfähigkeit und der erstellten Erstbescheinigung einer Neuerkrankung lediglich ein Wochenende liegt, so dass es dem Arbeitnehmer obliegt, den vollen Beweis für den Ausschluss eines einheitlichen Verhinderungsfalls zu erbringen (LAG Sachsen v. 20.09.2024 – 4 Sa 241/22, ArbRAktuell 2025, 79; BAG v. 11.12.2019 – 5 AZR 505/18, NZA 2020, 446).

## A.8 Gesundschreibung, Teil-AU und Wiedereingliederung

Eine ärztliche **„Gesundschreibung"** kann der Arbeitgeber grundsätzlich nicht verlangen (LAG Mecklenburg-Vorpommern v. 14.07.2020 – 2 Sa 52/20; LAG Düsseldorf v. 17.07.2003 – 11 Sa 183/03, NZA-RR 2004, 65). Jedoch können sich Arbeitgeber und Arbeitnehmer auf eine **vorzeitige Arbeitsaufnahme** vor dem prognostizieren Ende der ärztlichen AU – diese ist kein Arbeitsverbot – verständigen, wenn an der Arbeitsfähigkeit keine objektiven, ernsthaften Zweifel bestehen (Stück, AuA 10/2007, 594; Kuhn, SPA 2017, 61). Auch versicherungsrechtlich bestehen keine Bedenken nach den Regelungen für die Unfallversicherung in §§ 2 Abs. 1 Nr. 1; 8 Abs. 2 SGB VII und für die Krankenversicherung in § 5 Abs. 1 Nr. 1 SGB V. Nach der derzeitigen rechtlichen Systematik ist ein Arbeitnehmer entweder vollständig arbeitsfähig oder arbeitsunfähig. Abstufungen dazwischen gibt es nicht, eine partielle oder teilweise Arbeitsunfähigkeit ist dem deutschen Arbeitsrecht de lege lata noch fremd (BAG v. 2.11.2016 – 10 AZR 596/15, NZA 2017, 183; Friemel/Nagel, ARP 2025, 109). Auch während der beidseits grundsätzlich freiwilligen **stufenweisen**

**Wiedereingliederung** (sog. Hamburger Modell, § 74 SGB V) ist der Arbeitnehmer arbeitsunfähig, weil nur teilleistungsfähig (BAG v. 24.09.2014 – 5 AZR 611/12, NZA 2014, 1407; BAG v. 06.12.2017 – 5 AZR 815/16, NZA 2018, 439).

### A.9 Betriebliche Schutzimpfungen

Betriebliche Schutzimpfungen, z. B. gegen Grippe, kann der Arbeitgeber auf freiwilliger Basis anbieten über Betriebsärzte (vgl. Stück, Zapp, ARP 2024, 274). Er kann jedoch keine Impfteilnahme verlangen oder anweisen wegen der Grundrechte des Arbeitnehmers auf körperliche Unversehrtheit und dessen persönlicher, freier Impfentscheidung (BAG v. 19.06.2024 – 5 AZR 192/23, NJW 2024, 3609: Corona), die auch nicht kollektivrechtlich ersetzt werden kann (§ 75 Abs. 2 BetrVG i. V. m. Art. 1, 2 Abs. 1 GG). Allein der Gesetzgeber kann einen Impfzwang statuieren, wie er dies früher bei Pocken getan hat (BVerwG v. 14.07.1959 – I C 170.56, NJW 1959, 2325). Für einen Schaden, den ein Arbeitnehmer im Rahmen einer betriebsärztlichen Grippeschutzimpfung erleidet, haftet der Betriebsarzt, nicht jedoch der Arbeitgeber selbst. Den Arbeitgeber trifft keine Nebenpflicht aus dem Arbeitsverhältnis, die Arbeitnehmer über etwaige Impfrisiken aufzuklären (BAG v. 21.12.2017 – 8 AZR 853/16, NZA 2018, 708).

# B. Kollektivarbeitsrecht – Mitbestimmungsrechte

Bei Regelungen mit kollektiven Charakter nach abstrakt-generellen Kriterien (> 2–3 Fälle), die nicht zwingend gesetzlich vorgeschrieben und nur zu exekutieren sind, also einen betrieblichen Ausfüllungs-/Umsetzungsspielraum bieten, sind die Mitbestimmungsrechte des Betriebsrats zu beachten, insbes. nach § 87 BetrVG. Hier gilt insbesondere:

- Formalisierte **Krankenrückkehrgespräche** mit bestimmten Abläufen, Mustern, z. B. Ampel-Modelle, sind mitbestimmungspflichtig nach § 87 Abs. 1 Nr. 1 BetrVG (BAG v. 08.11.1994 – 1 ABR 22/94, NZA 1995, 857; LAG München v. 13.02.2014 – 3 TaBV 84/13). Ein Mitbestimmungsrecht des Betriebsrates nach § 87 Abs. 1 Nr. 1 BetrVG besteht nicht, wenn der Arbeitgeber mit einzelnen Arbeitnehmern (hier: 7 von 45) sog. **Fürsorgegespräche** führt mit dem Ziel, Krankheitsursachen und damit zusammenhängende Arbeitsbedingungen zu klären und die Auswahl der Arbeitnehmer keinen abstrakten Kriterien folgt (LAG Nürnberg v. 02.03.2021 – 7 TaBV 5/20, BeckRS 2021, 13592).

- **Fehlzeiten-/Anwesenheitsprämien** oder Incentives sind mitbestimmungspflichtig nach § 87 Abs. 1 Nr. 10 BetrVG (vgl. BAG v. 25.07.2001 – 10 AZR 502/00, AP EFZG § 4a Nr. 1). Diese haben jedoch nur eine vorübergehende positive Wirkung, erhöhen Personalkosten mit Tendenz „nach mehr" und können faktisch sogar kontraproduktiv wirken (sog. Präsentismus führt zu Ansteckung von Kollegen oder Verzögerung der eigenen Genesung).
- Entscheidet der Arbeitgeber nach bestimmten, allgemeinen Kriterien die **Vorlage** eines **Attests** nicht am 4. Tag, sondern am/zum 1. Tag zu verlangen (§ 5 Abs. 1 S. 3 EFzG), so ist dies mitbestimmungspflichtig nach § 87 Abs. 1 Nr. 1 BetrVG (BAG v. 25.01. 2000 – 1 ABR 3/99, NZA 2000, 665).
- Betriebliche **Alkohol-/Suchtmittelverbote** (BAG v. 23.09.1986 – 1 AZR 83/85, NZA 1987, 250; Stück/Zapp, ARP 2023, 367) wie Rauchverbote (BAG v. 19.01.1999 – 1 AZR 499/98, NZA 1999, 546) sind mitbestimmungspflichtig nach § 87 Abs. 1 Nr. 1 BetrVG. Mitbestimmungsfrei ist ein privates Handyverbot während der Arbeitszeit, weil das Arbeitsverhalten betreffend (BAG v. 17.10.2023 – 1 ABR 24/22, NZA 2024, 201).
- Das „ob" einer **Arbeitszeiterfassung** ist wegen der Pflicht nach § 3 Abs. 2 Nr. 1 ArbSchG mitbestimmungsfrei (BAG v. 13.09.2022 – 1 ABR 22/21, NZA 2022, 1616), das „wie" bzw. des technischen Systems hingegen nach § 87 Abs. 1 Nr. 6 BetrVG mitbestimmt (LAG München v. 22.05.2023 – 4 TaBV 24/23, NZA-RR 2023, 477).
- **Gefährdungsbeurteilungen** nach § 5 ArbSchG, § 87 Abs. 1 Nr. 7 BetrVG auch psychischer Belastungen (BAG v. 08.06.2004 – 1 ABR 4/03, NZA 2005, 227). Der einzelne Mitarbeiter kann nicht verlangen, dass die Gefährdungsbeurteilung nach bestimmten, von ihm vorgegebenen Kriterien durchgeführt wird (BAG v. 12.08.2008 – 9 AZR 1117/06, NZA 2009, 102). Erst auf der Grundlage einer Gefährdungsbeurteilung kann eine Pflichtvorsorgeuntersuchung durch den Arbeitgeber angeordnet werden (LAG Berlin-Brandenburg v. 04.06.2020 – 10 Sa 2130/19, NZA-RR 20, 457).
- **Unterweisungen** nach § 12 ArbSchG, § 87 Abs. 1 Nr. 7 BetrVG, deren erforderliche Grundlage eine Gefährdungsbeurteilung sein muss (BAG v. 08.11.2011 – 1 ABR 42/10, ArbRAktuell 2012, 176).
- Kein Mitbestimmungsrecht des Betriebsrats besteht, wenn der Arbeitgeber die Gefährdungsbeurteilung oder die Unterweisung auf **externe Dritte überträgt** (§ 13 Abs. 2 ArbSchG). Aber: Mitbestimmungsrecht bezogen auf die inhaltlichen Anforderungen von Qualifikation und Kenntnis der Person oder Stelle, die die Gefährdungsbeurteilung durchführt und die diese zu berücksichtigen hat (BAG v. 18.08.2009 – 1 ABR 43/08, NZA 2009, 1434; LAG Hessen v. 04.07.2024 – 5 TaBV 46/23, BeckRS 2024, 38371).
- Ein **betriebliches Pandemieschutzkonzept** (Krankenhaus für Besucher) ist mitbestimmungspflichtig (LAG Köln v. 22.01.2021 – 9 TaBV 58/20, NZA-RR 2021, 164).

- Beim **BEM** hat der Betriebsrat nicht bei allen denkbaren Regelungen mitzubestimmen. Vielmehr ist jede Regelung innerhalb des BEM darauf hin zu untersuchen, ob deren Gegenstand dem MBR nach Nr. 7 unterfällt (BAG v. 18.08.2009 – 1 ABR 45/08, AP SGB IX § 84 Nr. 2) und den Vorgaben des § 167 Abs. 2 Satz 1 SGB IX genügt (BAG v. 19.11.2019 – 1 ABR 36/18, NZA 2020, 389). Das Mitbestimmungsrecht erfasst nicht die anschließende Umsetzung oder Überprüfung bestimmter Maßnahmen. Diese hat allein der Arbeitgeber vorzunehmen (BAG v. 22.02.2016 – 1 ABR 14/14, NZA 2016, 1283).
- Die Einführung eines **Veggie Day** statt Schnitzel Tages in der betrieblichen Kantine ist mitbestimmte Ausgestaltung nach § 87 Abs. 1 Nr. 8 BetrVG. Der Arbeitnehmer ist grundsätzlich nicht gehalten, seine private Lebensführung gesund auszurichten und auf die Belange des Arbeitgebers abzustellen und weder Arbeitgeber noch Betriebsrat haben einen „Erziehungsauftrag" und dürfen Beschäftigte zu dessen Subjekt machen (§ 75 Abs. 2 BetrVG; Art. 1, 2 Abs. 1 GG).
- Die Ausgestaltung – nicht das „ob" – der **mobilen Arbeit** ist mitbestimmt nach § 87 Abs. 1 Nr. 14, 7 BetrVG (LAG Berlin-Brandenburg v. 30.01.2024 – 8 TaBV 748/23, DB 2024, 1825; LAG München v, 10.08.2023 – 8 TaBVGa 6/23, NZA-RR 2023, 591). Nicht in den Anwendungsbereich der ArbStättV fällt die sog. mobile Telearbeit (vgl. Stück/Zapp, ARP 2024, 70). Neuerdings auftretende **„Homeoffice-Atteste"** haben nicht die Wirkung einer AU-Bescheinigung für betriebliche Präsenzarbeit und die Rechtsprechung lehnt einen Anspruch auf Homeoffice grundsätzlich ab (Wypych/Sander, NZA 2024, 228).

Können sich die Betriebsparteien nicht intern einigen oder „mauert" eine Seite, entscheidet notfalls eine angerufene Einigungsstelle (i. d. R. zwei Beisitzer pro Seite und externer Vorsitzender).

Bei Missachtung der Mitbestimmungsrechte bestehen folgende Risiken:

- Bußgeldbewehrte Unterlassungsansprüche des Betriebsrats, ggf. auch im Wege einer einstweiligen Verfügung.
- Unwirksamkeit/Unverbindlichkeit der einseitigen Maßnahme, sodass deren Nichtbefolgung auch nicht arbeitsrechtlich vom Arbeitgeber rechtmäßig sanktioniert werden könnte.

Grundsätzlich ist der örtliche Betriebsrat originär zuständig für den Arbeits-/Gesundheitsschutz. Die Verhandlung mit Gesamt-/Konzernbetriebsrat benötigt i. d. R. Delegationsbeschlüsse.

Daneben hat der Betriebsrat Überwachungsrechte (§ 80 Abs. 1 Nr. 1 BetrVG), ist bei der Zusammenarbeit mit den für den Arbeits- und Gesundheitsschutz zuständigen Behörden und sonstigen Stellen und Personen nach § 89 BetrVG zu beteiligen (z. B. Unfalluntersuchungen, Begehungen mit BG) sowie bei der Gestaltung von Arbeitsplatz, Arbeitsablauf und Arbeitsumgebung nach §§ 90 f. BetrVG (z. B. Desksharing: Stück, ArbRAktuell 2023,

148). Daneben sehen arbeitsschutzrechtliche Spezialgesetze Regelungen über eine Beteiligung des Betriebsrats vor (z. B. § 9 ASiG, § 22 Abs. 1 SGB VII, § 167 SGB IX).

## C. Sozial- und steuerrechtliche Aspekte

Bei klassischen internen BGM/BGF-Maßnahmen wie betrieblichen **Fußballturnieren** (BSG v. 28.6.2022 – B 2 U 8/20 R, NJW 2023, 1388) oder sog. **Firmenläufen** (LSG NRW v. 14.7.2021 – L 17 U 155/20, NZS 2022, 153) besteht grundsätzlich kein gesetzlicher Unfallversicherungsschutz nach § 8 SGB VII.

Mit Präventionsleistungen im Zusammenhang stehende unentgeltliche oder vergünstigte Unterkunfts- und Verpflegungsleistungen des Arbeitgebers – hier für **Gesundheitstage** – sind regelmäßig nicht nach § 3 Nr. 34 EStG steuerfrei (BFH v. 23.11.2023 – VI R 24/21, DStR 2024, 431).

**Praxistipp:** Diese Fragen sollten mit den EHS sowie Payroll & Steuer Experten intern frühzeitig geklärt werden.

## D. Datenschutzrecht

Datenschutz, wie auch Mitbestimmungsrechte, die dem Persönlichkeitsrechtsschutz dienen, sind nach EG 26 S. 5, 6 DSGVO kein Thema, wenn die Daten sicher **anonymisiert** sind, also kein Personenbezug mehr bzw. wieder herstellbar ist (vgl. EuG v. 26.04.2023 – T-557/20, ZD 2023, 399). Beim BGM wird jedoch häufig mit personenbezogenen besonderen Daten gearbeitet werden (müssen) i. S. d. Art. 4 Nr. 15; Art. 9 DSGVO; § 26 Abs. 3 BDSG. Da der Datenschutz als **Verbot mit Erlaubnisvorbehalt** ausgestaltet ist, bedarf es zunächst einer Rechts-/Erlaubnisgrundlage und bestehen bei **Gesundheitsdaten** erhöhte Anforderungen. Nach der EuGH-Entscheidung scheidet § 26 Abs. 1 S. 1 BDSG als Erlaubnisgrundlage aus, weil er unanwendbar ist (EuGH v. 30.03.2023 – C-34/21, NZA 2023, 487). Eine Betriebsvereinbarung nach Art. 88 DSGVO, § 26 Abs. 3 BDSG muss sich nach dem EuGH am **Schutzniveau** der DSGVO, insbesondere **Art. 5, 6, 9** orientieren, darf davon nicht „nach unten" abweichen und ist überdies gerichtlich voll kontrollierbar (EuGH v. 19.12.2024 – C-65/23, NZA 2025, 38). Danach ist zu empfehlen, künftig nicht allein auf eine BV als taugliche, alleinige Erlaubnisgrundlage abzustellen, sondern die DSGVO.

**Praxistipp:** Der betriebliche Datenschutzbeauftragte sollte deshalb frühzeitig und umfassend in die Einführung und Ausgestaltung von BGM-Maßnahmen beteiligt werden wegen der erforderlichen Prüfungen bzw. Abwägungen, Datenschutz-Folgeabschätzung (Art. 35 DSGVO), TOM (Art. 32 DSGVO) sowie Dokumentationen wie Verfahrensverzeichnis (Art. 30 DSGVO).

# E. Notfall-/Pandemierecht

Die Coronapandemie 2020–2023 hat die EHS/BGM-Praxis mit gänzlich neuen Rechtsfragen beschäftigt, von denen hier nur die wichtigsten erläutert werden (Stück/Zapp, ARP 2024, 152; Stück, CCZ 2022, 357):

- Der Arbeitgeber kann in Umsetzung der ihn treffenden arbeitsschutzrechtlichen Verpflichtungen nach § 618 Abs. 1 BGB in Verbindung mit § 106 S. 2 GewO berechtigt sein, auf Grundlage eines betrieblichen Schutz- und Hygienekonzepts **Corona-PCR-Tests** einseitig anzuordnen (BAG v. 01.06.2022 – 5 AZR 28/22, NJW 2022, 3528). Testverweigerer muss er nicht beschäftigen, vergüten und kann nach erfolgloser Abmahnung ggf. kündigen.
- Der Arbeitgeber kann kraft Direktionsrechts auch das **Tragen von Masken** im Betrieb anweisen. Maskenverweigerer muss er nicht beschäftigen, vergüten und kann nach erfolgloser Abmahnung auch kündigen (LAG Köln v. 12.04.2021 – 2 SaGa 1/21, ArbR-Aktuell 2021, 300; LAG Köln v. 25.08.2022 – 8 Sa 429/21).
- Der Arbeitgeber kann wegen der freien Impfentscheidung (Art. 1, 2 Abs. 1 GG) nicht wirksam eine **Impfung** anweisen und einen Impfnachweis verlangen. Einen Impfverweigerer in einer Pflegeeinrichtung (§ 20a IfSG aF) darf er – außerhalb der Wartezeit (§ 1 Abs. 1 KSchG; BAG v. 30.3.2023 – 2 AZR 309/22, NJW 2023, 2139) – nicht abmahnen oder kündigen (BAG v. 19.06.2024 – 5 AZR 192/23, NJW 2024, 3609), ihn aber unbezahlt freistellen und den Urlaub für die Freistellungszeit anteilig kürzen (BAG v. 19.06.2024 – 5 AZR 167/23, NZA 2024, 1423).
- Wegen Verwendung von **Fake-Attesten** – hier Impfunverträglichkeit – kann auch ohne Abmahnung gekündigt werden (BAG v. 14.12.2023 – 2 AZR 55/23, NJW 2024, 613). Dies ist überdies eine Straftat nach §§ 277–279 StGB.
- Beachtet der Arbeitgeber im Betrieb die öffentlich-rechtlichen Schutzvorgaben in seinem internen Schutzkonzept, wird er auch im Falle einer Infektion regelmäßig nicht selbst **haften** (LAG Thüringen v. 07.11.2023 – 1 Sa 91/23, BeckRS 2023, 38086).

**Praxistipp:** Für Pandemiefälle empfiehlt der präventive Abschluss einer Betriebsvereinbarung, die die typischen Konstellationen angemessen regelt (Muster bei Stück, ArbRAktuell 2022, 477 und 522).

# Teil III: Gesund im Betrieb – von der Idee/Vision zur Strategie

# Ein Blick auf die Einzelhandelsbranche

*Dorothe Wundrack*

## 1 Einleitung

Der Einzelhandel ist von je her eine vielfältige und bunte Branche. In zahlreichen Betriebsformen, vom kleinen Fachgeschäft bis hin zum internationalen Online-Versandhandel, spielt dieser in der Versorgung der Menschen eine wichtige Rolle. Besonders die Nähe zum Bedarf von Kund*innen und die Schaffung vieler Arbeits- und Ausbildungsplätze macht die Branche attraktiv, die Unternehmen tragen zur Belebung von Innenstädten und zur regionalen Wirtschaft bei.

Unternehmen und Menschen, die im Einzelhandel arbeiten, benötigen ebenfalls von je her eine hohe Anpassungsfähigkeit. Aktuell wird auch diese Branche stark von Umwelteinflüssen geprägt wie z. B. dem wachsenden Onlinehandel und veränderten Konsumverhalten.

In Bezug auf die Mitarbeitenden zeichnet sich in den letzten Jahren eine höhere Fluktuation ab, viele Unternehmen konnten Stellen nicht direkt oder qualifiziert nachbesetzen, d. h. wertvolles Wissen und Erfahrung ist verloren gegangen. Die Belastung der verbleibenden bzw. neuen Mitarbeitenden hat sich erhöht, was letztendlich vermehrt zu gesundheitlichen Beschwerden führt (DAK-Gesundheit, 2023).

Welche Gründe kann es dafür geben? Die Attraktivität eines Arbeitsplatzes wird häufig am Lohnniveau, an den Arbeitszeiten sowie auch an den körperlichen Anforderungen bemessen. Im Einzelhandel sind z. B. die Arbeitszeiten nicht immer regelmäßig. Besonders durch die Tatsache, dass hier überproportional viele Frauen arbeiten, ist die Vereinbarkeit von Beruf und Privatem nicht immer einfach.

Angesichts dieser Herausforderungen ist es unerlässlich, geeignete Maßnahmen zur Anpassung bzw. Verbesserung der Arbeitsbedingungen und zur Förderung der Mitarbeitergesundheit zu ergreifen. z. B. durch

- die Gestaltung gesundheitsgerechter Arbeitsplätze, im besten Fall anpassbar auf die individuellen Bedürfnisse der Mitarbeitenden, z. B. bei Sitz- und Steharbeitsplätzen.

- die Überlegung ob bzw. welche flexiblen Arbeitszeitmodelle möglich wären, die sowohl den betrieblichen Bedarf als auch eine bessere Vereinbarkeit von Beruf und Familie ermöglichen.
- Angebote zur Gesundheitsförderung, die auf die Themen dieser Branche abgestimmt sind z. B. Aufklärung zu notwendigen/gesunden Schlafroutinen bei Schichtarbeit.
- die Optimierung der Lage und der Qualität von Pausen, durch z. B. selbstbestimmte Planung der Pausen, Angebote zur Entspannung, oder durch die Sensibilisierung auf „Mini- Mikropausen".
- das Angebot von Schulungen z. B. zur Stressbewältigung oder zum Aufbau von Resilienz. Diese könnten dazu beitragen, die körperliche und psychische Gesundheit der Mitarbeitenden zu fördern.
- Schaffung einer angenehmen Arbeitsumgebung. Es ist nicht zu unterschätzen, dass ein Arbeitsplatz mit ausreichend Licht, Luftzirkulation und einer angenehmen Temperatur das Wohlbefinden der Mitarbeitenden steigern kann.

Durch die Förderung eines gesunden und unterstützenden Arbeitsumfelds können Unternehmen nicht nur die Zufriedenheit und Bindung der Mitarbeitenden erhöhen, sondern auch die Produktivität steigern und die langfristige Wettbewerbsfähigkeit des Unternehmens sichern.

Mit gezielten, dem Unternehmen angepassten Maßnahmen fühlen sich die Mitarbeitenden oft nicht nur stärker wertgeschätzt, sondern entwickeln auch eine tiefere Verbundenheit mit dem Unternehmen.

Gesunde Mitarbeitende bringen das Potenzial mit, leistungsfähig und motiviert ihre Leistungen einzubringen. Wenn Betriebe in gesunde Arbeit investieren, profitieren diese im besten Fall von einem engagierten Team, das bereit ist, Herausforderungen anzunehmen und innovative Lösungen zu finden.

Die strukturierte Einbeziehung von Gesundheitsmaßnahmen signalisiert, dass das Unternehmen die Bedürfnisse seiner Mitarbeitenden ernst nimmt und bereit ist, in deren Wohlbefinden zu investieren.

**Zusammengefasst:** Betriebliche Gesundheitsförderung ist eine Investition in die Zukunft des Unternehmens. Sie trägt nicht nur zur Gesundheit und Zufriedenheit der Beschäftigten bei, sondern kann auch die wirtschaftliche Situation des Unternehmens durch geringere Fluktuation, weniger Fehlzeiten und höhere Produktivität verbessern.

Wie das konkret strategisch in die Umsetzung gebracht werden kann zeigt das Praxisbeispiel von H&M, Hennes & Mauritz.

# 2 Strategische Einbindung von Gesundheitsmanagement bei H&M Hennes & Mauritz B.V & Co K. G.

Das Unternehmen H&M verkauft in knapp 80 Ländern Mode, Beauty und Home Produkte. Zu der H&M Group gehören u. a. COS, Monki, Weekday, H&M Home, und „& other stories". Der Hauptsitz ist in Schweden, Stockholm – auf dem deutschen Markt ist H&M seit 1980 vertreten, aktuell mit rund 392 Stores und ca. 14.000 Mitarbeitenden. Die Zentrale für die deutschen Stores befindet sich in Hamburg, hier befindet sich auch die Steuerung des Gesundheitsmanagements durch die Geschäftsleitung und Verantwortliche von HR und Security. Seit vielen Jahren wird das Betriebliche Gesundheitsmanagement (BGM) durch interne und externe Akteure strukturiert und weiterentwickelt, sei es in klassischen Themen der Arbeitssicherheit, dem Arbeits- und Gesundheitsschutz und/oder Ergänzung durch gesundheitsfördernde Angebote.

H&M ist in Form einer Matrixorganisation strukturiert, d. h. viele Fachbereiche spielen ihre Themen zum Teil gleichzeitig an die Stores – das führt dazu, dass letztendlich das Team vor Ort in einem guten Zusammenspiel Aufgaben koordinieren, anpassen und Prioritäten setzen muss.

Der Fokus aller Stores liegt dabei natürlich immer auf der Sicherstellung des operativen Geschäfts, also der Bearbeitung und Präsentation der Ware, der Steuerung der Abläufe und der Zufriedenheit der Kund*innen.

Nach der Coronapandemie zeigten sich die in der Einleitung angesprochenen Themen, d. h. eine erhöhte Fluktuation, verändertes Kundenverhalten und Verunsicherungen in der Welt, so auch bei den Mitarbeitenden.

Daher stellte sich die Frage, wie man sich im eigenen System entwickeln kann bzw. muss, um sowohl den Fokus zu halten als auch die Mitarbeitenden gesund zu führen und mitzunehmen.

# 3 Anpassung von Strukturen und Verhalten auf aktuelle Situationen

Unter den aktuellen Voraussetzungen ist es häufig kaum möglich, alles zu schaffen was man sich selbst vornimmt oder was man im Team erreichen möchte oder soll. Unterschiedliche Einarbeitungsstände und Ausfälle verstärken sowohl den Zeit- als auch den Leistungsdruck.

Aufbauend auf diesem Wissen wurde bei H&M eine Strategie entwickelt, die konsequent die **Entwicklung, Gesundheit und Arbeitsfähigkeit der Mitarbeitenden** in den Vordergrund stellt, damit diese ihren Aufgaben nachkommen und so letztendlich aktiv den Erfolg an jedem Standort mitgestalten können.

- Es wurden **„Mindestanforderungen"** unter allen Fachbereichen definiert und abgestimmt, d. h. eine Einigung auf Themen die immer und vor allem, vor allen anderen umgesetzt werden, die also „Vorfahrt" bekommen sollen.
- Die Mindestanforderungen ergaben sich aus **Vorgaben aus Arbeits- und Gesundheitsschutz** (Bsp. Umsetzungen von Gefährdungsbeurteilungen und Unterweisungen), **Standards des Unternehmens** (Bsp. Einarbeitungen und Schulungen) aber auch **Anforderungen an Informations- und Kommunikationsquantität sowie -qualität** (Gesprächsangebote für Mitarbeitende, regelmäßige Info- und Teammeetings). Genau diese Themen kamen häufig zu kurz.
- Alle Fachbereiche wurden über die Priorisierung dieser Mindestanforderungen informiert, **es wurden Stunden für die Umsetzung budgetiert, Tools und Material zur Verfügung gestellt, Manager gezielt befähigt**, z. B. in der Umsetzung/Moderation von motivierenden und interaktiven „richtig guten Meetings"
- Das BGM-Team hat aktiv unterstützt, z. B. durch interne Schulungen der Manager im Bereich Arbeits- und Gesundheitsschutz. Aus der Kooperation mit der DAK heraus konnten Manager gezielt mit Inhalten bei Teammeetings versorgt werden, z. B. zum Aufbau von (Team-)Resilienz und Techniken zur Stressbewältigung. Fachkräfte für Arbeitssicherheit und die Betriebsärzte wurden in die Strategie mit einbezogen und haben bei Storebesuchen aufgeklärt.
- Der Einsatz dieser Stunden und die Umsetzung der Themen wurde vom Controlling in den Ergebnissen erfasst und in regelmäßigem Austausch mit den Managern thematisiert.

Die verbindliche Umsetzung dieser Strategie wurde zuerst 2022 in drei von vierzehn Areas (= Verkaufsregionen) in Deutschland getestet d. h. die Manager in den Stores wurden informiert, die Themen und die Umsetzung der Mindestanforderungen besprochen. Jede Area hat rund 20 Stores, d. h. ca. 800 Mitarbeitende.

Die Areas brauchten einige Monate konsequenter Arbeit und Unterstützung, bis nicht nur die Stunden in den Stores kontinuierlich in den Einsatz gebracht werden konnten, sondern auch die kontinuierliche Arbeit an der Qualität der Themen etabliert wurde. **Nach einigen weiteren Monaten entwickelte sich in diesen drei Areas mit jedem Monat eine stärkere Ergebnisverbesserung als in den restlichen Areas:**

- Die Fluktuation hatte sich verringert, Kosten für Rekrutierung und Einarbeitung konnten eingespart werden, Teamkonstellationen blieben konstanter.
- Die Gesundheitsquote entwickelte sich positiv.

- Positives Kundenfeedback und die Verkaufszahlen steigerten sich.

Inzwischen wird diese Strategie für alle Stores bei H&M in Deutschland unter dem Begriff „Staff Readiness" umgesetzt. Nach wie vor zeigt sich, dass je konsequenter diese Strategie in die Umsetzung kommt, desto zufriedener und gesünder sind die Mitarbeitenden und desto positiver entwickeln sich auch weiterhin die Ergebnisse.

Die Mitarbeitenden profitieren von der Umsetzung, da sie in einer klaren und nachvollziehbaren Struktur eingebunden sind, systemisch eingearbeitet und fachlich befähigt werden. In regelmäßigen Meetings erhalten sie relevante Informationen und haben Raum für ihre Fragen und Beiträge. In individuellen Gesprächen mit der Führungskraft können persönliche und betriebliche Bedürfnisse angesprochen und angepasst werden. In diesen Gesprächen kann die Führungskraft zudem auf Angebote des Unternehmens hinweisen.

In jedem dieser Punkte steckt die aktive Einbindung von nachhaltigem, betrieblichem Gesundheitsmanagement. Die Umsetzung entspricht dem klassischen Ansatz nach dem PDCA-Zyklus (Plan, do, check, act):

- Eine Analyse der Situation (Was passiert in der Welt/im Unternehmen?).
- Der Entwicklung eines ganzheitlichen, abteilungsübergreifenden Ansatzes (Was braucht das Individuum, was braucht das Unternehmen um gesund zu bleiben?).
- Eine organische Einbettung in die Unternehmensstrategien d. h. nicht so viel extra, lieber weniger aber in guter Qualität und zielgerichtet.
- Eine fortlaufende Wirksamkeitskontrolle.

# 4 Literatur

DAK-Gesundheit (2023). DAK-Gesundheitsreport 2023: Gesundheitsrisiko Personalmangel – Arbeitswelt unter Druck. Zentrale Ergebnisse des Reports. Online: https://www.dak.de/dak/unternehmen/reporte-forschung/gesundheitsreport-2023_34592#rtf-anchor-zentrale-ergebnisse-des-reports [abgerufen am 25.08.2025].

# Eine kurze Geschichte der Entwicklung des BGM in der HanseMerkur

*Lars Lange*

Unser BGM entwickelte sich nicht perfekt. Vielmehr gab es Highs and Lows in der über 10-jährigen Geschichte. Einige davon möchte ich Ihnen gerne vorstellen. Sie sollen Ihnen praktische Impulse und Anregungen für Ihren BGM-Weg geben.

## Wir schreiben das Jahr 2012.

In der Personalabteilung der HanseMerkur finden erste Gespräche zwischen dem Personalleiter und der Gruppe Personalentwicklung zum Thema Mitarbeitergesundheit statt.

Gerade als Krankenversicherer sei man doch verpflichtet, Besonderes für die Gesundheit der Mitarbeiter zu tun. Zumal wir unseren Krankenvollversicherten schon länger über ein Gesundheitsportal Präventionsmaßnahmen und Services für Vor- und Nachsorgemöglichkeiten anböten. „Was kann man denn, ganz konkret, für unsere Mitarbeiter tun?", wurden wir als Personalentwicklung vom Personalleiter gefragt. Und: „Machen Sie mal etwas dazu, ich helfe Ihnen auch dabei!" Das war der Startschuss unseres BGMs vor 13 Jahren.

Vielleicht könnten wir ja mit kleinen Maßnahmen große Wirkung erzielen? Oder sollten wir die Chance nutzen, größer zu denken und ein strategisches, nachhaltiges BGM schaffen? Wir entschieden uns für das Letztere.

Unser Glück war, dass der damalige Personalvorstand Dr. Andreas Gent schon immer ein glühender Verfechter von gesundheitsförderlichen Maßnahmen im Betrieb war und bis heute gut vernetzt in der Gesundheitsmetropole Hamburg ist. Mit ihm hatten wir einen Experten, Multiplikator und Entscheider – gleichermaßen im Vorstand, bei den Leitenden und in der Mitarbeiterschaft – für die BGM-Idee.

So ein „Inkubator", also jemand, der Bedingungen für eine Idee optimieren kann, gerade wenn diese Idee nicht unmittelbar mit betrieblichen Geschäftsprozessen zu tun hat, ist meiner Meinung nach unerhört wichtig. Wenn Sie also Ihr BGM einführen oder verändern wollen, fragen Sie sich, welche Personen Ihnen zur Seite stehen sollten. Wer kann für Sie Bedenken aus dem Weg räumen, Geld besorgen und Entscheider hinter sich bringen? Solche Person(en) brauchen Sie!

So schade es ist: BGM ist nicht das Thema, das von allein „fliegt". Es sind die handelnden Personen, die für das Thema erlebbar sind und es groß und wichtig machen. Dabei ist die rechtzeitige Einbeziehung des Betriebsrats als Mitarbeitervertreter und -berater nicht zu unterschätzen. Denn wie die Personalabteilung hat auch der Betriebsrat das Selbstverständnis, etwas für die Mitarbeitenden zu tun. Machen Sie den Betriebsrat (BR) zu ihrem Verbündeten, um auch von dieser Seite Unterstützung für das Thema zu erfahren.

Zuerst aber wandten wir uns an den Personalvorstand, von dem wir wussten, wie positiv er zu dem Thema steht. Schließlich brauchten wir seinen Einfluss und „sein" Geld.

Wenn BGM-Gelder, dann sollten diese sich in einer niedrigeren Krankheitsquote widerspiegeln, betonten andere Vorstände. Eine Ansage, die das Wohl und Wehe des neuen BGMs an nur einen Parameter gebunden hätte, den wir so nicht garantieren wollten. Und spätestens seit Corona wissen wir, dass ein BGM-Engagement nicht zwingend zu niedrigeren Krankheitsquoten führen muss.

Deshalb argumentierten wir, dass Gesundheit im Betrieb viel größer wäre als die bloße Verringerung der Krankheitsquote. Wir wollten allgemein Gesundheit im Betrieb fördern. Wir wollten gesunde Arbeitsbedingungen in der HanseMerkur und gesundheitsbewusstes Verhalten bei Führungskräften und Mitarbeitern. Wir wollten präventiv Krankheiten verhindern und gesunde Mitarbeiter, die sich wohler fühlten und motivierter arbeiteten, weil die Beanspruchungen, trotz gleicher Arbeitsbelastung, verringert würden. Das Thema Gesundheit sollte in die Führungskultur, überhaupt in die Strukturen und Prozesse der HanseMerkur. Nicht zuletzt sollten unsere BGM-Bemühungen auch dem Recruiting-Prozessen helfen, da mit dem BGM das Arbeitgeber-Image gestützt und unsere Glaubwürdigkeit als Krankenversicherer gestärkt würde.

Und tatsächlich konnten wir mit unserer Begeisterung, unseren Zielen und Argumenten beim Gesamtvorstand verfangen. Fortan akzeptierte das Unternehmen eine gewisse Unschärfe bei der Reduzierung der Krankheitsquote, auch wenn diese sich später positiv entwickeln sollte. Vielmehr wurde unser BGM natürlicher Teil der Gesundheitsförderung neben Arbeitssicherheit und Arbeitsschutz. Außerdem fand das Thema Gesundheit Eingang in unser Kompetenzmodell und in die Jahresgespräche.

Streng genommen war in den ersten Jahren unser BGM-Gedanke aber eher ein BGF-Gedanke (Betriebliche Gesundheitsförderung): Wir wollten Mitarbeiter dazu bringen, in der HanseMerkur etwas für die eigene Gesundheit zu tun. Gemeinsam mit den besten Trainern, die zu uns ins Haus kommen würden und den Kollegen, die bereits im Haus waren, sollte man Bewegungsangebote wahrnehmen können.

Dazu brauchten wir einen Übungsraum. Zwar entstand gerade zu dieser Zeit ein Neubau, in dem ein BGM-Raum realisiert werden könnte, aber das war so nicht vorgesehen. Räume waren grundsätzlich für mehr Arbeitsplätze reserviert, nicht für eine „Turnhalle".

Wir forderten in Anlehnung unseres Unternehmensversprechens „Mehr Qualität im Leben", mehr Qualität für unsere Mitarbeiter und bekamen schlussendlich eine Zusage für einen Multifunktionsraum im Neubau. Das war eine Mischung aus Seminarraum und Büro einerseits und Gymnastikraum andererseits. Dieser Raum wurde mit Parkett ausgelegt, hatte einen Geräteraum mit Sportutensilien, eine abgetrennte Küche, an der Wand eine große Leinwand, an der Decke einen Beamer und im Boden Strom und LAN-Zugänge. So könnte, wenn BGM keine Nachfrage hätte, dieser Raum jederzeit in ein Büro oder Seminarraum verwandelt werden.

Jetzt konnten wir unsere ersten Maßnahmen in der HanseMerkur durchführen! Unsere ersten Bewegungskurse waren Yoga, Pilates, Laufen, Boxen und Zumba. Wir wollten ein „buntes" Angebot, wo für jeden etwas dabei wäre.

Parallel dazu entstand erst jetzt ein schlüssiges BGM-Konzept mit einer BGM-Strategie. Darin wurde festgelegt, dass das BGM ganzheitlich ausgestaltet werden und mehr als BGF bieten sollte. Unser BGM stützte sich danach auf fünf Säulen: „Bewegung", „Ernährung", „Relaxation", „medizinische Vorsorge" und „gesunde Führung". Neben den gestarteten Bewegungskursen wurde unsere Betriebsärztin als medizinische Ratgeberin eingebunden und ein externer EAP (Employee Assistance Program)-Partner gefunden, um Mitarbeiter in Krisenzeiten zu unterstützen. Es dauerte aber noch weitere Jahre, bis das BGM auch mit dem Arbeitssicherheitsausschuss und dem Betrieblichen Eingliederungsmanagement komplettiert wurde.

Wir führten jährliche HanseMerkur-Gesundheitstage ein, in denen die Ziele und Maßnahmen des BGM erläutert und Angebote ausprobiert werden konnten. Die Mitarbeiter hatten die Möglichkeit, die Verantwortlichen für das BGM kennenzulernen, BGM-Trainer zu befragen, ihren körperlichen Zustand zu scannen oder in einem Fitness-Bus Trainingsgeräte auszuprobieren.

Im Laufe der Jahre wurden die Gesundheitstage größer, die Angebote veränderten sich. Einmal hatten wir im Zentrum unseres Atriums einen Box-Ring aufgebaut, in dem der Box-Trainer mit Mitarbeitern Übungen machte und anschließend ein Show-Sparring durchführte. Eine typische Stimme einer Besucherin: „Ich finde, der Gesundheitstag ist eine super Sache, da ich es als sehr wichtig empfinde, in der Firma über Gesundheitsthemen zu sprechen und Angebote zu bekommen. Jeder kann einfach gucken, was zu ihm passt. So wurde auch ich von den Angeboten überzeugt. Eigentlich wollte ich keinen Sport über die HanseMerkur machen, wurde dann aber doch von der Atmosphäre mitgerissen und habe mich nun sogar zu mehreren Kursen und zwei Laufevents angemeldet. Ich freue mich auf die Zeit mit meinen Kollegen außerhalb der Arbeit!"

Zur Wahrheit gehört aber auch, dass die immer aufwändigeren Gesundheitstage und viele neue BGM-Kurse unsere hilflose Antwort auf meist schlecht besuchte Kurse waren. Wir fokussierten uns zu wenig auf die relevanten Kurse. Außerdem musste man sich für BGM-Aktivitäten ausstempeln. Ich habe schon von Arbeitgebern gehört, bei denen zumindest Teile des BGM-Angebots in der Arbeitszeit absolviert werden können.

Also versuchten wir es anders. Uns kam die Idee, kleine Give-aways zu unseren BGM-Events zu verteilen. Man sollte etwas davon haben, auch wenn man noch nicht im regelmäßigen Training steckte. Während der HanseMerkur-Gesundheitstage gab es Früchte, gesundes „Superfood" und vitaminreiche Smoothies. Beim Firmenlauf um die Alster konnten die Teilnehmenden ein Lauf-Shirt einheimsen und bei der ersten Schrittzähleraktion, bei denen Abteilungen mit- und gegeneinander um die Wette Schritte machten, um einen fiktiven Ort zu erreichen, blieben die Schrittzähler Eigentum des Teilnehmenden.

In einem Jahr versteckten wir zu Ostern Schokohasen mit „lieben Grüßen vom BGM-Team" in der Firma. Jeder hatte die Chance, einen zu finden. Und die Schokolade als gut gemeinte Beziehungsbotschaft zeigte auch, dass man als gesundheitsbewusster Mensch nicht nur asketisch leben muss. Ich glaube, wir haben nie wieder so viel positive Rückmeldungen bekommen.

Apropos Rückmeldungen: Die negativsten Rückmeldungen haben wir nach der Coronapandemie bekommen, als wir die Entscheidung trafen, alle BGM-Online-Maßnahmen zu streichen, um Kurse wieder nur noch vor Ort in der Firma anzubieten.

„Ewig gestrig!", „unflexibel" und „gefährlich" wäre dies. Man würde „nicht auf die Mitarbeiterwünsche eingehen" und die „Menschen im Home-Office nicht berücksichtigen".

Vielleicht haben wir den Schritt zurück in die BGM-Präsenz zu schlecht kommuniziert. Vielleicht hat man sich aber auch in der Corona-Zeit so sehr an das virtuelle Miteinander beim Sporteln gewöhnt, dass dies als ein Einschnitt in die neue Freiheit des Home-Office gewertet wurde. Dann hätten wohl auch die nachvollziehbarsten Argumente nicht geholfen.

Wie auch immer, wir hatten uns entschieden, BGM wieder in Präsenz durchzuführen. Warum? Wir glauben, dass Sport eine große Chance im echten Miteinander bietet. Das soziale Miteinander ist gut für „Mental Health". Denn es geht ja nicht nur um die Bewegung, sondern auch darum, mit anderen Menschen zusammenzukommen, gemeinsam eine Sache zu machen und gemeinsam Spaß zu haben. Nicht nur der Körper wird bewegt, auch der Geist. Hand in Hand.

Wir wollten eine Hilfestellung geben, aus der Isolation des Home-Office zu entfliehen. Sich wieder – im wahrsten Sinne des Wortes – auf den Weg zu machen. Die Trainer zu erleben. Deren Korrekturen körperlich zu erfahren, Ansporn aus dem Miteinander zu entwickeln und letztlich in einem sicheren Umfeld Sport zu machen. Nicht in der Küche, im Arbeitszimmer oder Wohnzimmer.

Das war es uns wert, die Kritik und Missgunst von den wenigen, die von zu Hause aus BGM-Kurse besuchten und jetzt mit uns schimpften, zu ertragen. Eigentlich hatten wir nicht viel zu verlieren, denn die Teilnehmerzahlen waren ja auch im Home-Office gering.

Tatsächlich hatten wir nach den ersten Monaten in Präsenz nicht mehr (aber auch nicht weniger) Teilnehmer als zu Corona-Zeiten. Wir kommunizierten stetig weiter die Vorteile des BGM in Präsenz und nach und nach wuchs die Gruppengröße aller BGM-Kurse. Heute haben wir doppelt bis dreimal so viele Teilnehmende. Es ist wieder normal miteinander Training zu machen, gemeinsam Spaß zu haben und eine Trainingsgruppe zu sein. Ich bin glücklich mit meinem BGM-Team die Teilnehmer wieder ins Haus geholt zu haben. Übrigens bieten wir jetzt auch wieder vereinzelt Online-Kurse an. Diese sind heute eine bewusste Ergänzung zu den Präsenzformaten.

Außerdem konzentrieren wir uns auf die Maßnahmen, die in Verbindung mit den tatsächlichen Bedarfen stehen. Weniger ist auch beim BGM häufig mehr!

## Fazit

Es gibt nicht den Schlüssel für ein akzeptiertes BGM. Es sind vielmehr viele kleine Zahnräder, die ineinandergreifen. Meine drei Learnings sind:

1. **Lass dir von den Mitarbeitern sagen, wo der Bedarf ist und fokussiere dich darauf!**

   Wir führen in unregelmäßigen Abständen Mitarbeiterbefragungen, Führungskräftebefragungen, Befragungen auf Gesundheitstagen oder Befragungen von Kursteilnehmenden durch. So stellte sich z. B. heraus, dass 96 % der Befragten es richtig finden, dass „gesunde Führung" beim BGM berücksichtigt wird.

2. **Lass dich nicht abwimmeln und verfolge deine Ziele!**

   Wir nutzen die Befragungen, Literatur und die vielen Studien zum BGM, um zu gucken, was für uns passt (und bezahlbar ist). Außerdem informieren wir uns in den jährlichen Reports der großen Krankenkassen und von unserem EAP-Dienstleister, wo und wie wir spezifischen Belastungen oder Krankheiten in geeigneter Weise entgegenwirken können. So kannst du faktenbasiert argumentieren und eine unternehmenspassende BGM-Struktur aufbauen.

3. **Lass dir von Experten sagen, was du im BGM besser machen könntest!**

   Wir haben unser BGM im Jahr 2023 von der EuPD Research Sustainable Management auditieren lassen. Der Ergebnisbericht zeigte Stärken und Schwächen in Struktur, Strategie und Leistungsangeboten unseres BGM auf. Außerdem erstellen Krankenkassen wie die DAK-Gesundheit, Arbeitsunfähigkeitsanalysen für deinen Betrieb. Jahresvergleiche über die Arbeitsunfähigkeiten deuten darauf hin, wo in Sachen Gesundheit mehr getan werden sollte. Nicht zuletzt gibt es BGM-Netzwerke, in denen man sich unter seinesgleichen austauschen und schlau machen kann.

## Wo stehen wir heute?

Heute haben wir die strategische Verknüpfung von BGF, BEM, Arbeitssicherheit und Arbeitsmedizin zu einem BGM. BGM wird rund, weil Mitarbeiter sich gesundheitlich checken lassen können, eine passende Maßnahme aus dem Angebot finden und sich niedrigschwellig betätigen können. Mittlerweile gibt es bei uns sechs BGM-Säulen, die wir jährlich strategisch, strukturell und im Leistungsangebot überdenken, um unser BGM auf die immer neue Situation im Betrieb anzupassen.

**Abbildung 1: Die sechs Säulen des BGM**

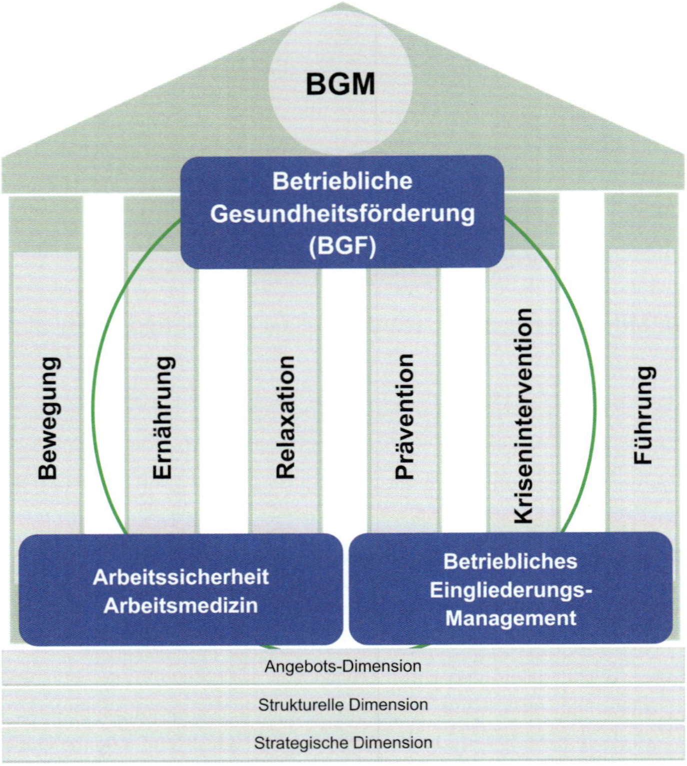


Quelle: Eigene Darstellung

**Beispiele für die Leistungsangebote in unseren sechs BGM-Säulen sind:**

1. **Bewegung:** Aktive Mittagspause, Betriebssport-Angebote, Lauf-Events oder Fitness-Sport
2. **Ernährung:** Ernährungsseminare, Ernährungsberatung, gesunde Küche im Mitarbeiter-Restaurant
3. **Relaxation:** Achtsamkeitskurse, Yoga, Ayurveda- und Mental Heath-Kurse, Massagen
4. **Prävention:** Krebsvorsorge, Discovering Hands, Myritmo, Hautscreenings, InBody-Messung, Hausarzt-Checks
5. **Krisenintervention:** Personal Trainings, EAP, ElderCare
6. **Führung:** FK-Coaching, Seminare zur gesunden Führung, Gesundheit in der Erstausbildung

# Ganzheitliches, nachhaltiges betriebliches Gesundheitsmanagement

*Rachel Zapp*

## 1 Betriebliches Gesundheitsmanagement

In der Satzung der Weltgesundheitsorganisation (WHO)[5] wird Gesundheit wie folgt definiert: „ein Zustand vollständigen körperlichen, seelischen und sozialen Wohlbefindens und nicht nur das Freisein von Krankheit oder Gebrechen."

Diese Definition bildet die Grundlage des Verständnisses des Betrieblichen Gesundheitsmanagement (BGM). Eine Grundannahme des BGM ist, dass die Gesundheit der Mitarbeiter*innen von der (auszuführenden) Arbeit, von dem Unternehmen sowie von der Person selbst abhängt. Daher stellt das Betriebliche Gesundheitsmanagement die systematische, zielorientierte und kontinuierliche Steuerung aller betrieblichen Prozesse dar, mit dem Ziel, die Gesundheit und die Leistungsfähigkeit der Beschäftigten langfristig sowie nachhaltig zu erhalten und zu fördern.

Das BGM lässt sich in drei Handlungsfelder unterteilen: Arbeitssicherheit und Gesundheitsschutz, Betriebliches Eingliederungsmanagement (BEM) und Betriebliche Gesundheitsförderung (BGF). Alle Handlungsfelder verfolgen zwei verschiedene Ansätze, welche gleichzeitig als auch nacheinander in Form einer Verhaltens- und/oder Verhältnisprävention angegangen werden können.

- **Verhältnisprävention:** Im Fokus der Verhältnisprävention steht die gesundheitsförderliche Gestaltung von Arbeitsbedingungen, Strukturen und Abläufen innerhalb eines Unternehmens.
  **Beispiele:** Workshop zur Analyse der Ergebnisse aus der Gefährdungsbeurteilung psychischer Belastung, ergonomische Arbeitsplatzgestaltung, gesunde Kantinenmahlzeiten
- **Verhaltensprävention:** Die Verhaltensprävention verfolgt das Ziel, das individuelle Gesundheits- und Arbeitsverhalten der Beschäftigten zu verbessern.
  **Beispiele:** Stressmanagementschulung, Achtsamkeitstraining, Informationen über diverse Gesundheitsthemen (z. B.: über Mitarbeiter*innen Briefe und Führungskräfte-Flashlights)

---

5 https://www.bundesgesundheitsministerium.de/themen/internationale-gesundheitspolitik/global/who.html

Die Verhaltens- und Verhältnisprävention bestehen in jedem Unternehmen und wirken auf die Mitarbeiter*innen ein.

## 1.1 Nutzen von BGM

Unser Betriebliches Gesundheitsmanagement (BGM) trägt als strategischer Lösungsansatz zur Entlastung der Patientenversorgung in Deutschland bei, denn unser Primärziel ist es die Gesundheit und die Leistungsfähigkeit unser Mitarbeiter*innen langfristig und nachhaltig zu erhalten und zu fördern. Durch gesunde Mitarbeiter*innen werden:

- Fehlzeiten reduziert
- Leistungsfähigkeit gesteigert
- Mitarbeiterzufriedenheit gesteigert
- Lebensqualität und Work-Life-Integration gesteigert
- das Gesundheitssystem entlastet
- trägt zu einer positiven Ökobilanz bei

Für jeden einzelne*n Mitarbeiter*in resultiert aus einem nachhaltigen BGM nicht nur die Förderung und der Erhalt der Gesundheit am Arbeitsplatz, sondern es werden gleichzeitig auch Handlungsempfehlungen für einen gesünderen Alltag in Bezug auf die Work-Life-Integration gegeben, um Arbeit und Gesundheit in Einklang zu bringen. Durch BGM können die Ressourcen der Mitarbeiter*innen gestärkt werden und zu einer höheren Identifikation mit dem Arbeitgeber führen.

Der Nutzen des BGM wird nicht nur bei der Gesundheit der Mitarbeiter*innen bemerkbar, sondern ist finanziell für ein Unternehmen erkennbar durch geringere Krankheitskosten und die Reduzierung von krankheitsbedingten Fehlzeiten. Demnach können mit jedem Euro, der in die Gesunderhaltung der Belegschaft investiert wird, im Ergebnis 2,70 Euro durch reduzierte Fehlzeiten eingespart werden (iga Report 28).

## 1.2 Die drei Säulen des Betrieblichen Gesundheitsmanagement

Das BGM besteht, wie in Abbildung 2 dargestellt, aus drei Säulen: Arbeits- und Gesundheitsschutz (siehe Kapitel 1.2.1), Betriebliches Eingliederungsmanagement (siehe Kapitel 1.2.2) und Betriebliche Gesundheitsförderung (siehe Kapitel 1.2.3).

**Abbildung 2: Drei Säulen des Betrieblichen Gesundheitsmanagements**

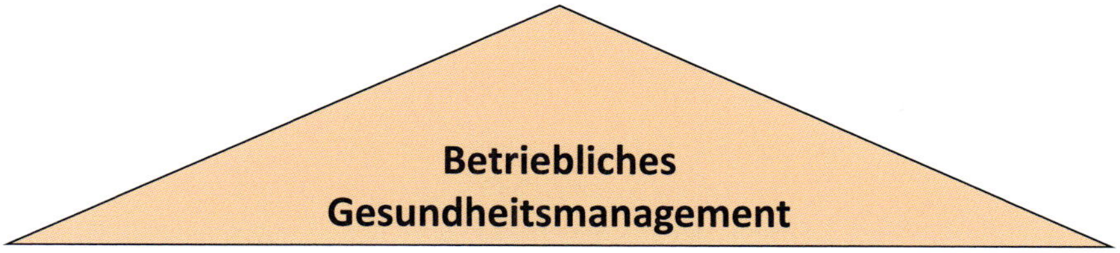


| Arbeits- und Gesundheitsschutz | Betriebliches Eingliederungs-management | Betriebliche Gesundheitsförderung |
|---|---|---|
| Vermeidung von Arbeitsunfällen und Berufskrankheiten (alles rund um Arbeitsplatz – von der Bildschirmarbeitsplatzbrille bis zum Dienstwagen) | Überwindung von Arbeitsunfähigkeit, Vermeidung von Fehlzeiten und Reintegration | Maßnahmen zur Gesundheitsförderung |
| Arbeitgeber – Pflicht<br>Arbeitnehmer – Pflicht | Arbeitgeber – Pflicht<br>Arbeitnehmer – Freiwillig | Arbeitgeber – Freiwillig<br>Arbeitnehmer – Freiwillig |

Quelle: Eigene Darstellung

### 1.2.1 Arbeits- und Gesundheitsschutz

Das Arbeitsschutzgesetz (ArbSchG)[6] ist die wichtigste rechtliche Grundlage für die Arbeitssicherheit und den Gesundheitsschutz im Unternehmen. Durch das ArbSchG ist der Arbeitgeber dazu verpflichtet Gesundheitsgefährdungen am Arbeitsplatz zu beurteilen und die notwendigen Schutzmaßnahmen zur Beseitigung der Gefährdung umzusetzen. Die Arbeitssicherheit und der Gesundheitsschutz sind meist nach dem Ansatz der Verhältnisprävention gestaltet, aufgrund des Grundsatzes, dass Gefahren an ihrer Quelle zu bekämpfen sind (§ 4 Nr. 2 ArbSchG). Ein wichtiges Instrument des Arbeitsschutzes, um Gefährdungen zu erkennen, ist die Gefährdungsbeurteilung (§§ 5, 6 ArbSchG)[7]. Hierbei werden Gefährdungen und Gefahrenquellen ermittelt und geeignete Maßnahmen eingeleitet, um die Sicherheit der Beschäftigten zu gewährleisten. Unter Arbeits- und Gesundheitsschutz sind nicht nur die Gefahren durch physische Einwirkungen, Gestaltung des Arbeitsplatzes oder die Nutzung von Arbeitsmitteln zu verstehen, sondern auch die Arbeitsorganisation, psychische Belastung bei der Arbeit sowie Umwelteinflüsse (§ 5 ArbSchG Abs. 3).

Die Führungskraft ist im Rahmen der Fürsorgepflicht und der Vorbildfunktion für den Arbeits- und Gesundheitsschutz ihrer Mitarbeiter*innen verantwortlich und ist somit verpflichtet, die geltenden Arbeitsvorschriften in ihrem Zuständigkeitsbereich umzusetzen. Das Einhalten und das Umsetzen der Arbeitsschutzmaßnahmen ist auch für die Mitarbeiter*innen verpflichtend.

6 https://www.gesetze-im-internet.de/arbschg/
7 https://www.gesetze-im-internet.de/arbschg/__5.html

Weitere Grundlagen für den Arbeits- und Gesundheitsschutz bilden die DGUV V2[8], das ASiG[9] und die ArbMedVV[10].

### 1.2.2 Betriebliches Eingliederungsmanagement

Das Betriebliche Eingliederungsmanagement (BEM) dient der Überwindung von Arbeitsunfähigkeit, der Vermeidung von Fehlzeiten, der Reintegration der Mitarbeiter*innen zurück in das Erwerbsleben nach längerer Arbeitsunfähigkeit sowie dem Erhalt der Arbeitsfähigkeit von Beschäftigten. Seit 2004 sind Arbeitgeber dazu verpflichtet, Beschäftigten, die länger als sechs Wochen ununterbrochen oder wiederholt innerhalb der vergangenen zwölf Monate arbeitsunfähig sind, ein BEM anzubieten. Die Teilnahme der Mitarbeiter*innen an einem BEM ist hingegen freiwillig. Gesetzlich festgelegt ist dies in § 167 Abs. 2 SGB IX.

Sollten Mitarbeiter*innen weniger als 42 Tage innerhalb eines Jahres erkrankt sein, haben sie dennoch die Möglichkeit ein BEM in Anspruch zu nehmen, wenn sie für sich eine Notwendigkeit darin sehen.

Die Maßnahmen die im Rahmen des BEM zum Erhalt der Arbeitsfähigkeit definiert und umgesetzt werden, können der Verhältnis- sowie der Verhaltensprävention zugeordnet werden. Die Maßnahmen werden individuell auf die Bedürfnisse des BEM-Berechtigten definiert und entsprechend umgesetzt.

### 1.2.3 Betriebliche Gesundheitsförderung

Die Betriebliche Gesundheitsförderung (BGF) verfolgt das Ziel die Ressourcen der Beschäftigten zu stärken, um ihre Gesundheit und die Arbeitsfähigkeit zu fördern und zu erhalten. BGF ist für den Arbeitgeber und den Arbeitnehmer ein freiwilliges Instrument, welches in Bezug auf die Gesundheit, die Mitarbeiterzufriedenheit und die Produktivität der Beschäftigten eine zentrale Rolle spielt.

Die Betriebliche Gesundheitsförderung ist primär auf die Verhaltensprävention ausgerichtet, Maßnahmen der Verhältnisprävention gemäß dem Setting-Ansatz können jedoch auch Bestandteil der BGF sein. Die typischen Handlungsfelder der Gesundheitsförderung und Prävention sind:

- Bewegung
- Ernährung

8 https://www.dguv.de/medien/inhalt/praevention/vorschriften_regeln/dguv-vorschrift_2/downloads/dguv_vorschrift_2_mustertext_final_fassung_2024.pdf
9 https://www.gesetze-im-internet.de/asig/
10 https://www.gesetze-im-internet.de/arbmedvv/

- Stressbewältigung
- Psychische Gesundheit
- Sucht
- Gestaltung des Arbeitsplatzes und der Arbeitsprozesse
- Vereinbarkeit von Beruf und Familie

Grundsätzlich sollten die Maßnahmen im Rahmen der Betrieblichen Gesundheitsförderung für alle Mitarbeiter*innen möglichst leicht erreichbar und flächendeckend verfügbar sein.

## 1.3 Grundsätze der Prävention

Im Rahmen des BGMs versteht man unter Prävention das Vorbeugen und Verhüten von Krankheiten und Unfällen. Man unterscheidet zwischen drei Arten von Prävention:

1. **Primärprävention:** Dient der Vorbeugung von Krankheiten, bevor diese auftreten.
2. **Sekundärprävention:** Dient der Krankheitsfrüherkennung. Vorbeugende Maßnahmen werden bei Personengruppen durchgeführt die ein erhöhtes Erkrankungsrisiko haben, Maßnahmen beeinflussen frühzeitig vorhandene Risikofaktoren, um der Entwicklung von Krankheiten vorzubeugen.
3. **Tertiärprävention (Rehabilitation):** Dient der Verhütung von Rückfällen und Chronifizierungen von Krankheiten, umfasst alle Maßnahmen zur Verhütung von Folge- und Begleiterkrankungen einer bestehenden Krankheit sowie alle Maßnahmen zur Verbesserung oder Vermeidung einer Verschlechterung eines Krankheitsbildes.

## 1.4 Zusammenwirken der drei Säulen

Das Vorgehen des Betrieblichen Gesundheitsmanagements in unserem Unternehmen ist erfahrungs- und kennzahlenorientiert, um auf Basis der bestehenden Gegebenheiten und orientiert an den Bedürfnissen der Mitarbeiter*innen zielorientiert Maßnahmen zu definieren und umzusetzen. Die gesetzlichen Vorgaben werden hierbei jederzeit eingehalten. Ziel dessen ist eine effiziente Förderung und Erhaltung der Gesundheit und Leistungsfähigkeit der Beschäftigten.

Das erfahrungsbasierte Vorgehen spiegelt sich durch einen integrativen Ansatz wider. Das bedeutet, dass die drei Säulen des BGM nicht getrennt voneinander, sondern im Zusammenhang zueinanderstehend zu sehen sind und dies unter Einbezug der drei Präventionsebenen. Wichtig hierbei ist, dass die Synergieeffekte zwischen Arbeitsschutz, BEM und BGF genutzt werden, indem notwendige Maßnahmen in der einen Säule identifiziert und in der anderen Säule umgesetzt werden. So könnte zum Beispiel ein vermehrtes Auftreten eines bestimmten Krankheitsbildes im Rahmen von BEM dazu führen, dass entsprechende BGF-Maßnahmen eingeführt und umgesetzt werden, um Krankheiten bei anderen Mitarbeiter*innen im Rahmen von Primärpräventionen vorzubeugen. Genauso könnte aufgrund eines BEM-Falls die Notwendigkeit von Arbeitsschutzmaßnahmen identifiziert werden, die daraufhin umgesetzt werden. Auch kann die Teilnahme an BGF-Maßnahmen eine Maßnahme im Rahmen vom BEM sein.

Das kennzahlenbasierte Vorgehen wird umgesetzt durch die regelmäßige Durchführung der Gefährdungsbeurteilung psychischer Belastung bei der Arbeit, durch die Analyse der Fehlzeiten und Fluktuation (siehe hierzu Kapitel 1.5), Analyse der Unfallzahlen und -berichte sowie durch Benchmarking.

Um ein zielorientiertes und nachhaltiges Vorgehen in Gänze umsetzen zu können, ist es wichtig, dass durch das BGM-Angebot alle Präventionsebenen abgedeckt werden.

**Abbildung 3: Das Zusammenspiel der drei Säulen des BGM in Zusammenhang mit den Grundsätzen der Prävention**

| Prävention | Arbeits- und Gesundheitsschutz | Betriebliches Eingliederungsmanagement (BEM) | Betriebliche Gesundheitsförderung (BGF) |
|---|---|---|---|
| Primär | • Ergonomie<br>• Gefährdungsbeurteilung<br>• Unterweisung<br>• PSA<br>• Vorsorgeuntersuchungen | | • USC o. ä.<br>• Grippeschutzimpfung<br>• Gesunde/präventive Ernährung<br>• Schulung (FK, Resilienz, Zeitmanagement)<br>• Screening (z. B. Diabetes, Darmkrebs)<br>• Gesundheitstag<br>• Aufklärung |
| Sekundär | • Ergonomie<br>• Workshopmaßnahmen aus GBU psychische Belastung | • Kurzzeiterkrankung | • Gesund Altern<br>• Schulung (Stressbewältigung)<br>• Work-Life-Balance |
| Tertiär | • Maßnahmen aus BEM | • Langzeiterkrankung | • Suchtbewältigung<br>• Mobbingbeauftragte |

Kennzahlen- & Erfahrungsbasiert + gesetzliche Vorgaben

- Arbeitsunfähigkeit
- Fluktuation
- Gefährdungsbeurteilung
- Ergebnisse Gefährdungsbeurteilung psychische Belastung
- Erfahrung aus Beratung
- Gesundheitszirkel
- Benchmark
- Unfallzahlen/-berichte

Quelle: Eigene Darstellung

## 1.5 Arbeitsweise

Die Zusammenarbeit und Arbeitsweise in unserer Abteilung „Betriebliches Gesundheitsmanagement" ist effizient gestaltet. Synergieeffekte zwischen den einzelnen Tätigkeitsbereichen innerhalb der Abteilung (Arbeitssicherheit und Gesundheit) werden genutzt, indem ineinandergreifende Prozesse definiert sind. Es finden regelmäßige Abstimmungen und bei Bedarf Termine zum Wissenstransfer statt. Aufgrund der Sensibilität der Daten, die bei der Arbeitsweise in unserer Abteilung „Betriebliches Gesundheitsmanagement" verarbeitet werden, ist die Art und der Umfang der Weitergabe von Daten durch Arbeitsanweisungen geregelt.

Die Effizienz wurde durch eine umfassende Digitalisierung des gesamten Bereichs weiter gesteigert. Hierfür wurde eine IT-Lösung für den Arbeits- und Gesundheitsschutz und das BEM implementiert, welche den administrativen Aufwand senkt sowie die Erstellung von Reportings und die Weitergabe von Informationen innerhalb des Bereichs erleichtert. Dadurch wurde zum einen die Transparenz optimiert und zum anderen die Nutzung der in Kapitel 1.5.1 beschrieben Kennzahlen erleichtert. Des Weiteren wurde durch die Digitalisierung ein zeitgemäßes und effektiveres Arbeiten durch die Automatisierung von Arbeitsschritten etabliert.

### 1.5.1 Kennzahlen und Erfahrungsberichte

Die Festlegung von Kennzahlen ist ein wichtiges Element, um die Wirksamkeit des Betrieblichen Gesundheitsmanagement zu messen und das BGM zu steuern. Des Weiteren kann durch Kennzahlen möglicher Handlungsbedarf identifiziert werden.

Folgende harte Kennzahlen werden im Rahmen des BGMs zur Analyse und Messung der Wirksamkeit herangezogen:

- Krankenquote
- Fehlzeiten
- Arbeitsunfälle
- Fluktuation
- Altersstruktur
- Frühverrentungen
- Lohnfortzahlungskosten
- Teilnahme und Akzeptanz von BGF-Maßnahmen
- BEM-Fälle
- BEM-Quote
- BEM-Reporting
- BGF-Maßnahmen (TN-Quoten, Themenschwerpunkte)
- Inklusion
- Quoten Arbeitsschutzunterweisungen/Gefährdungsbeurteilungen

Harte Kennzahlen können langfristig zur Überwachung der Wirksamkeit der Maßnahmen im Rahmen des BGM genutzt werden und können mögliche Handlungsbedarfe aufzeigen.

Zusätzlich zu den harten Kennzahlen werden auch weiche Faktoren als Kennzahlen herangezogen wie die Ergebnisse aus der Gefährdungsbeurteilung psychischer Belastung, Informationen aus Gefährdungsbeurteilungen und Mitarbeiterzufriedenheit oder Gesundheitsberichte der Krankenkassen.

Die erfassten Kennzahlen sind im Gesamtzusammenhang zu betrachten, um die Wirksamkeit des BGM zu prüfen, Handlungsbedarf zu identifizieren und geeignete Maßnahmen zur Reduzierung der Belastungen oder Gefährdungen umzusetzen.

### 1.5.2 Gefährdungsbeurteilung psychischer Belastung bei der Arbeit

Im Rahmen der gesetzlich vorgeschriebenen Gefährdungsbeurteilung psychischer Belastung bei der Arbeit wird regelmäßig (spätestens jedoch alle zwei Jahre – je nach Unternehmensgröße individuell festzulegen) im Rahmen einer Mitarbeiteronlinebefragung die psychische Belastung der Mitarbeiter*innen anhand des COPSOQ (Copenhagen Psychosocial Questionnaire)[11] ermittelt. Der Fragebogen beruht auf dem wissenschaftlichen Modell einer Ursache-Wirkungs-Beziehung zwischen psychischen Arbeitsbedingungen (Belastungen) und Reaktionen der arbeitenden Menschen (Belastungsfolgen bzw. Beanspruchungen), mit dem Zusatzmodul Home-Office.

Unser Betriebliches Gesundheitsmanagement-Team geht aufgrund von empirischen Daten davon aus, dass sich die Belastungen zwischen Mitarbeiter*innen und Führungskräften sowie zwischen den Organisationsbereichen unterscheiden. Daher werden Erhebungsgruppen für Mitarbeiter*innen und Führungskräfte gebildet, welche nochmals in die jeweiligen Organisationsbereiche unterteilt werden. Bei der Bildung der Erhebungsgruppen wird darauf geachtet, dass die Anonymität der Befragungsteilnehmer*innen gewahrt bleibt, selbst wenn nur ein Drittel der Mitarbeiter*innen aus dem Bereich teilnehmen.

Die Mitarbeiter*innenbefragung läuft vier Wochen, um so mögliche Urlaubszeiten sowie saisonale Erkältungswellen überbrücken zu können und dadurch so viele Mitarbeiter*innen wie möglich erreichen zu können.

Nach Abschluss der Erhebung werden die Rohdaten durch unser Team hinsichtlich Mittelwert, Median und Perzentile ausgewertet. Des Weiteren werden die Ergebnisse mit denen von früheren Gefährdungsbeurteilungen psychischer Belastung verglichen, um Änderungen der psychischen Belastungen erfassen zu können. Die Aussagekraft ist hierbei abhängig, vom Ausmaß der Umorganisation, die zwischen den verschiedenen Messzeitpunkten stattgefunden hat. Die Ergebnisse werden in einem Ergebnisbericht beschrieben und der GF und dem GBR vorgestellt sowie in unserem Intranet veröffentlicht, um sie dem gesamten Unternehmen zur Verfügung zu stellen.

11 https://www.copsoq.de/

Die Ergebnisse werden des Weiteren in Relation zu den Kennzahlen (Kranken- und Altersdurchschnitt) gesetzt, um die psychischen Belastungen der Mitarbeiter*innen besser einschätzen zu können, sowie die BEM-Kennzahlen (Anzahl, Häufigkeit, Ursachen) zu berücksichtigen. Wenn die Ergebnisse auf eine erhöhte psychische Belastung der Mitarbeiter*innen in einem Organisationsbereich hinweisen, werden weiterführende Workshops für einzelne Organisationsbereiche durchgeführt. Teilnehmer*innen sind Vertreter des betroffenen Organisationsbereichs. Ziel der Workshops ist die Belastungen zu analysieren, um dadurch geeignete Maßnahmen zur Reduktion der Belastung zu definieren und umzusetzen.

## 1.6 Benchmark und Evaluation

Um den BGM-Prozess nachhaltig zu gestalten und weiterzuentwickeln, ist eine Evaluation der Maßnahmen erforderlich. Ziel der Evaluation ist es, festzustellen, ob die Maßnahmen den gewünschten Erfolg gebracht und zur Zielerreichung geführt haben. Für die Evaluation werden folgende Kennzahlen berücksichtigt: Anzahl Krankentage, Fluktuation, Entgeltfortzahlungskosten, Kosten/Budget sowie Akzeptanz und Teilnahme an der Maßnahme. Falls Maßnahmen nicht zu dem gewünschten Erfolg geführt haben, sind im Rahmen einer Analyse die Gründe für das Scheitern zu identifizieren und diese bei zukünftigen Maßnahmenplanung möglichst zu berücksichtigen, um ihnen entgegenzuwirken.

Weiterhin werden nicht nur BGF-Maßnahmen evaluiert, sondern das komplette BGM. Dies berücksichtigt drei Aspekte:

- **Die Strukturevaluation**, diese erfasst die strukturelle Verankerung des BGM in der Aufbau- und Ablauforganisation. Sie fragt nach den persönlichen, materiellen, organisatorischen und strukturellen Voraussetzungen und Ressourcen, die für die Zielerreichung zur Verfügung stehen. Dabei bezieht sie sich auf die Gesundheitspolitik des Unternehmens, die strategischen Ziele sowie die Strukturen und Ressourcen der Prozessebene des BGM sowie auf die Beachtung der Prozesstreiber und Erfolgsfaktoren eines BGM.
- **Die Prozessevaluation** verfolgt die Durchführung des BGM und bewertet die Umsetzung von Maßnahmen.

  Eine typische Frage lautet: „Sind die Maßnahmen reibungslos und wie geplant umgesetzt worden?"

  Instrumente der Prozessevaluation sind z. B. Interviews mit Personen, die an der Umsetzung der Maßnahmen beteiligt waren, Fragebögen (zur generellen Umsetzung der Maßnahmen/zu jeweiligen Maßnahmen), Dokumentation von Maßnahmen und Workshops zur Prozessevaluation.
- **Die Ergebnisevaluation**, hier geht es um die Frage, ob die Ziele erreicht wurden und welche Qualität das Ergebnis hat. Die Ergebnisevaluation misst die Qualität und Wirkung der Maßnahmen anhand der gesetzten Ziele.

Typische Fragen wären: „Wurden die Ziele zum Zeitpunkt X erreicht? Wie hoch ist der Zielerreichungsgrad? Waren die Beteiligten zufrieden?"

Beispielhafte Instrumente und Methoden wären eine Analyse der Indikatoren, die an die operativen Ziele geknüpft sind, ein Vorher-Nachher-Vergleich anhand von Instrumenten der Analysephase oder Workshops zur Ergebnisevaluation.

Diese Evaluationen werden sowohl intern als auch extern durchgeführt und dokumentiert und fließen in den KVP (kontinuierlicher Verbesserungsprozess) mit ein.

Außerdem fließen weitere Evaluationen in das Betriebliche Gesundheitsmanagement ein: die Befragung „Great Place to Work" (Turnus: zweijährig), die Befragung zur Psychischen Belastungen nach Copsoc (alle zwei Jahre), Corporate Health Audit (jährlich) und ISO Audits, die alle auf den Aspekt eines nachhaltigen BGM einzahlen.

**Abbildung 4: Untersuchungsgegenstand Benchmark BGM**

| IT-Services | Prozesse | Funktionen |
|---|---|---|
| **Infrastructure & Application Management Services**<br>Fokus Service Performance mit den Aspekten:<br>• Service-Inhalte<br>• Service-Mengen<br>• Service-Qualität<br>• Marktkonformität<br>• Preise / Kosten | **Prozessbenchmark**<br>Fokus Prozessvergleich zum Markt mit den Schwerpunkten:<br>• Marktkonformität Prozess-Scope und -Durchführung<br>• Auswahl und Auswertung marktüblicher Prozess-KPIs<br>• Analyse des Prozess-Reifegrads<br>• Identifikation von Verbesserungspotentialen | **Funktionsbenchmark**<br>Fokus Funktions-Effizienz mit den Aspekten:<br>• Funktionsschnitt und -aufgaben<br>• Mitarbeiterkosten/-einsatz<br>• Standardisierungs- und Reifegrad<br>• Schnittstellen |

Quelle: Eigene Darstellung

## 1.7 Ergebnisse aus Beratungen

Ergebnisse aus Beratungen zur Arbeitssicherheit oder im Rahmen des BEM sind wichtige Quellen für das erfahrungsbasierte BGM.

Monatlich wird daher ein BEM-Reporting erstellt, welches eine Auswertung des Status der Fälle gibt, d. h. wie viele Fälle pro Monat eröffnet und geschlossen wurden sowie wie viele Fälle sich im Prozess befinden. Des Weiteren liefert das Reporting eine Übersicht über die in dem jeweiligen Monat geschlossenen Fälle hinsichtlich der Komplexität und Gründe, die zur AU und/oder der Annahme des BEM geführt haben. Es wird zwischen folgenden Gründen unterschieden: psychisch, physisch, sozial/privat bedingt, Konflikte im Team/mit FK. Bei der Komplexität wird differenziert zwischen geringer, mittlerer und schwerer Komplexität.

Durch das BEM-Reporting wird ersichtlich, wie viele Mitarbeiter*innen das Angebot annehmen. Es schafft darüber hinaus eine Transparenz, welche Erkrankungen/Belastungen wie häufig auftreten, um daraus Präventionsmaßnahmen im Rahmen des BGFs ableiten zu können.

Die monatlichen Auswertungen der geschlossenen BEM-Fälle werden als Jahresüberblick zusammengefasst und für unseren „Jahresbericht Arbeitssicherheit und Gesundheit" verwendet.

Im Bereich Arbeitsschutz wird quartalsweise über Themen aus Beratungen berichtet. Die Betriebsärztin berichtet anlassbezogen über Beratungsschwerpunkte.

Zwischen den Bereichen BEM, Arbeits- und Gesundheitsschutz, Gesundheitsmanagement und dem Inklusionsbeauftragten findet ein regelmäßiger Austausch statt, um Belastungsschwerpunkte zu identifizieren und individuelle- oder kollektive Maßnahmen zu erarbeiten.

## 1.8 Ergebnisse der Arbeitsgruppe Gesundheit

Ein weiterer Baustein des erfahrungsbasierten Vorgehens ist die Einführung und Nutzung eines Arbeitskreis Gesundheit. Ziel ist, durch einen kooperativen Austausch zwischen Expert*innen gesundheitsschädigende Faktoren sowie Gesundheitsressourcen zu identifizieren und zu analysieren, um entsprechende entgegenwirkende Maßnahmen und Lösungen umsetzen zu können.

Das Grundteam des Arbeitskreises Gesundheit besteht aus dem BGM-Kernteam (Leitung Betriebliches Gesundheitsmanagement und Gesundheitsmanager*innen). Folgende Rollen gibt es im erweiterten Arbeitskreis Gesundheit: BGM-Kernteam, Leiter Arbeitssicherheit, HR-Leitung, ein HR-Businesspartner. Optional und bei Bedarf können ebenfalls die Betriebsärztin, eine Fachkraft für Arbeitssicherheit oder andere Personen (z. B.: HR-Consultants) an den Terminen des Arbeitskreises Gesundheit teilnehmen.

Der erweiterte Arbeitskreis Gesundheit tagt halbjährlich. Die Vertreter der Stakeholder sammeln vor dem jeweiligen Termin die relevanten Themen aus ihrem Bereich und liefern diese vorab dem Grundteam des Arbeitskreises Gesundheit zu. Das bedeutet konkret, dass das BGM-Kernteam Themen bei dem Inklusionsbeauftragten, der BEM-Kompetenzstelle und den Fachkräften für Arbeitssicherheit sammelt und der HR-Businesspartner bei den HR-Consultants. Dadurch sollen der strategische Fokus sichergestellt sowie Einzelfallbesprechungen vermieden werden.

### Umsetzung

Die BGM-Maßnahmen sollen für Mitarbeiter*innen, sowie Student*innen und Auszubildende gelten.

Aufgrund der zahlreichen Tätigkeiten und der dezentralisierten Standorte unseres Unternehmens in Deutschland (ca. 130 Standorte bei > 7.000 Beschäftigten) ist die Umsetzung und Identifizierung von Maßnahmen komplex. Durch die Maßnahmen im BGM sollen möglichst viele erreicht und möglichst keine Beschäftigten ausgeschlossen werden.

Auf Basis der Analyse der in Kapitel 1.5.1 beschriebenen Kennzahlen und Erfahrungswerte, werden die BGM-Maßnahmen definiert und umgesetzt. Hierbei ist es wichtig zu berücksichtigen, ob die Maßnahmen allen Mitarbeiter*innen angeboten werden sollen, oder nur an eine bestimmte Zielgruppe gerichtet sind, da in dieser Zielgruppe die betrachteten Belastungsfaktoren besonders hoch bzw. die Wahrscheinlichkeit des Auftretens der Belastungsfaktoren erhöht sind. Die Art und der Umfang der Zielgruppe kann sich je nach Belastungsfaktoren stark unterscheiden und ist bei Bedarf durch unseren Bereich Betriebliches Gesundheitsmanagement zu ermitteln. Daher folgen hier nur ein paar Beispiele von möglichen Zielgruppen: Mitarbeiter*innen – Führungskraft, Berufseinsteiger*in – Mitarbeiter*in kurz vor dem Renteneintritt, Auszubildende/Student*innen, Frauen – Männer, etc.

Durch dieses Vorgehen sollen die Notwendigkeit und die Zielgerichtetheit der Maßnahmen sichergestellt, sowie die Wirksamkeit erhöht werden.

Die Maßnahmen im Rahmen des Betrieblichen Gesundheitsmanagements werden ausschließlich im eigenbetrieblichen Interesse erbracht und dienen nicht der finanziellen Entlastung der Mitarbeiter*innen. Bei Planung der Maßnahmen wird darauf geachtet, dass diese den § 20 und § 20b SGB V[12] oder den Kriterien des GKV-Leitfaden Prävention[13] genügen.

## 1.9 PDCA-Zyklus

Das BGM folgt, wie andere Managementsysteme (Vgl. Umwelt- oder Arbeitsschutzmanagementsystem), dem PDCA-Zyklus (Plan-Do-Check-Act)[14].

Um den BGM-Prozess strukturiert zu planen und umzusetzen sind mehrere Schritte erforderlich. Im ersten Schritt ist eine Ist-Analyse zur Planung des Prozesses durchzuführen. Hierzu werden Kennzahlen betrachtet sowie die Ergebnisse der Mitarbeiterbefragung im Rahmen der Gefährdungsbeurteilung psychischer Belastung bei der Arbeit herangezogen. Die Ergebnisse der Mitarbeiterbefragung geben Aufschluss über die Belastungen bei der Arbeit, aber auch über Ressourcen der Mitarbeiter*innen. Basierend auf der Ist-Analyse können Ziele definiert, Maßnahmen abgeleitet und umgesetzt werden. Hierbei ist die Definition von Zuständigkeiten zu berücksichtigen und ein Zeitplan zu erstellen. Die geplanten

12 https://www.gesetze-im-internet.de/sgb_5/__20b.html
13 https://www.gkv-spitzenverband.de/krankenversicherung/praevention_selbsthilfe_beratung/praevention_und_bgf/leitfaden_praevention/leitfaden_praevention.jsp
14 https://de.wikipedia.org/wiki/Demingkreis

Maßnahmen sollten ziel- und bedarfsgerecht ausgewählt werden und Maßnahmen der Verhaltens- sowie der Verhältnisprävention umfassen.

Nach der Planung der Maßnahmen sind diese systematisch umzusetzen und zu implementieren. Eine entsprechende Wirksamkeitskontrolle ist regelmäßig durchzuführen, um frühzeitig Probleme oder Hürden zu identifizieren und rechtzeitig Gegenmaßnahmen einzuleiten.

Um den BGM-Prozess nachhaltig zu gestalten und weiterzuentwickeln, ist eine Evaluation der Maßnahmen erforderlich. Ziel der Evaluation ist es, festzustellen, ob die Maßnahmen den gewünschten Erfolg gebracht und zur Zielerreichung geführt haben. Für die Evaluation werden folgende Kennzahlen berücksichtigt: Anzahl Krankentage, Fluktuation, Entgeltfortzahlungskosten, Kosten/Budget sowie Akzeptanz und Teilnahme an der Maßnahme.

Falls Maßnahmen nicht zu dem gewünschten Erfolg geführt haben, sind im Rahmen einer Analyse die Gründe für das Scheitern zu identifizieren und diese bei zukünftigen Maßnahmenplanung möglichst zu berücksichtigen, um ihnen entgegenzuwirken.

**Abbildung 5: PDCA-Zyklus im BGM**

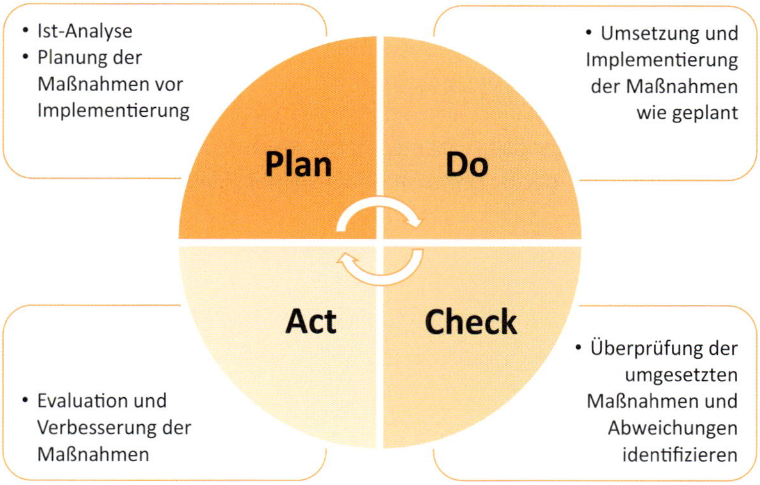


Quelle: Eigene Darstellung

## 1.10 Umgesetzte Maßnahmen

### 1.10.1 Employee Assistance Program (EAP)

EAP stellt durch sein multimethodisches Vorgehen eine wirksame Präventionsmaßnahme hinsichtlich aller drei Arten der Prävention da. Durch die schnelle Verfügbarkeit der Beratung verhindert es, dass belastende Situationen zu langanhaltenden psychischen Beanspruchungen führen sowie durch Schulungen Resilienzfaktoren aufgebaut werden

(Primärprävention). Ungute Entwicklungen können durch die Beratung identifiziert und ihnen durch gezielte Maßnahmen entgegengewirkt werden (Sekundarprävention). Durch die Unterstützung bei der Suche nach Therapieplätzen kann den Mitarbeiter*innen schneller geholfen werden, sodass sich die Beanspruchungen nicht noch weiter manifestieren (Tertiärprävention). Dadurch werden die Fehlzeiten und Präsentismus reduziert sowie die Leistungsfähigkeit gesteigert. Zudem optimiert ein solches Angebot die Arbeitgeberattraktivität, wodurch die Fluktuation gesenkt werden kann. Laut dem EAP-Anbieter Insite-Interventions GmbH liegt der ROI schätzungsweise zwischen 1:2 und 1:4.

Das EAP-Angebot umfasst viele verschiedene Themenfelder und reicht von psychischen Belastungen auf der Arbeit (z. B.: Führungskräfte- und Mitarbeiter*innen-Coaching/Schulung, Konfliktlösung, Stressmanagement etc.), bis hin zu psychischen Belastungen im Privatumfeld (z. B.: Unterstützung bei Suche nach Kita- und Pflegeplätzen) sowie Finanz- und medizinische Beratung etc. Die beruflichen Aspekte sollen jedoch bei dem EAP-Angebot für unsere Mitarbeiter*innen im Vordergrund stehen.

Durch die Interdisziplinarität, die bei EAP-Anbietern besteht, können die Leistungen des Gesundheitsmanagements eines Unternehmens vervollständigt werden. Anstelle von Insellösungen durch den Einkauf von verschiedenen Leistungen bei unterschiedlichen Anbietern (z. B.: Schulungen, Mediatoren, Coaches etc.), wird ein EAP präferiert, da man dadurch ein integratives ineinandergreifendes Gesundheitsmanagement etablieren kann, in dem die Synergieeffekte genutzt werden können.

Im Nachfolgenden sind mehrere Maßnahmen definiert, die im Rahmen eines EAP umgesetzt werden können. Aufgrund der Übersicht werden die Maßnahmen jedoch einzeln aufgeführt.

### 1.10.2 Digitales BGM

Um alle Mitarbeiter*innen an allen Standorten oder in der Telearbeit mit den Maßnahmen erreichen zu können, wurden digitalisierte Angebote eingeführt. Das bedeutet Bereitstellung von Online-Angeboten im Rahmen von Apps oder Online-Dienstleistungen, die die Mitarbeiter*innen zu jedem Zeitpunkt von jedem Ort aus Nutzen können.

Ziel des Angebots ist die Primärprävention: die Gesunderhaltung der Mitarbeiter*innen. Daher sind Angebote folgender Themen unbedingt zu berücksichtigen: psychische Gesundheit, Ernährung, Bewegung, Work-Life-Integration. Letzteres gewinnt aufgrund der zunehmend vorherrschenden modernen Arbeitsformen immer mehr an Bedeutung. Die Angebote können von Online-Kursen, digitalen Lernvideos, Online-Coaching/Beratung, digitalen Gesundheitscoaches (KI-gestützt im Bereich der Ergonomie und mentalen Gesundheit) bis zu Informationsberichten zu digitalen Challenges, wie Schrittzählerwettbewerben, reichen.

Aus Kosten- und Qualitätsgründen sollten die Angebote, wenn möglich, den Anforderungen der §§ 20 und 20b SGB V oder dem GKV-Leitfaden Prävention genügen.

Des Weiteren sollen die jeweiligen Angebote nicht den monatlichen Grenzwert des geldwerten Vorteils überschreiten, um die Attraktivität des Angebots nicht zu mindern, sofern es sich um einen Sachbezug handelt, der einer Versteuerung unterliegt.

### 1.10.3 Die Rolle der KI im BGM

Durch die Flexibilisierung und zunehmende Arbeit im Home-Office können traditionelle/konventionelle Beratungen am Arbeitsplatz nicht mehr geleistet werden. Einer der größten Vorteile von KI im BGM ist die Möglichkeit, auf die individuellen Bedürfnisse jedes Teammitglieds einzugehen – und das remote. Anders als herkömmliche Programme ermöglicht KI eine präzise, auf die jeweiligen Bedürfnisse abgestimmte Förderung.

Beispielsweise kann KI erkennen, dass eine Person regelmäßige Bewegungspausen benötigt, während einer anderen Stress-Coaching-Angebote empfohlen werden. Diese Programme werden automatisiert erstellt und kontinuierlich angepasst, sodass jedes Teammitglied gezielt unterstützt wird. Da derzeit mehr als 60 % unserer Beschäftigten im Home-Office arbeiten, wurden KI-gestützte digitale Gesundheitscoaches eingeführt, die die Ergonomie am Arbeitsplatz analysieren und Bewegungstipps geben.

Weiterhin wurde das EAP von insite durch einen KI-gestützten Gesundheitscoach ergänzt, der Mithilfe von Psycholog*innen programmiert wurde mentale Blockaden zu erkennen sowie neue Verhaltens- und Denkmuster zu etablieren. Dieser digitale Gesundheitscoach ersetzt keine Psychotherapie, kann aber im Sinne der Prävention Lösungsvorschläge auf konkrete Problemstellungen geben.

### 1.10.4 Schulungen

Psychische Erkrankungen haben in den vergangenen Jahren zugenommen und sind mit langen Arbeitsunfähigkeitszeiten verbunden. Der Anstieg der Arbeitsunfähigkeitstage ist seit 2018 auch in unserem Unternehmen zu erkennen, da die durchschnittliche Krankendauer ansteigt.

Daher sollen den Mitarbeiter*innen sowie den Führungskräften entsprechende Schulungen angeboten werden, um die Resilienz der Mitarbeiter*innen und Führungskräfte zu steigern sowie die Führungskompetenzen hinsichtlich gesundem Führen zu optimieren. Aufgrund von wissenschaftlichen Erkenntnissen sowie Erfahrungen aus dem BEM, soll der Fokus zunächst auf die Führungskräfte gelegt werden, da diese einen sehr großen Einfluss auf die Gesundheit sowie der Reintegration der Mitarbeiter*innen nach längerer Erkrankung haben.

Die Schulungen können als Präsenzschulungen oder als Online-Schulungen stattfinden. Wichtig hierbei ist, dass die Teilnehmer*innen in der Schulung nachhaltig zur Reflektion ihres eigenen Verhaltens und Denkens angestoßen werden, um langfristig einen Mehrwert aus den Schulungen ziehen zu können.

### 1.10.5 Konfliktmanagementsystem

In unterschiedlichen Bereichen des Unternehmens treten immer wieder Konflikte zwischen Mitarbeiter*innen auf. Diese werden beispielsweise beim regionalen Betriebsrat oder der AGG-Stelle (Compliance) gemeldet oder direkt an das EAP beziehungsweise das betriebliche Gesundheitsmanagement herangetragen.

Aus zwei Gründen ist es notwendig frühzeitig eine Konfliktlösung zu finden: 1. Konflikte können emotional so belastend sein, dass sie krank machen, 2. Konflikte können zwischen den Konfliktparteien so weit eskalieren, dass sie nur noch sehr schwer oder gar nicht mehr zu lösen sind. Deshalb ist es wichtig ein Prozess zur konfliktbewältig zu etablieren.

### 1.10.6 Präventionsmaßnahmen zur Früherkennung von Erkrankungen

Um die Komponente der psychischen Gesundheit im BGM abzudecken, werden regelmäßig Maßnahmen zur Früherkennung von Krankheiten angeboten. Hierzu gehören bspw. Diabetes- oder Darmkrebsprävention. Sie finden im Rahmen von Kampagnen statt, um zum einen das Bewusstsein der Mitarbeiter*innen für diese Thematik zu schärfen und zum anderen die Kosten, die durch eine Arbeitsunfähigkeit durch eine unerkannte bzw. spät erkannte Erkrankung entstehen würden, zu reduzieren. Durch eine Früherkennung einer Krankheit wie bspw. Diabetes kann frühzeitig eine Behandlung eingeleitet werden und somit die Gesundheit der Mitarbeiter*innen verbessert werden. Solche Präventionsmaßnahmen und Kampagnen sollen in regelmäßigen Abständen durchgeführt werden. Die Kampagnen umfassen zum einen das Angebot der Untersuchung selbst und zum anderen die Veröffentlichung ausführlicher Informationen passend zur Präventionsmaßnahme. Die Richtigkeit der medizinischen Information wird durch die*en Betriebsärzt*in sichergestellt.

### 1.10.7 Informations- und Motivationskampagnen zur Gesundheitsförderung

Informations- und Motivationskampagnen zur Gesundheitsförderung sind essenziell, um die Akzeptanz von Maßnahmen zu erhöhen oder durch Wissensvermittlung die Gesundheitskompetenz und die Ressourcen der Mitarbeiter*innen zu stärken. Bei der Teilnahme solcher BGF-Maßnahmen ist die Eigeninitiative der Mitarbeiter*innen erforderlich.

Informationskampagnen werden bereits über das Intranet als Mitarbeiter*innen-Briefe und Führungskräfte-Flashlights umgesetzt, ergänzt durch Podcast zur mentalen Gesundheit (z. B. Depressionen, Angststörungen, Burnout, etc.), die das Thema psychische Gesundheit adressieren. Durch die Blogreihe #LeckerEssen wird auch das Thema gesunde Ernährung mit praktischen Anwendungstricks und Hintergrundwissen behandelt. Das Themenfeld der gesunden Ernährung wird in unserem Unternehmen mit unserer eigenen Kantine und dem Betrieblichen Gesundheitsmanagement abgestimmt und umgesetzt.

### 1.10.8 Gesunde Ernährung

Eine ausgewogene und gesunde Ernährung steht im Fokus unserer betriebseignen Kantinen. Daher werden die angebotenen Gerichte im höchst möglichen Rahmen frisch zubereitet und ernährungsphysiologische Aspekte in die Menüplanung miteingebracht. Um den Mitarbeiter*innen einen Überblick über ihre mittägliche Nährwertaufnahme zu gewährleisten, wurde mit Unterstützung einer Warenwirtschaft und der eigenen Online-Speisenauslobung ein Ampelsystem eingeführt, welches die Nährwerte zum jeweiligen Gericht anzeigt. Anhand von Referenzwerten wird die Aufnahme von kJ, kcal, Fett, gesättigter Fettsäuren, Kohlenhydrate (davon Zucker), Eiweiß sowie Fett der jeweiligen Speise errechnet und farblich dargestellt.

Aufgrund der steigenden Anzahl an Autoimmunkrankheiten und Allergien werden Zusatzstoffe und Allergene für jedes Gericht angegeben. Der Nutzer hat die Möglichkeit, mit Hilfe einer Inhaltstoffe-Filterfunktion, Gerichte, die für ihn/sie weniger bekömmlich sind, auszugrauen.

# 2 Schnittstellen und Stakeholder

Das Gesundheitsmanagement hat folgende Schnittstellen außerhalb von unserem Bereich Betriebliches Gesundheitsmanagement:

- BR, GBR aufgrund Mitbestimmung
- Organizational & People Development (Schulungen, Begleitung von Veränderungen)
- Veränderungsmanagement und Transformation Office (Unterstützung von Veränderungen)
- HR-Consulting (Umsetzung personalrechtlicher Themen, vor allem bei BEM) HR-Controlling (Lieferung HR-Kennzahlen) Labour Law (arbeitsrechtliche Bewertung und Beratung)
- ComM (Unterstützung bei Kommunikation und Intranet)
- Schwerbehindertenvertretung (Unterstützung bei BEM)

- AGG-Stelle bei Compliance (Mobbing, Gleichstellungsbeauftragte)
- Beratung der Fachbereiche hinsichtlich Arbeits- und Gesundheitsschutzthemen
- Führungskräfte (Gefährdungsbeurteilung und Fürsorgepflicht, Vorbildfunktion etc.)
- Betriebsleitung (Umsetzung von Arbeitsschutzmaßnahmen)
- Mitarbeiter*innen
- Geschäftsführung für Strategie und Vorleben/Vorbildfunktion und Finanzierer/Investor

**Extern:**

- Betriebsärzte (Sicherstellung der rechtlichen Vorschriften, Beratung)
- Betriebsmediziner
- Dienstleister
- Integrationsamt
- Rentenversicherung
- Externe Ärzte

# 3 Kommunikationsmedien

## 3.1 Intranet

Das Intranet wird als Kommunikationsmedium verwendet. Durch die Community „Gesundheitsmanagement“ informiert das BGM-Team die Mitarbeiter*innen über folgende Themen: psychische und physische Gesundheit, Ernährung und Bewegung. Die Leitung F&B unterstützt bei dem Thema Ernährung. Podcasts ergänzen unsere Beiträge und Kampagnen.

Da nicht alle Mitarbeiter*innen der Community beigetreten sind, werden besonders relevante Themen auf der Startseite im Intranet veröffentlicht.

Ergänzend zu der Community „Gesundheitsmanagement“ gibt es im Bereich Arbeitssicherheit und Gesundheit weitere Seiten, auf denen über generelle Prozesse, Abläufe und Vorgaben im BGM informiert wird.

### 3.2 Mitarbeiterversammlungen

Im Rahmen der Mitarbeiterteilversammlungen berichtet unser Bereich Betriebliches Gesundheitsmanagement über aktuelle Themen.

### 3.3 Multiplikatoren

Zur nachhaltigen Einführung neuer Maßnahmen und zur Etablierung einer gesunden Unternehmenskultur, sind Multiplikatoren wichtig. Führungskräfte werden als wichtige Multiplikatoren betrachtet, aufgrund ihrer Vorbildfunktion und der Nähe zu ihren/seinen Mitarbeiter*innen. Weitere Multiplikatoren werden maßnahmenbezogen definiert einbezogen und qualifiziert.

## 4 Ausblick unseres nachhaltigen BGMs

Unser BGM wird stetig weiterentwickelt, damit die Aspekte der Nachhaltigkeit erfüllt werden z. B. Einführung einer betrieblichen Krankenversicherung (in Planung), um eine erhöhte Entlastung des Gesundheitssystems zu gewährleisten und Mitarbeiter-Selbstfürsorge aktiv in Prävention und Vorsorge zu nutzen, um wiederum krankheitsbedingte Erkrankungen frühzeitig erkennen zu können und die Leistungsfähigkeit unseres Unternehmens langfristig und nachhaltig sicherzustellen.

## 5 Literatur

World Health Organization. (1946). Constitution of the World Health Organization. Geneva, Switzerland: WHO. https://www.who.int/about/governance/constitution

Arbeitsschutzgesetz [ArbSchG]. (1996). Gesetz über die Durchführung von Maßnahmen des Arbeitsschutzes zur Verbesserung der Sicherheit und des Gesundheitsschutzes der Beschäftigten bei der Arbeit. https://www.gesetze-im-internet.de/arbschg/

Deutsche Gesetzliche Unfallversicherung. (2024). DGUV Vorschrift 2 – Betriebliche Arbeitssicherheit. https://www.dguv.de/medien/inhalt/praevention/vorschriften_regeln/dguv-vorschrift_2/downloads/dguv_vorschrift_2_mustertext_final_fassung_2024.pdf

Gesetz über Betriebsärzte, Sicherheitsingenieure und andere Fachkräfte für Arbeitssicherheit [ASiG]. (1973). https://www.gesetze-im-internet.de/asig/

Verordnung zur arbeitsmedizinischen Vorsorge [ArbMedVV]. (2013). https://www.gesetze-im-internet.de/arbmedvv/

Sozialgesetzbuch IX [SGB IX], §167 Abs. 2 Betriebliches Eingliederungsmanagement. (2018). https://www.gesetze-im-internet.de/sgb_9/__167.html

Nübling, M., Stößel, U., Hasselhorn, H. M., Michaelis, M., & Hofmann, F. (2006). Measuring psychological stress and strain at work: Evaluation of the COPSOQ Questionnaire in Germany. GMS Psycho-Social-Medicine, 3. https://www.copsoq.de/

Sozialgesetzbuch V [SGB V], §§20 und 20b Prävention. (2015). https://www.gesetze-im-internet.de/sgb_5/__20b.html

Deming, W. E. (1986). Out of the crisis. Cambridge, MA: MIT Press.

Initiative Gesundheit und Arbeit. (2013). Wirksamkeit und Nutzen betrieblicher Gesundheitsförderung und Prävention (iga.Report 28). https://www.iga-info.de/veroeffentlichungen/igareporte/igareport-28-wirksamkeit-und-nutzen

# Teil IV: Verständnis für strategische Gesundheitskennzahlen

# Datenbasierte Überzeugungskraft: Betriebliches Gesundheitsmanagement, das die Geschäftsführung überzeugt

*Jasmin-Sophie Bitterle, Michael Vogel*

**Abstract:** Ein Betriebliches Gesundheitsmanagement (BGM) braucht die überzeugte Unternehmensführung, um nachhaltig in Wirkung zu kommen. Dieser Artikel beleuchtet, wie datenbasiertes BGM gezielt eingesetzt werden kann, um die Geschäftsführung von der Relevanz und Wirksamkeit von Investitionen in Mitarbeitergesundheit zu überzeugen. Dabei werden zentrale KPIs berücksichtigt, die aus einer Kombination von u. a. Mitarbeiterbefragungen, Gesundheitsberichten der Krankenkassen und Auswertungen von Gesundheitsmaßnahmen gewonnen werden. Die Volksbank Ulm-Biberach eG veranschaulicht, wie die systematische Analyse relevanter Daten eine Argumentation auf Führungsebene ermöglicht und so den langfristigen Erfolg von Gesundheitsmaßnahmen fördert.

## 1 Einleitung

Die Volksbank Ulm-Biberach eG ist mit rund 650 Mitarbeitenden, 37 Geschäftsstellen und einer Bilanzsumme von rund 5 Milliarden Euro eine der großen Genossenschaftsbanken in Baden-Württemberg. Ihr Geschäftsgebiet erstreckt sich von der Schwäbischen Alb bis zum Bodensee. Als regional verankertes Kreditinstitut steht die Bank seit jeher für Nähe, Verlässlichkeit und Verantwortung gegenüber Mitgliedern, Kunden und Mitarbeitenden. Mit der strategischen Ausrichtung „Meine Bank fürs Leben" verfolgt sie intern das Ziel, eine gesunde, motivierende Arbeitswelt für alle Beschäftigten zu gestalten. Die dafür formulierten Missionsziele – *Nr. 1 sein, erfrischend anders arbeiten, konsequent digitalisieren und nachhaltig erfolgreich handeln* – finden alle einen gemeinsamen Nenner: die Gesundheit der Mitarbeitenden. Besonders deutlich wird dies in den Zukunftsfähigkeiten, die sich die Bank als kulturelle Leitplanken gesetzt hat: u. a. Resilienz, Veränderungswille, Mut, Weitblick und Fokus. Diese Eigenschaften setzen nicht nur Gesundheit voraus – sie stärken sie auch. Gesundheit ist damit kein „Nice-to-have", sondern ein zentraler Erfolgsfaktor. Seit über zehn Jahren verfolgt die Volksbank Ulm-Biberach ein strategisch angelegtes Betriebliches Gesundheitsmanagement (BGM). Ziel ist es, ein Arbeitsumfeld zu schaffen, in dem sich Menschen wohlfühlen und zufrieden sind – nicht nur aus sozialer Verantwortung, sondern auch, weil darin die langfristige Leistungsfähigkeit der Organisation liegt.

Bei der Einführung und Weiterentwicklung eines BGM – ob im eigenen Haus oder in der Beratung anderer Banken – zeigt sich jedoch immer wieder eine zentrale Herausforderung: die Überzeugung der Geschäftsleitung. Denn ohne die Unterstützung der Entscheidungsträger bleibt Gesundheit ein Randthema. Die Erfahrung zeigt: Zahlen und Daten sind der Schlüssel, um Wirksamkeit sichtbar zu machen und Führungsebenen nachhaltig zu gewinnen.

Dieser Beitrag gibt Einblicke in die Entwicklung des BGMs bei der Volksbank Ulm-Biberach, wie datenbasierte Steuerung zur Chefsache wurde – und macht deutlich, wie Gesundheit in Unternehmen wirtschaftlich und kulturell überzeugen kann.

# 2 Vom Projekt zur gelebten Kultur: Wie wir das BGM in 10 Jahren zur Chefsache machten

Das Betriebliche Gesundheitsmanagement (BGM) wurde bei der Volksbank Ulm-Biberach im Jahr 2012 ins Leben gerufen – aus dem Bewusstsein heraus, dass moderne Arbeitswelten neue Anforderungen stellen. Der demografische Wandel, der Anstieg psychischer Erkrankungen, der Fachkräftemangel und der Wunsch, als attraktiver Arbeitgeber sichtbar zu sein, erforderten ein systematisches Vorgehen. Was zunächst mit einem engagierten Arbeitskreis aus Mitarbeitenden begann, entwickelte sich über die Jahre zu einer strategisch verankerten Organisationsaufgabe, mit messbarem Outcome.

Ein bedeutender Meilenstein war der erstmalige Gewinn des Corporate Health Awards 2019 in der Kategorie *Mittelstand Finanzen*. Diese Auszeichnung bestärkte den eingeschlagenen Weg – und markierte zugleich einen Wendepunkt: Der Bereich sollte nicht nur fortgeführt, sondern professionell ausgebaut werden. Bereits ein Jahr später wurde daher eine Vollzeitstelle für das BGM geschaffen – ein klares Signal für die institutionelle Verankerung und die hohe Priorität des Themas im Unternehmen.

In den Jahren 2022 und 2024 konnte die Bank den Corporate Health Award erneut gewinnen – ein Beleg für die nachhaltige Weiterentwicklung des Gesundheitsmanagements. Parallel dazu entstand unter dem Namen „powerbanking" ein Beratungsangebot für andere Banken, die von der Erfahrung der Volksbank Ulm-Biberach profitieren möchten.

Wesentlich für die nachhaltige Verankerung war dabei die konsequente Einbindung des Vorstands. Das BGM wurde früh zur Chefsache erklärt – nicht nur auf dem Papier, sondern sichtbar in der Praxis. Der Vorstand ist seit Beginn an Teil des Lenkungsausschusses BGM, in dem Budgetentscheidungen und der strategische Maßnahmenfahrplan abgestimmt werden. Darüber zeigen beide Vorstände Präsenz auf BGM-Veranstaltungen, positionieren sich aktiv im Format „Vorstand direkt" zum Thema Gesundheit und sind sichtbar zum

Thema Gesundheit auf internen BGM-Flyern oder öffentlichen Kanälen wie LinkedIn. Auch gegenüber den Führungskräften beziehen sie regelmäßig Stellung und betonen die Relevanz von Gesundheit für Führung und Kultur. Dieses Vorleben und klare Bekenntnis zur Bedeutung von Gesundheit prägen maßgeblich das Verständnis und die Akzeptanz in der gesamten Organisation.

Heute ist das BGM breit aufgestellt:

- Mit den „Seelischen Ersthelfenden" steht ein internes Netzwerk bereit, um in psychisch belastenden Situationen erste Unterstützung zu leisten.
- Die Gesundheitsbotschafter*innen wirken als Multiplikator*innen in die Teams und tragen zur Sensibilisierung und Aktivierung bei.
- Führungskräfte übernehmen aktiv Schlüsselrollen – sowohl bei der Umsetzung von Maßnahmen als auch bei der werteorientierten Verankerung im Alltag.
- Über eine eigene App wurde das Angebot digitalisiert – was nicht nur die Beteiligung erhöht, sondern auch die Datengrundlage für eine wirksame Steuerung stärkt.

Ein zentrales Element ist das digitale Gesundheitscockpit, das auf Basis erhobener Daten eine fundierte Auswertung der Entwicklungen ermöglicht. In regelmäßigen Reportings gegenüber dem Vorstand werden diese Zahlen präsentiert – transparent, nachvollziehbar und strategisch aufbereitet. Denn nur was sichtbar wird, kann auch gesteuert werden.

# 3 Wie Daten das Gesundheitsmanagement revolutionieren

Gesundheit ist ein persönliches Thema – aber wirksames Betriebliches Gesundheitsmanagement braucht objektive Fakten. Denn: Nur was messbar ist, kann verbessert werden. Und nur was belegt ist, überzeugt auch die Geschäftsleitung. Bei der Volksbank Ulm-Biberach setzen wir deshalb auf eine konsequente Datenerhebung und -auswertung, um unser BGM nicht nur erlebbar, sondern auch steuerbar zu machen.

Zu den zentralen Kennzahlen im BGM gehören für uns:

**Tabelle 1: Kennzahlen im BGM**

| Kennzahl | Quelle | Aussage / Nutzen |
|---|---|---|
| **Fehlzeitenanalyse (insb. Langzeit)** | Personalmanagementsystem | Identifikation von Risikobereichen |
| **BEM-Quote** | Interne Statistik | Erfolg des Eingliederungsmanagements |
| **Teilnahme an BGM-Maßnahmen** | Anbieter-Dashboards (z. B. machtfit, voiio) | Nutzungsverhalten und Reichweite |
| **Psychische Gefährdungsbeurteilung** | Anonyme Befragungen | Belastungsindikatoren und Verbesserungsbedarf |
| **Fluktuationsrate/ Altersstruktur** | Personalmanagementsystem | Strukturveränderungen langfristig steuerbar |
| **Zufriedenheit und Bindung** | Interne Befragungen | Wirkung auf Arbeitgeberattraktivität und Kultur |

Quelle: Eigene Darstellung

Diese Kennzahlen liefern wertvolle Hinweise darauf, wo Handlungsbedarf besteht, was wirkt und wie wirksam unsere Maßnahmen tatsächlich sind. Für die Erhebung und Analyse nutzen wir eine Kombination aus internen Systemen und externen digitalen Lösungen: Ein digitales Befragungstool ermöglicht anonyme und themenspezifische Mitarbeiterbefragungen. Das Personalmanagementsystem liefert Daten zu Fehlzeiten, Fluktuation und Altersstruktur und unsere Dienstleister *machtfit*, *voiio* und *EGYM Wellpass* bieten jeweils auswertbare Dashboards, mit denen wir Nutzung und Wirkung unserer Angebote detailliert nachvollziehen können. So entsteht ein ganzheitliches Bild der Gesundheitslage in der Organisation – jederzeit abrufbar und auswertbar.

Die ermittelten Kennzahlen sind kein Selbstzweck, sondern werden aktiv in unsere Kommunikation eingebunden. In Gesprächen mit der Geschäftsführung und dem Betriebsrat dienen sie als Argumentationsbasis, in Projekten helfen sie bei der Priorisierung und Anpassung von Maßnahmen und in der internen Kommunikation – z. B. im Intranet – machen wir die Erfolge des BGM sichtbar und schaffen so Transparenz und Identifikation. Ganz nach dem Motto: *„Tu Gutes – und sprich darüber."*

Gerade unsere Vorstände schätzen den datenbasierten Ansatz. Er liefert objektive Grundlagen für Entscheidungen und stärkt das Vertrauen in die Wirksamkeit des BGMs.

# 4 Ohne Zahlen keine Überzeugung

In der strategischen Kommunikation mit der Geschäftsleitung zählt eines ganz besonders: Relevanz. Es geht nicht darum, möglichst viele Zahlen zu präsentieren, sondern die richtigen. Bei der Volksbank Ulm-Biberach nutzen wir Kennzahlen gezielt, um den Nutzen des Betrieblichen Gesundheitsmanagements sichtbar und nachvollziehbar zu machen.

Besonders im Fokus stehen dabei:

- Nutzungsdaten unserer BGM-Angebote – denn nur was genutzt wird, kann auch wirken und rechtfertigt die Investition.
- Rückmeldungen zur subjektiven Gesundheitswahrnehmung, z. B. ob sich Mitarbeitende durch Angebote gestärkt, ausgeglichener oder gesünder fühlen.
- Zufriedenheitswerte – wie zufrieden sind unsere Mitarbeitenden auf einer Skala von 1 bis 5
- Wertschätzung und Bindung an den Arbeitgeber, wie sie in qualitativen Befragungen oder offenen Kommentaren erkennbar wird.
- Strukturelle Kennzahlen wie Altersstruktur und Fluktuationsraten, die langfristig aufzeigen, wie nachhaltig das Gesundheitsmanagement zur Personalstrategie beiträgt.

In Zeiten, in denen sich nur 9 % der Beschäftigten in Deutschland stark an ihren Arbeitgeber gebunden fühlen, wirkt ein datenbasiertes BGM als strategischer Hebel. Denn die Daten der aktuellen Gallup Studie aus 2024 zeigen deutlich: Eine hohe emotionale Bindung reduziert Fehlzeiten um bis zu 78 % und steigert nachweislich Produktivität und Qualität (Gallup, 2024). Auch ökonomisch ist der Erfolg belegbar: Der iga.Report 28, eine anerkannte Analyse betrieblicher Präventionsmaßnahmen, kommt zum Ergebnis: Jeder in BGM investierte Euro bringt im Schnitt das 2,7-fache zurück (Initiative Gesundheit und Arbeit [iga], 2013).

Unsere eigenen Daten spiegeln diese wissenschaftlichen Erkenntnisse wider: Im Benchmarking mit anderen Banken liegen wir seit Jahren bei den Fehlzeiten unter dem Branchendurchschnitt. Auch die Gesundheitsberichte der Krankenkassen bestätigen unsere überdurchschnittlich gute Position im Branchenvergleich. Mit der BEM-Quote (Betriebliches Eingliederungsmanagement) versuchen wir in regelmäßigen Abständen darauf zu reflektieren, welche präventiven Maßnahmen erforderlich sind, um Langzeiterkrankungen oder wiederholte Krankheitsfälle zu reduzieren. Durch gezielte Auswertungen wissen wir, welche Zielgruppen welche Angebote nutzen – und können Maßnahmen entsprechend fokussiert und effizient planen.

Unsere wichtigste Erfahrung an dieser Stelle: Die Daten ermöglichen nicht nur die Ableitung von Trends, sondern stärken auch das Vertrauen der Geschäftsleitung in die Wirksamkeit des BGMs. In regelmäßigen Abständen bereiten wir die Daten zielgruppenorientiert und kontextbezogen auf. In Präsentationen oder Workshops mit der Geschäftsleitung werden Kennzahlen mit strategischen Zielen verknüpft und visuell ansprechend aufbereitet. Für Betriebsrat und Führungskräfte bereiten wir Reports oder thematische Auswertungen auf – je nach Fragestellung oder Anlass. In der internen Kommunikation nutzen wir Storytelling, um den Zahlen ein Gesicht zu geben – etwa durch Erfahrungsberichte, Interviews oder Infografiken.

So entstehen Zahlen mit Geschichte – und eine Geschichte mit Wirkung. Denn am Ende geht es nicht nur darum zu messen, sondern zu überzeugen.

# 5 Erfolg, der zählt: Diese Projekte sprechen für sich – Gesundheitsmanagement mit messbarem Impact

Datenbasierung im Betrieblichen Gesundheitsmanagement ist kein Selbstzweck – sie entfaltet ihre volle Wirkung erst dann, wenn sie echten Nutzen stiftet. Die Volksbank Ulm-Biberach zeigt an verschiedenen Projekten, wie Kennzahlen und Wirkung Hand in Hand gehen – und gleichzeitig auch kulturelle Veränderungen angestoßen werden, die sich nicht in Zahlen, aber in der Atmosphäre einer Organisation zeigen.

Eindeutige Kennzahlen zeigen sich zum Beispiel in der Zusammenarbeit mit unseren Partnern. *Voiio* – unser Angebot zur Unterstützung von Mitarbeitenden in den Kernthemen Gesundheit, Familie, Arbeit und Krisen – wurde innerhalb eines Jahres über 1000-mal genutzt. Bereits ein Jahr nach Einführung wurden 72 Fälle und über 120 Beratungsgespräche dokumentiert. Die durchschnittliche Zufriedenheit der Nutzenden liegt bei 90,3 von 100 Punkten – ein eindrucksvoller Wert, der zeigt: Das Angebot wird nicht nur angenommen, sondern als echte Hilfe erlebt. Unsere digitale Gesundheitsplattform *machtfit*, erreicht eine Registrierungsquote von 83 %. Jährlich werden über 700 Angebote gebucht. Die begleitende Evaluation zeigt eindrucksvolle Ergebnisse:

- 98 % der Nutzenden fühlen sich durch das BGM-Angebot wertgeschätzt.
- 80 % geben an durch das BGM motiviert zu sein, die Bank als Arbeitgeber weiterzuempfehlen.
- 57 % fühlen sich durch das BGM stärker an die Bank gebunden.

*EGYM Wellpass* ist unser Zugang zu deutschlandweiten Sport- und Gesundheitseinrichtungen, verzeichnet eine Registrierungsquote von 33 % und durchschnittlich 4,1 Check-ins pro Monat – ein gutes Zeichen für die Regelmäßigkeit und Relevanz des Angebots.

Diese Zahlen sprechen eine klare Sprache: Nutzung und Wirkung sind belegbar hoch – und liefern gleichzeitig wertvolle Insights für die Weiterentwicklung unserer Angebote.

Neben den digitalen Angeboten setzen wir auch auf kulturell wirksame Kampagnen. Besonders hervorzuheben ist die Aktion „Der unsichtbare Rucksack", die das Thema psychische Gesundheit am Arbeitsplatz enttabuisiert. Die Resonanz war groß – seitdem wurden 40 Seelische Ersthelfende ausgebildet, die nun als wichtige Ansprechpersonen im Unternehmen wirken.

Auch die aktuelle Kampagne „Together4CARE", die sich mit Themen rund um Frauen- und Männergesundheit beschäftigt, ist bislang auf hohe Beteiligung und starke emotionale Resonanz gestoßen. Zwar lassen sich solche Veränderungen nicht immer eindeutig messen, aber sie sind für die Kultur eines Unternehmens unbezahlbar.

Ein zentrales Learning aus diesen Projekten: Nicht alles, was wichtig ist, lässt sich in KPIs abbilden. Aber was sich messen lässt, sollte gemessen und genutzt werden. Denn Zahlen helfen, Entscheidungen zu fundieren – und Erfolge sichtbar zu machen. Gleichzeitig braucht es den Mut, auch das Nicht-Messbare zuzulassen: Vertrauen, Offenheit, Wertschätzung – all das spiegelt sich in der Kultur und in der Zufriedenheit von Mitarbeitenden wider.

# 6 Fazit

Nach über zehn Jahren Betriebliches Gesundheitsmanagement in der Volksbank Ulm-Biberach lässt sich eine zentrale Erkenntnis festhalten: Wirksames BGM entsteht nicht durch Einzelmaßnahmen, sondern durch eine konsequente strategische Haltung. Wenn Gesundheit kein Randthema, sondern Teil der Unternehmensstrategie ist, kann sie ihr volles Potenzial entfalten – für die Menschen und für den wirtschaftlichen Erfolg. Die Basis dafür sind Vertrauen, Sichtbarkeit und Überzeugungskraft. Und diese entsteht nicht zuletzt durch eine solide Datenbasis.

Wir haben gelernt: Führungskräfte sind keine reinen Unterstützer, sondern aktive Schlüsselakteure im Gesundheitsmanagement. Und: Was nicht gemessen wird, wird nicht gesehen. Erst durch konkrete Zahlen wird sichtbar, wo Handlungsbedarf besteht, welche Angebote wirken – und welche nicht. Daten machen Gesundheit argumentierbar, messbar und strategisch planbar. Sie ermöglichen eine gezielte Weiterentwicklung des Angebots und schaffen Glaubwürdigkeit – intern wie extern.

Gesundheit zeigt sich für uns in vielen Facetten: in der Zufriedenheit und Bindung der Mitarbeitenden, in der Resilienz und Veränderungsfähigkeit, in der gesunkenen Fluktuation oder in der hohen Nutzung unserer Angebote. Unsere digitalen Tools und die datengestützte Steuerung helfen uns dabei, Angebote effektiv zu gestalten und weiterzuentwickeln – immer mit Blick auf die Bedürfnisse unserer Mitarbeitenden. Gleichzeitig ist uns bewusst: Nicht alles, was wirkt, lässt sich in Zahlen fassen. Gerade bei kulturellen Veränderungen braucht es Feingefühl, Kommunikationsfähigkeit und den Mut, auch das scheinbar „Unmessbare" sichtbar zu machen.

Für die Zukunft setzen wir auf noch mehr Transparenz, noch mehr Mut und Offenheit gegenüber technologischen Entwicklungen. Wir planen, unser Reporting weiter auszubauen – unter anderem durch dynamische Dashboards. Auch die Chancen von KI-basierten Lösungen möchten wir in den Blick nehmen. Benchmarking bleibt ebenfalls ein wichtiger Bestandteil – nicht nur im Vergleich mit anderen Banken, sondern auch mit Blick auf branchenübergreifende Best Practices.

Unser Fazit: Daten machen Gesundheit im Unternehmen sichtbar – und genau darin liegt die Chance: ein Betriebliches Gesundheitsmanagement, das nicht nur spürbar wirkt, sondern auch messbar überzeugt.

## 7 Literatur

Gallup. (2024). *Gallup Engagement Index Deutschland 2024*. Gallup Deutschland GmbH.

Initiative Gesundheit und Arbeit (iga). (2013). *Der wirtschaftliche Nutzen der betrieblichen Gesundheitsförderung und Prävention* (iga.Report 28). BKK Dachverband, Deutsche Gesetzliche Unfallversicherung (DGUV), AOK-Bundesverband, vdek.

# Culture Mapping als Schlüssel für mehr Business Value und positive Effekte von BGM-Initiativen #Wirksamkeit

*Frieder Ittner, Dagmar Müller-Funk*

**Abstract:** Die Umsetzung von Strategien und BGM-Initiativen scheitert oft an kulturellen Hürden und fehlender „Würdigung" der gewachsenen Unternehmenskulturen. Aus diesem Grund können oft die wirklich wichtigen Aspekte nicht transparent dargestellt bzw. mit stimmigen Kriterien nachverfolgt werden. Der wichtige Wertbeitrag von BGM-Maßnahmen für das Geschäftsmodell wird deshalb häufig nicht deutlich, BGM wird nicht als Investition, sondern primär als Kostenfaktor gesehen. Dieser Artikel wirbt für eine andere Sichtweise und zeigt, wie ein besseres Verständnis der Unternehmens- und Organisationskulturen zum Schlüssel für eine strategische Ausrichtung des BGM werden kann; inklusive konkreten Beispielen für smarte KPIs.

## 1 Business Value und Strategy Maps

Wie mehr Wirkung entfaltet und auch „dargestellt" werden kann, ist das zentrale Thema dieses Artikels. Denn aus einer Unternehmerinnen- und Unternehmerperspektive sollten **BGM-Initiativen Investitionen** sein und nicht Kosten. Wichtig dabei, Investitionen zahlen aus unserer Sicht nicht nur kurzfristig auf den Gewinn bzw. die EBIT ein, sondern leisten einen Beitrag zum „Business Value", also zur erfolgreichen Umsetzung des Geschäftsmodells der Organisation. In anderen Worten, fragen wir in diesem Artikel wie BGM-Initiativen einen Beitrag leisten, um langfristig erfolgreicher zu sein und wie sich dies überzeugend argumentieren lässt.

Dabei gehen wir von dem sog. „Ressource Based View" aus (Welge und Al-Laham, 2008), also davon, dass Unternehmen einen strategischen Wettbewerbsvorteil erreichen können, indem sie bessere Fähigkeiten besitzen als der Mitbewerber. Zu diesen Fähigkeiten gehören insbesondere

- **Anpassungsfähigkeit** an veränderte Situationen, Märkte und Kundenbedürfnisse bzw. technologischen Wandel (BANI World),
- **Innovationsfähigkeit**,
- Fokus auf echten **Mehrwert** und **Kundennutzen**,
- Zieldienlicher Umgang mit **Engpässen**,

- **Arbeitgeberattraktivität** (Employerbranding) um passend MA zu gewinnen,
- Konfliktfestigkeit und **Konfliktfähigkeit** (Glasl, 2020, Glasl, 2008, Glasl et al., 2020),
- **Purpose** bzw. gesamtgesellschaftlicher Beitrag,
- Unternehmens-Resilienz und individuelle **Resilienz**.

In anderen Worten, aus unserer Sicht beschreibt „Business Value" die Dinge, die das **Unternehmen mittel- und langfristig erfolgreicher machen**, indem sie sich positiv auf das Geschäftsmodell und die Unternehmensentwicklung auswirken. Idealerweise werden diese Faktoren gezielt in die Strategie integriert, um eine konsistente und kohärente Ausrichtung zu fördern. Ein besonders gelungener Ansatz wie dies geschehen kann, sind die altbewährten Strategy Maps (Kaplan und Norton, 2004). Anders als moderne Canvas-Ansätze erlauben sie mehr Tiefe und zeigen auf vielfältige Weise die Effekte und das Zusammenspiel von passenden Ressourcen und wertschöpfenden Prozessen, mit klarem Fokus auf den Unternehmenserfolg. Es werden also nicht nur Kennzahlen und KPIs definiert, sondern es wird versucht, mit Hilfe der **Strategy Maps eine Geschichte zu erzählen**, die etwas über die „Erfolgsfaktoren" der Organisation aussagt. Damit werden Strategy Maps auch zu einem Bindeglied zwischen der Strategie (der Organisation) und den Kennzahlen bzw. dem Controlling.

Effekte von Initiativen und Maßnahmen (Investitionen) werden auf diese Weise besser sichtbar und zum Teil messbar. Hierzu und zur Balanced Scorecard im Gesundheitsbereich liegen sehr umfassende Arbeiten der Bundesanstalt für Arbeitsschutz und Arbeitssicherheit (BAuA) vor (Horváth et al., 2009). Diese stellen eine gute Grundlage dar, um den Wertbeitrag von BGM-Initiativen auf den Unternehmenserfolg genauer zu betrachten.

# 2 Unternehmenskultur & Culture Mapping

Entsprechend wichtig sind die Fragen:

- Wieso finden sich zu den sehr fundierten und schlüssigen Überlegungen von Horvath et al. aus dem Jahr **2009 bis heute wenige Umsetzungsbeispiele** in der Praxis oder in Diskursen?
- Wieso entfalten die o. g. Ansätze anscheinend nur sehr begrenzt Wirkung?
- Was ist förderlich, um eine Unternehmerinnen- bzw. Unternehmerperspektive auf BGM-Initiativen einzunehmen? #Investition

Entscheidend könnten die sog. Unternehmens- bzw. Organisationskulturen (nachfolgend UOK) sein. Dies benennt auch o. g. Forschungsbericht der BAuA konkret mit Blick auf organisationspsychologische Erkenntnisse (ebenda, S. 160 ff.).

Folgt man dieser Einschätzung, rücken zwei Aspekte in den Vordergrund:

- **Wieviel Transparenz lassen die eigenen Unternehmenskulturen zu?** Wie offen dürfen also Effekte des BGM mit der Unternehmensstrategie und den Unternehmenszielen abgeglichen werden? #Wertbeiträge #Controlling
- **Welche Maßnahmen aus dem BGM-Portfolio passen zu den UOK?** Wie müssen diese Maßnahmen eingebettet werden, um von den Anspruchsgruppen positiv wahrgenommen bzw. akzeptiert zu werden? #Kommunikation #Design #Motiv

Für beide Fragestellungen liefert das sog. Culture Mapping, also die Analyse und Beschreibung der eigenen UOKs, wichtige Hinweise. Insbesondere der geschärfte und wohl differenzierte Blick auf

- **Werte** der Organisation bzw. Soll-Kultur,
- **Reifegrad** der Organisation (Organisationsprinzipien, Entscheidungsfindung, 7S),
- **Glaubenssätze**,
- Geschichten bzw. **Erfolgs-Stories** (Narrativ der Gründungsgeschichte, der Heldinnen und Helden und des Selbstverständnisses),
- **Unterschiede** zwischen verschiedenen Organisationsteilen.

## 2.1 Was ist Culture Mapping

Der Begriff selbst wird, je nach Ansatz, sehr unterschiedlich verwendet. In diesem Artikel fußt das Verständnis vor allem auf den Arbeiten von Ed Schein im Sinne von Unternehmenskultur, (Schein, 1999; Schein, 2010), der Unterscheidung von Kulturstufen nach Graves, im Zusammenspiel mit den sog. 7S von Peters und Waterman (Bär et al., 2007; Beck et al., 2018; Edward und Cowan, 1996; Peters und Waterman, 1982), grundlegenden Kulturunterschieden nach Hall (1989, 1969) sowie aktuellen Ansätzen von b-hero im Kontext Künstlicher Intelligenz, Organisationsentwicklung und Resilienz (www.b-hero.de).

In anderen Worten bedeutet Culture Mapping **den Blick von Resultaten und gut sichtbaren Aspekten einer Organisation**, also der Spitze des Eisbergs, **auf die darunter liegenden Schichten zu lenken**. Otto Scharmer beschreibt diesen schwerer sichtbaren Teil des Eisbergs als **„Social Soil"** (2025). Für ihn ist dieser gemeinschaftliche Boden die Grundlage bzw. der Nährboden für die sichtbaren Erfolge auf der oberen Ebene. Er besteht aus einem Geflecht von Beziehungen zwischen Menschen, einer Ansammlung von Glaubenssätzen und gelebten Praktiken bzw. Interaktionsmustern, angestrebten Werten sowie der Qualität der Aufmerksamkeit (Attention).

Unser Culture Mapping ergänzt folgende Aspekte:

- Wie stark sind die verschiedenen **Kulturstufen nach Graves** bei den Menschen und in der Organisation ausgeprägt? Welche Kulturstufe ist in welchem Organisationsteil dominant bzw. prägend? (siehe Abbildung 6)

**Abbildung 6: Reifegradstufen nach V4C**

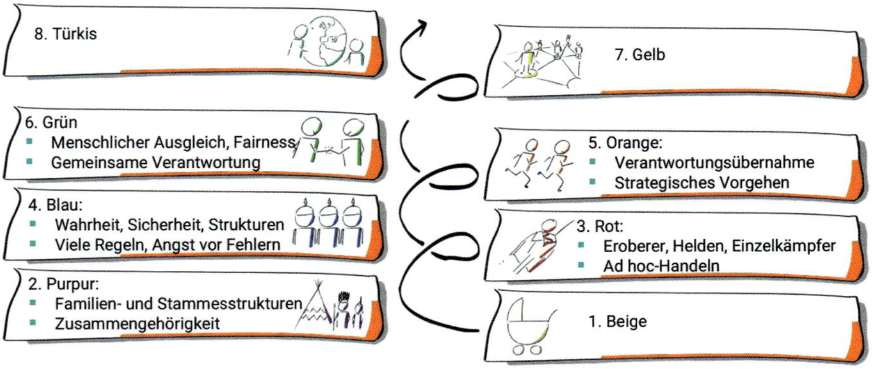


Quelle: v4c.de

- **Wie wird Erfolg in der Organisation definiert?** Was sind die entscheidenden Kriterien, an denen sich die Organisation ausrichtet?
- Welche Fähigkeiten bzw. welchen **Reifegrad** besitzt die Organisation mit Blick auf die **7S**, also in den Aspekten: Strategy (Strategieentwicklung), Structure (Struktur und Aufbauorganisation), Systems (Prozesse und Werkzeuge), Style (Kommunikation und Führung), Staff (Mitarbeiterkompetenzen), Skill (Fähigkeiten der Organisation), Shared Values (Werte-Kern)?

**Abbildung 7: 7S nach V4C**

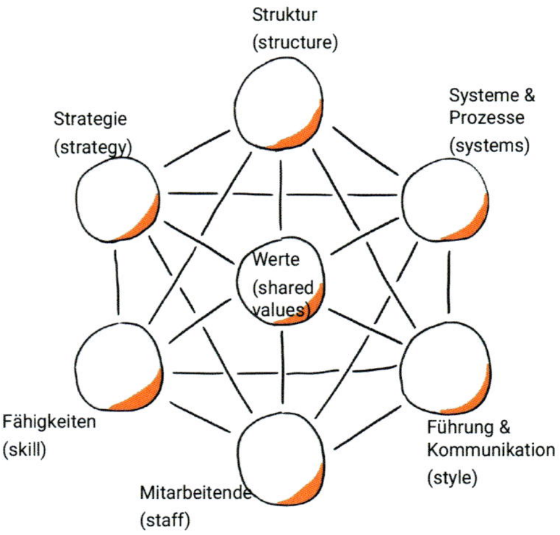


Quelle: v4c.de

Die Beantwortung dieser Fragen macht Kultur griffig und nimmt vor allem in den Blick, woran die Umsetzung einer Strategie, oder auch von BGM-Initiativen scheitert. Es wird insbesondere deutlich, mit welchen **„Filtern"** eine Organisation ihr eigenes Verhalten und auch die Umwelt betrachtet. Ernst von Glaserfeld & Co würden sagen, wie die Organisation ihre Wirklichkeit konstruiert und Dingen eine Bedeutung gibt (Maturana und Pörksen, 2014; Simon, 2009; von Foerster und von Glasersfeld, 2010; von Glasersfeld, 1995; Watzlawick, 2007).

# 3 BGM und Kennzahlen (KPIs)

Folgerichtig prägen die UOKs auch das **Verständnis von BGM** und Controlling bzw. welche Kennzahlen transparent gemacht werden sollen und dürfen. Diesem Beitrag liegt das Verständnis von Badura zugrunde, der „BGM als die Entwicklung, Gestaltung, Lenkung und Entwicklung betrieblicher Strukturen und Prozesse [definiert], die darauf abzielen, Arbeit und Organisation gesundheitsförderlich zu gestalten und die Mitarbeitenden zu gesundheitsförderlichem Verhalten zu befähigen" (Badura et al., 1999). Wichtig: Badura nimmt dabei ausdrücklich auch die „Steigerung der Unternehmensleistung" und die kontinuierliche Evaluation in den Blick (ebenda). Dies spricht aus unserer Sicht auch die Themen des Betriebsklimas und der höheren Arbeitgeberattraktivität an.

Damit kommen wir zu der Gestaltung förderlicher Kennzahlen bzw. KPIs. Dabei ist der Bezug der Kennzahlen zum Unternehmenszweck entscheidend. Am Vergleich von Krankenversicherungen (KV) mit IT-Unternehmen, lässt sich dies sehr schön verdeutlichen. KVs haben als ein Hauptziel, die Gesundheit der Versicherten mit optimalen Ressourceneinsatz zu fördern. Entsprechend sind z. B. Gesamtbetrachtungen von Krankheitstagen je MA oder Differenzierungen nach Diagnosen sehr wichtig, gut zu sehen im DAK-Gesundheitsreport 2024 (Dehl et al., 2024).

Für Unternehmen macht es durchaus einen größeren Unterschied, welche MA ausfallen, da dies große Auswirkungen auf Prozesse oder andere MA haben kann. Nehmen wir das Beispiel der Qualitätskontrolle. Wenn gleichzeitig mehrere Schlüsselpersonen in einem kleinen Team ausfallen, die für die Freigabe von Produkten verantwortlich sind und keine Produkte mehr das Haus verlassen, ist die Auswirkung deutlich größer als bei MA, die sich im großen Stile gegenseitig vertreten können. Noch deutlicher wird dies bei Top Führungskräften oder GF-Mitgliedern, da noch viel mehr MA und Prozesse von ihnen abhängen.

### Zwischenfazit

Wie BGM am besten zu mehr Business Value beiträgt, hängt von dem Organisationszweck und der Kultur ab. Denn beides bestimmt in weiten Teilen, welches Verständnis von BGM vorherrscht, was transparent gemacht werden darf, welche Kennzahlen oder KPIs gewählt werden und was notwendig ist, um das BGM kohärent in die Gesamtstrategie zu integrieren. Bei der Wahl der Kennzahlen helfen sowohl gesamtwirtschaftliche Betrachtungen wie der DAK-Gesundheitsreport, aber auch Strategy Maps. Denn die Kennzahlen sollen insbesondere verdeutlichen, wo sich Investitionen lohnen. Gleichzeitig sollen sie auch dem Hawthorne-Effekt folgend für mehr Wertschätzung, Aufmerksamkeit und ein „Gesehenwerden" bei den MA sorgen, was mehr Vertrauen und das Erleben von Zugehörigkeit fördert (Wortmann, 2025). #ROI #Motivation

# 4 Praktische Beispiele und Transfer

Nehmen wir das Beispiel IT-Unternehmen bzw. Maschinenbau und vergleichen hier die Umsetzung einer blauen mit einer orangen Kulturprägung. Für Blau sind wichtig: Fehlervermeidung, formal korrekte Prozesse, klare Fachorientierung, klar definierte Rollen, Risikomanagement und „klassisches Reporting". Damit entsteht Stabilität in stark regulierten Märkten. Für Orange sind wichtig: Agilität, Schnelligkeit, Kundenorientierung, Mehrwerte, Leistung, Wettbewerb. Damit entsteht Schnelligkeit in turbulenten Märkten.

Ausgedrückt in Kennzahlen passend zur Kultur könnte das bedeuten:

**Tabelle 2: Vergleich Kennzahlen blaue & orange Kultur**

| | Kennzahlen (KPIs) Blau | Kennzahlen (KPIs) Orange |
|---|---|---|
| 1 | Kosten für Gesundheitsförderung und Krankenstand | Prävention Engpass MA pro Quartal, 0/8/16/N Stunden. |
| 2 | Fehlzeitenquote/Krankheitstage pro Mitarbeiter | BEM Screening Radar, Quote identifizierter Kandidaten vor Eintreten eines BEM-Falles. |
| 3 | Krankenquote | Durchschnittliche Nutzung von Gesundheits-Benefits in Euro je MA (Nürnberg und Levai, 2025) |
| 4 | Durchschnittliche Dauer eines Krankheitsfalles | Anzahl der beseitigten Stressoren/ Stressverstärker pro Monat (Kaluza, 2014) |
| 5 | Teilnahmequote an Gesundheitsmaßnahmen | (Freiwilliger) MA-Fitnesstest mit Prozentualer Verteilung der MA nach Fitnesslevel |
| 6 | Anzahl der Arbeitsunfälle | ROI BGM Score, gewichteter Index der BGM-Zielerreichung aus den Kennzahlen von Krankenquote, Gesundheits-Benefits, Präventionsstunden Engpass MA, Reduktion Stressoren und freiwilligem Fitnesstest. |

Quelle: Eigene Darstellung

Insbesondere bei orangen KPIs geht es darum, angemessene Zielgrößen, Unter- und Obergrenzen zu definieren, sodass schnell auf Veränderungen reagiert werden kann. Dabei kann es insbesondere helfen neue Wege zu gehen, z. B. beim Thema Datenerfassung,

Nutzung von Smart-Devices wie WHOOP Gesundheitstrackern (natürlich in enger Abstimmung mit MA-Vertretern) oder datenbasierter Entwicklung von KPIs mit Hilfe von KI-Systemen. Wie das aussehen könnte, zeigt die nachfolgende Abbildung 8, erstellt mit der Anwendung Be.Horizon von BearingPoint[15].

**Abbildung 8: KPI-Auswertung mit Hilfe von Be.Horizon**

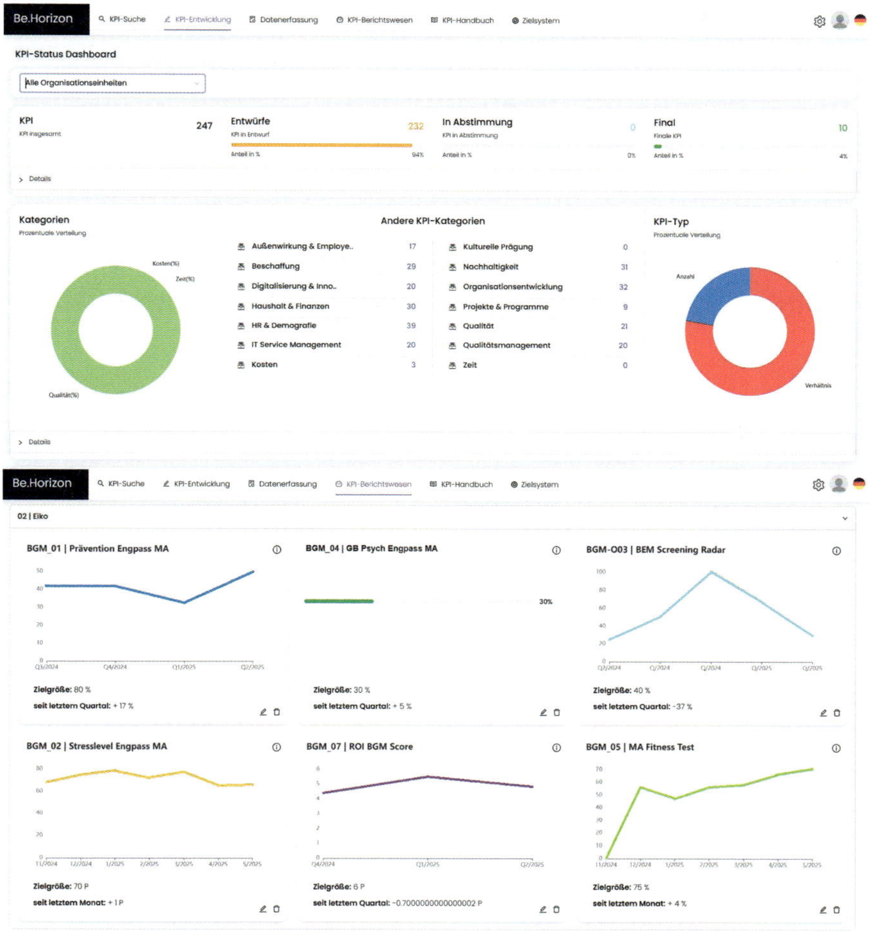


Quelle: BearingPoint

15 Das Gesamte Zielsystem als Excel-Datei und eine Erläuterung der Werte sowie der Systematik finden sich hier: https://b-hero.de/beitrag/smarte-bgm-kpis/

# 5 Fazit und Ausblick

In diesem Beitrag haben wir gezeigt, wie das BGM und die Strategie von der Kultur geprägt werden und wie stark sich dies auf den Business Value von BGM auswirkt. Ferner wird deutlich, wie Culture Mapping hilft, die eigene Kultur und die „Wahrnehmungsfilter" besser zu verstehen. Dieses Verständnis unterstützt dabei, BGM-Initiativen kohärent in die Strategie zu integrieren und damit besser mit Hilfe von KPIs zu verfolgen. Damit können die Maßnahmen noch konkreter an aktuellen Bedarfen ausgerichtet und Hürden nachhaltiger abgebaut werden. All dies zahlt auf mehr Business Value bzw. eine gesunde Organisation ein.

Ferner werden neue KI-Technologien und Protokolle wie das Model Context Protocoll (MCP) dafür sorgen, dass mit KI Agenten-System große Datenbanken „befragt" werden können. Damit können aus den bestehenden Daten noch passendere Kennzahlen mit KI entwickelt sowie das Culture Mapping durch Echtdatenanalyse noch fundierter durchgeführt werden.

Dies bringt uns zurück zur Social Soil, also der Beziehungsqualität, dem vertrauensvollen Umgang miteinander, der gegenseitigen Unterstützung und KPIs als einer Möglichkeit um Geschichten von funktionierenden Lösungen zu erzählen. Und zwar in Managementsprache, passend zur Kultur und in einer Weise, dass mehr gedeihliche Beziehungen entstehen. Denn damit sind nicht nur die MA glücklicher, sondern auch die Organisation erfolgreicher und gesünder (Waldinger und Schulz, 2023).

# 6 Literatur

BADURA, B., RITTER, W. & SCHERF, M. (1999). *Betriebliches Gesundheitsmanagement – ein Leitfaden für die Praxis*: Berlin, Hans-Böckler-Stiftung.

BÄR, M., KRUMM, R. & WIEHLE, H. (2007). *Unternehmen verstehen, gestalten, verändern*: Wiesbaden, Gabler.

BECK, D. E., LARSEN, T. H., SOLONIN, S., VILJOEN, R. C. & JOHNS, T. Q. (2018). *Spiral Dynamics in Action: Humanity's Master Code*: Chichester, Wiley.

DEHL, T., HILDEBRANDT, S., ZICH, K. & NOLTING, H.-D. (2024). *Gesundheitsreport 2024. Analyse der Arbeitsunfähigkeiten. Gesundheitsrisiko Hitze. Arbeitswelt im Klimawandel*: 2024 Heidelberg, medhochzwei.

EDWARD, B. D. & COWAN, C. (1996). *Spiral Dynamics. Mastering values, leadership, and change*: Oxford, Blackwell Publishing.

GLASL, F. (2008). *Selbsthilfe in Konflikten. Konzepte* – Übungen – *Praktische Methoden*: Bern, Haupt.

GLASL, F. (2020). *Konfliktfähigkeit statt Streitlust oder Konfliktscheu. Die Chance, zu sich selbst und zueinander zu finden*: Dornach, Verlag am Gotheanum.

GLASL, F., KALCHER, T. & PIBER, H. 2020. Change-Management und OE-Beratung. *In:* GLASL, F., KALCHER, T. & PIBER, H. (eds.) *Professionelle Prozessberatung. Das Trigon-Modell der sieben OE-Basisprozesse: S.* Bern: Haupt.

HALL, E. T. (1969). *The Hidden Dimension*: (original work published 1969) New York, Anchor Books.

HALL, E. T. (1989). *The Dance of Life. The Other Dimension of Time*: (original work published 1983) New York, Anchor Books.

HORVÁTH, P., GAMM, N., MÖLLER, K., KASTNER, M., BRAUN, M. & VOGT, J. (2009). *Betriebliches Gesundheitsmanagement mit Hilfe der Balanced Scorecard*: Dortmund, Bundesanstalt für Arbeitsschutz und Arbeitsmedizin.

KALUZA, G. (2014). *Gelassen und sicher im Stress. Das Stresskompetenz-Buch: Stress erkennen, verstehen, bewältigen*: Heidelberg, Springer.

KAPLAN, R. S. & NORTON, D. P. (2004). *Strategy Maps. Converting Intangible Assets into tangible Outcomes*: Boston, Harvard Business School Press.

MATURANA, H. & PÖRKSEN, B. (2014). *Vom Sein zum Tun. Die Ursprünge der Biologie des Erkennens*: (original work published 2002) 3. Auflage Heidelberg, Carl-Auer.

NÜRNBERG, V. & LEVAI, N. 2025. Nachhaltige betriebliche Gesundheitsbenefits zur Rekrutierung und Bindung von Mitarbeitern. In: GRÖBEL, R., DRANSFELD-HAASE, I. & BUSSEMER, T. (eds.) *Recruiting und Retention. Warum das Gewinnen und Binden von Mitarbeitenden in Zeiten des Fachkräftemangels zusammen gedacht werden muss: S. 213–218.* Frankfurt: Bund-Verlag.

PETERS, T. J. & WATERMAN, R. H. (1982). *In Search of Excellence. Lessons from Americas Best-Run Companies*: New York, Warner Books.

SCHARMER, O. & KAUFER, K. (2025). *Presencing. 7 Practices for Transforming Self, Society, and Business*: Oakland, Berrett-Koehler.

SCHEIN, E. H. (1999). *The Corporate Culture Survival Guide*: San Francisco, John Wiley & Sons.

SCHEIN, E. H. (2010). *Organizational Culture and Leadership*: (original work published 1992) 4. Auflage New York, John Wiley & Sons.

SIMON, F. B. (2009). *Einführung in die Systemtheorie und Konstruktivismus*: 4. Auflage Heidelberg, Carl-Auer.

VON FOERSTER, H. & VON GLASERSFELD, E. (2010). *Wie wir uns erfinden. Eine Autobiographie des radikalen Konstruktivismus*: 4. Auflage Heidelberg, Carl Auer.

VON GLASERSFELD, E. (1995). *Radikaler Konstruktivismus*: Frankfurt, Suhrkamp.

WALDINGER, R. & SCHULZ, M. (2023). *The Good Life: Lessons from the World's Longest Study on Happiness*: London, Rider/Penguin.

WATZLAWICK, P. (2007). *Menschliche Kommunikation*: (original work published 1969) 11. Auflage Bern, Hogrefe.

WELGE, M. & AL-LAHAM, A. (2008). *Strategisches Management*: 5. Vollständig überarbeitete Auflage Wiesbaden, Gabler.

WORTMANN, A. 2025. Mit diesem Psychoeffekt steigerst du die Leistung deines Teams. [Online]. Available: www.impulse.de/personal/hawthorne-effekt/7624141.html].

# Teil V: Implementierung des BGM/BGF (Schritt für Schritt plus Rolle der Führungskraft)

# Gesundes Preboarding: Wie Führungskräfte die Weichen für eine erfolgreiche und gesunde Einarbeitung stellen

*Agnieszka Scheerenberg, Volker Nürnberg*

*„Ich stand da mit meinem neuen Dienstausweis in der Hand – und hatte keine Ahnung, wo ich hinmusste. Der Empfang war freundlich, aber niemand konnte mir sagen, wo mein Büro ist oder wie die erste Woche abläuft. Ich hab mich irgendwie durchgewurschtelt. Das war alles andere als ein guter Start."*
– Lisa, 19, Auszubildende im ersten Lehrjahr

*„Nach 25 Jahren in einem anderen Betrieb war der Wechsel für mich ein großer Schritt. Ich habe mich sehr auf die neue Aufgabe gefreut – aber ich hätte mir mehr Begleitung gewünscht. Das neue IT-System war für mich eine echte Hürde, und in der Kantine habe ich mich in der ersten Woche allein gefühlt."*
– Thomas, 54, Fachkraft mit langjähriger Berufserfahrung

Diese beiden Geschichten zeigen, was in vielen Unternehmen Alltag ist: Das Onboarding neuer Mitarbeitender verläuft oft technisch sauber – mit Einweisung, IT-Zugang und rechtlichen Informationen. Doch das Wichtigste wird vergessen: das gesunde, menschliche Ankommen.

Ein gelungener Start entscheidet nicht nur über Motivation und Arbeitszufriedenheit, sondern auch über die Gesundheit und langfristige Bindung neuer Kolleginnen und Kollegen.

In einer zunehmend dynamischen, technologiegetriebenen und von Unsicherheit geprägten Arbeitswelt gewinnt die erste Phase der Mitarbeiterbindung eine neue strategische Relevanz. Besonders die Zeitspanne zwischen Vertragsunterzeichnung und dem ersten offiziellen Arbeitstag, das sogenannte Preboarding, rückt verstärkt in den Fokus arbeitspsychologischer, personalstrategischer und gesundheitswissenschaftlicher Betrachtungen. Führungskräfte stehen dabei vor der Aufgabe, diese sensible Phase nicht nur effizient, sondern auch menschengerecht, gesundheitsförderlich und kulturell anschlussfähig zu gestalten. Gerade vor dem Hintergrund steigender psychischer Erkrankungen, der zunehmenden Entgrenzung von Arbeit sowie der abnehmenden emotionalen Bindung an Organisationen, ergibt sich hier ein bedeutender Hebel für nachhaltige Personalbindung und Gesundheitsförderung.

Die Arbeitswelt ist heute geprägt von hoher Volatilität, sich rasant wandelnden Technologien und einer kulturellen Transformation hin zu flacheren Hierarchien, Selbstverantwortung und hybriden Arbeitsformen. Im Rahmen von „New Work" verschiebt sich die Rolle von Führung grundlegend: Statt Kontrolle steht Begleitung im Vordergrund, statt Anweisung Dialog. Das Preboarding wird in diesem Kontext zu einem entscheidenden Moment für kulturelle Anschlussfähigkeit, Identifikationsbildung und Vertrauensaufbau. Es ermöglicht, noch vor dem ersten Arbeitstag zentrale Elemente einer gesundheitsorientierten, partizipativen Führungspraxis zu etablieren. So könnte ein neuer Job auch der Anfang für gesundheitsförderliche Verhaltensweisen sein, die seitens des neuen Arbeitgebers bereits ab Vertragsunterschrift gefördert werden sollten. Ein zukünftiger Mitarbeiter könnte bereits zu Teamevents eingeladen werden oder ihm könnten vor dem ersten Arbeitstag bereits Präventionskurse angeboten werden. Führungskräfte können hier durch gezielte, empathische Kommunikation, transparente Erwartungen und erste partizipative Interaktionen einen Rahmen schaffen, der Sicherheit und Zugehörigkeit vermittelt. Studien belegen, dass frühe Bindungserfahrungen am Arbeitsplatz stark prägend für die spätere Leistungsfähigkeit, psychische Gesundheit und Loyalität sind. Die Bereitschaft zur Integration steigt, wenn neue Mitarbeitende das Gefühl haben, als Mensch und nicht nur als „Ressource" gesehen zu werden. Eine gesundheitsförderliche und bindungsorientierte Führungskultur beginnt mit echter Anerkennung. Wer neue Mitarbeitende lediglich als funktionale Ressource betrachtet, verkennt das Fundament jeder tragfähigen Zusammenarbeit. Volker Nürnberg bringt es auf den Punkt: *„Ohne Wertschätzung keine Wertschöpfung"*. Gerade in der sensiblen Preboarding-Phase kann eine Haltung der Anerkennung entscheidend dafür sein, ob sich neue Teammitglieder willkommen fühlen – oder lediglich verwaltet.

Eine wissenschaftlich fundierte Betrachtung des Onboarding-Prozesses differenziert drei zentrale Dimensionen: fachliche, soziale und werteorientierte Einarbeitung. Diese sollten integrativ gedacht und bereits im Preboarding antizipiert werden. Die fachliche Einarbeitung beginnt nicht erst am ersten Arbeitstag des neuen Mitarbeitenden. Eine frühzeitige Bereitstellung von Informationsmaterialien, Zugängen zu Systemen oder Einführungsvideos kann Unsicherheiten abbauen, vorhandene Strukturen aufzeigen und Selbstwirksamkeitserwartungen stärken. Die soziale Dimension der Einarbeitung spielt eine zentrale Rolle für die Integration neuer Mitarbeitender. Erste Kontaktaufnahmen mit Kolleginnen und Kollegen, gemeinsame Teamevents sowie informelle Gespräche fördern nicht nur das Zugehörigkeitsgefühl, sondern wirken auch präventiv gegen das Erleben von Isolation, insbesondere in hybriden oder virtuellen Arbeitskontexten.

Um den sozialen Einstieg zu erleichtern, haben sich strukturierte Formate wie Buddy-Systeme oder Azubi-Tandems bewährt. Hierbei steht dem neuen Teammitglied von Beginn an eine feste Bezugsperson zur Seite, die bei Fragen unterstützt, Orientierung bietet und den kulturellen Einstieg ins Unternehmen erleichtert. Besonders wirksam ist es, wenn der Beziehungsaufbau bereits vor dem ersten Arbeitstag beginnt – etwa durch ein erstes virtuelles Kennenlernen oder eine gemeinsame Kaffeerunde.

Gemeinsame Mittagessen oder kurze Spaziergänge im Arbeitsumfeld können zusätzlich Raum für ungezwungenen Austausch bieten und stärken das Vertrauen im Team. Zudem sollte der zugewiesene Buddy oder Mentor dem neuen Mitarbeitenden als Vorbild für gesundheitsförderliches Verhalten dienen und die Werte des Unternehmens auch wirklich leben. Die werteorientierte Einarbeitung stellt die kulturelle Anschlussfähigkeit in den Mittelpunkt. Hier manifestieren sich organisationale Haltungen zu Diversität, Nachhaltigkeit, Partizipation und Gesundheit. Das Preboarding ist die erste Gelegenheit, diese Werte sichtbar und erlebbar zu machen. Führungskräfte sind hierbei Kulturvermittler, deren eigenes Verhalten als Modellwirkung dient.

Gesundheitsorientiertes Preboarding ist mehr als das Vermeiden von Belastung, es ist die aktive Gestaltung gesundheitsförderlicher Rahmenbedingungen von Anfang an. Im Sinne der organisationalen Gesundheitskompetenz geht es darum, sowohl strukturelle als auch personale Gesundheitsressourcen aufzubauen. Besonders wirksam ist hier der Einsatz eines gezielt ausgewählten Mentors, der gesundheitsförderliches Verhalten vorlebt und unterstützend zur Seite steht. Mentoring kann dabei sowohl die soziale als auch die gesundheitliche Integration beschleunigen.

Die vier zentralen Handlungsfelder betrieblicher Gesundheitsförderung, Bewegung, Stressbewältigung, Ernährung und Suchtprävention, lassen sich bereits im Preboarding adressieren. So sollte der neue Mitarbeitende bereits vor Eintritt ins Unternehmen Informationen zu betrieblichen Bewegungsangeboten erhalten oder auch die Anreise ab dem ersten Arbeitstag durch die öffentlichen Verkehrsmittel gefördert werden, sodass das Auto eher stehen gelassen wird. Ebenso können Tipps zur gesunden Arbeitsplatzgestaltung im Homeoffice oder Hinweise auf interne Unterstützungsangebote im Umgang mit Stress oder digitaler Erschöpfung den neuen Mitarbeitenden frühzeitig sensibilisieren. Auch Informationen über eine gesunde Mittagspause oder mögliche Präventionskurse und Hilfsangebote können präventiv wirken, denn unter den Top 3 der häufigsten Krankheitsursachen sind Atemwegserkrankungen. Als gesundheitsförderlicher Ansatz könnte zusätzlicher Urlaub für Nichtraucher einen wirksamen Impuls zur Verhaltensänderung setzen. In Verbindung mit dem Vorbildverhalten von Führungskräften und Mentoren entsteht so eine Gesundheitskultur, die nicht aufdiktiert ist, sondern partizipativ und kooperativ gelebt wird.

Kommunikation ist das zentrale Medium, um im Preboarding Vertrauen, Transparenz und psychologische Sicherheit herzustellen. Dabei ist nicht allein die Frequenz, sondern vor allem die Qualität der Kommunikation entscheidend. Wer zuhört, realistische Ziele setzt, konstruktives Feedback gibt und selbst auf die Gesundheit achtet, gestaltet ein förderliches Klima für neue Mitarbeitende, und stärkt damit nachhaltig deren emotionale Bindung.

Der regelmäßige Kontakt, auch virtuell per Telefon, E-Mail oder Videokonferenz, sollte Raum für wechselseitiges Feedback bieten. Diese Rückmeldungen sollten nicht kontrollierend, sondern unterstützend und entwicklungsorientiert angelegt sein. In der Preboarding-Phase bietet sich darüber hinaus die Möglichkeit, erste Impulse zur Feedbackkultur des Unternehmens zu geben. Wer bereits vor Arbeitsbeginn erfährt, dass seine Meinung zählt und konstruktive Kritik willkommen ist, entwickelt eher eine positive Grundhaltung gegenüber der Organisation. Emotionale Bindung ist das Ergebnis gelungener Kommunikation und diese beginnt nicht erst mit dem ersten Arbeitstag.

Mit der Etablierung mobiler Arbeitsformen verschiebt sich der Erfahrungsraum von Arbeit zunehmend in das private Umfeld. Das Zuhause wird zum neuen Schnittpunkt zwischen beruflicher und privater Identität. Gerade im Preboarding sollten Führungskräfte diesen Kontext aktiv mitdenken. Die Frage, wie sich der neue Job in die individuelle Lebenssituation integrieren lässt, kann dabei zu einem wichtigen Gesprächsanlass werden. Ob Fragen der Kinderbetreuung, Pflegesituationen, technischer Ausstattung oder Work-Life-Balance, wer hier sensitiv führt, schafft Vertrauen. Zudem können kleine Gesten, wie das Versenden eines Willkommenspakets, eine große Wirkung zeigen. Sie übermitteln Wertschätzung und signalisieren: Wir sehen dich in deiner Ganzheit als Mensch. Eine solche Haltung ist insbesondere in Zeiten rasanter Veränderung und steigender mentaler Belastung ein zentraler Schutzfaktor.

Gesundes Preboarding ist ein strategischer Schlüsselmoment in der modernen Personal- und Gesundheitsförderung. Es verbindet unternehmerische Ziele mit humanistischen Werten. Führungskräfte, die diese Phase bewusst gestalten, leisten einen Beitrag zu nachhaltiger Mitarbeiterbindung, resilienter Teamentwicklung und langfristiger Gesundheit am Arbeitsplatz. Durch gezielte Kommunikation, das Einbeziehen des privaten Kontexts, gesundheitsorientiertes Mentoring und die Berücksichtigung aller drei Einarbeitungsdimensionen kann das Preboarding zu einem Katalysator für eine neue, partizipative und gesunde Arbeitskultur werden. Gerade in einer Zeit, in der technologische, soziale und psychische Anforderungen zunehmen, ist dies keine Option mehr, sondern ein entscheidender Erfolgsfaktor:

- Wer gesund ankommt, bleibt leistungsfähig, motiviert und loyal.
- Wer von Anfang an wahrgenommen und eingebunden wird, fühlt sich wertgeschätzt.
- Und wer das Unternehmen als gesundheitsförderlich erlebt, entwickelt Vertrauen – in sich, das Team und die Führung.

Ob jung oder alt, Azubi oder erfahrene Fachkraft: Der erste Eindruck zählt!

Und ein gesundes Ankommen wirkt oft ein Berufsleben lang.

## Quellen

### Onboarding

Lemke, V. (2020). *Crashkurs Mitarbeiter – Onboarding. Praxiswissen für HR, Coaches und Führungskräfte.* Freiburg: Haufe.

Ackermann, M. (2022). *Pflegekraft eingestellt ... und jetzt? eine qualitative Studie für ein gelungenes Onboarding im Krankenhaus.* Bad Honnef – Bonn: Bachelor + Master Publishing.

Dittrich, M., Freund, J., & Overlander, G. (2020). Teamentwicklung und Mitarbeiterführung. In N. Ahrens, J. Freund, & G. Overlander, *Pflegemanagement heute: Für Führungspersonen im Pflege- und Gesundheitsmanagement* (S. 356–387). Elsevier.

### Studien zu Bindung ans Unternehmen

Mosquera, P., & Soares, M. E. (2025). Onboarding: *A key to employee retention and workplace well being.* Review of Managerial Science. Advance online publication.

Bauer, T. N., & Erdogan, B. (2010). Organizational socialization: The effective onboarding of new employees. In S. Zedeck (Ed.), *APA handbook of industrial and organizational psychology* (Vol. 3, pp. 51–64). American Psychological Association. https://doi.org/10.1037/12171–002

Saks, A. M., & Gruman, J. A. (2012). Getting newcomers engaged: The role of socialization tactics. *Journal of Managerial Psychology*, 27(3), 383–402. https://doi.org/10.1108/02683941211220173

Gallup. (2024). *Gallup Engagement Index Deutschland 2024: Unternehmen brauchen mehr als Lippenbekenntnisse zur Mitarbeiterbindung.* Gallup Deutschland. www.gallup.com/de/493092/gallup-engagement-index-deutschland-2024.aspx

# FÜHR'GESUND: Evaluation einer Intervention zu gesundheitsförderlicher Führung in Kindertageseinrichtungen

*Sylvie Vincent-Höper, Maie Stein, Sabine Gregersen, Heidi Krampitz*

**Abstract:** Führungskräfte spielen eine zentrale Rolle für die Gesundheit ihrer Mitarbeitenden, indem sie durch ihr Verhalten und die Mitgestaltung der Arbeitsbedingungen Einfluss nehmen. Die Interventionsstudie *FÜHR'GESUND* hat untersucht, inwiefern eine führungsspezifische Qualifizierungsmaßnahme die Arbeits- und Gesundheitssituation von Führungskräften und Mitarbeitenden verbessert.

Die Intervention wurde in 80 Kindertageseinrichtungen durchgeführt, da steigende Anforderungen wie Fachkräftemangel und ein hoher Krankenstand besondere Herausforderungen für diese Zielgruppe darstellen. Die entwickelte Maßnahme zielte darauf ab, die Gesundheitskompetenz der Leitungskräfte zu stärken und sie in ihrer Rolle als Gestaltende gesunder Arbeitsbedingungen zu unterstützen.

Die Studie zeigte, dass die Qualifizierung zu einer nachweisbaren Verbesserung der Arbeits- und Gesundheitssituation sowohl für Leitungskräfte als auch für Mitarbeitende führte. Damit leistet die Studie einen wichtigen Beitrag zur evidenzbasierten Entwicklung und Implementierung gesundheitsförderlicher Führungskonzepte und zeigt praxisrelevante Implikationen für Führungskräfte zur Förderung gesunder Arbeitsbedingungen auf.

## 1 Einleitung: Die Kita-Leitung im Spannungsfeld steigender Anforderungen

Kindertageseinrichtungen (Kitas) sind Orte früher Bildung, Betreuung und Erziehung – mit einem breiten Spektrum an Aufgaben, Erwartungen und Herausforderungen für pädagogische Fachkräfte (Gambaro et al., 2021; Schieler, 2022). Leitungskräfte nehmen hierbei eine Schlüsselfunktion ein: Sie steuern nicht nur pädagogische Prozesse, sondern sind zugleich für Personalführung, Qualitätsmanagement, Elternkommunikation, Dokumentation und für die Sicherheit und (psychische) Gesundheit ihrer Mitarbeitenden verantwortlich (Nentwig-Gesemann et al., 2016).

Diese vielfältigen Aufgaben führen in der Praxis häufig zu einem belastenden Spannungsverhältnis: Leitungskräfte stehen unter dem Druck, einerseits den wachsenden Anforderungen des Trägers und der Eltern sowie der Öffentlichkeit insgesamt gerecht zu werden und andererseits für ein funktionierendes, gesundes Teamklima zu sorgen. Zeitmangel, Personalknappheit und organisatorische Komplexität erschweren diese Doppelrolle (Nentwig-Gesemann et al., 2016; Strehmel, 2016).

Studien zeigen, dass Kita-Leitungen überdurchschnittlich häufig unter psychischen Belastungen, emotionaler Erschöpfung und Burnout-Symptomen leiden (DAK, 2024; Nagel-Prinz & Paulus, 2012; Rudow, 2004; Thinschmidt et al., 2008; Viernickel & Voss, 2012; Viernickel et al., 2017). Gleichzeitig haben sie durch ihr Führungsverhalten und die (Mit-)Gestaltung der Arbeitsbedingungen einen maßgeblichen Einfluss auf die psychische Gesundheit ihrer Mitarbeitenden. Vor diesem Hintergrund ist gesundheitsförderliche Führung ein zentrales Gestaltungsfeld des Betrieblichen Gesundheitsmanagements (BGM) in Kitas (Viernickel et al., 2017).

Die Intervention FÜHR'GESUND setzt dabei an der Schnittstelle zwischen individueller Selbstfürsorge und organisationaler Verantwortung an. Leitungskräfte lernen, sowohl auf die eigene Gesundheit zu achten und ihre Ressourcen zu stärken als auch ihr Führungsverhalten so auszurichten, dass es das Wohlbefinden der Mitarbeitenden positiv beeinflusst (Franke et al., 2014; Vincent-Höper & Stein, 2019). Dies umfasst beispielsweise die Schaffung klarer Strukturen, partizipativer Entscheidungsprozesse sowie einer unterstützenden Kommunikationskultur. Durch diesen integrativen Ansatz verbindet FÜHR'GESUND individuelles gesundheitsförderndes Verhalten mit der Gestaltung gesunder Arbeitsbedingungen.

Das Forschungsprojekt wurde in Kooperation zwischen der Berufsgenossenschaft für Gesundheitsdienst und Wohlfahrtspflege (BGW) und der Universität Hamburg durchgeführt. Ziel der Intervention war es, Leitungskräfte in Kitas systematisch für ihre gesundheitsbezogene Führungsverantwortung zu qualifizieren. Das wissenschaftlich fundierte und praxisnahe Programm setzt dabei auf zwei Ebenen an: der Stärkung der eigenen Gesundheitskompetenz sowie der Förderung gesunder Arbeitsbedingungen für die Mitarbeitenden.

# 2 Konzeption und Inhalte der gesundheitsbezogenen Führungskräfteintervention

Kernstück des Projekts bildete eine dreiteilige Qualifizierungsreihe, die über fünf Monate hinweg stattfand und von einer erfahrenen externen Trainerin begleitet wurde. Zielgruppe waren Leitungskräfte aus Kindertageseinrichtungen eines großen kirchlichen Trägers in Nordrhein-Westfalen.

## 2.1 Zielsetzungen der Intervention

Die Intervention zielte darauf ab, die Teilnehmenden zu befähigen,

- sich selbst gesund zu führen – durch Reflexion, Selbstfürsorge und Ressourcenaktivierung,
- das Führungsverhalten bewusster gesundheitsfördernd auszurichten,
- gesunde Arbeitsbedingungen zu gestalten,
- konkrete Veränderungsvorhaben im Kita-Alltag umzusetzen.

## 2.2 Aufbau der Workshopreihe

Die Qualifizierung bestand aus drei aufeinander aufbauenden Workshop-Modulen:

**Modul 1: Gesunde Selbstführung (1. Workshoptag)**

**Fokus:** Persönliche Gesundheitskompetenz und Reflexion der eigenen Rolle

**Inhalte:**

- Was bedeutet „Gesundheit" nach dem Konzept der Salutogenese?
- Werte- und Rollenklärung: Welche Bedeutung hat Gesundheit für mich als Führungskraft?
- Analyse individueller Stressoren und Ressourcen im Leitungshandeln
- Einführung in die Methode der kollegialen Beratung als Instrument der Selbststeuerung und gegenseitigen Unterstützung

**Modul 2: Arbeitsbedingungen gesund gestalten (2. Workshoptag)**

**Fokus:** Strukturelle Einflussmöglichkeiten erkennen und nutzen

**Inhalte:**

- Wirkung von Führung auf Gesundheit: Modelle und empirische Erkenntnisse
- Einflussmöglichkeiten der Leitung auf Arbeitsbedingungen (Rollenklarheit, Partizipation, Pausenregelungen, Aufgabenverteilung)
- Einführung in die Gefährdungsbeurteilung psychischer Belastungen
- Entwicklung erster Veränderungsvorhaben zur Verbesserung gesundheitsförderlicher Arbeitsbedingungen

**Modul 3: Beziehungsqualität und gesundheitsorientierte Führung (3. Workshoptag)**

**Fokus:** Wertschätzende Interaktion stärken

**Inhalte:**

- Bedeutung der Beziehungsqualität zwischen Führungskraft und Mitarbeitenden für Gesundheit und Arbeitszufriedenheit
- Bedürfnisse und Motive der Mitarbeitenden erkennen und berücksichtigen
- Führung durch Feedback und individuelle Ansprache
- Entwicklung von Strategien zur langfristigen Umsetzung gesundheitsförderlicher Führung

## 2.3 Methodik

In den Qualifizierungsmodulen wurde eine Kombination aus Input, Gruppenarbeit, Selbstreflexion, Fallberatung durch die Trainerin und kollegialer Beratung verwendet. Besonders großen Wert wurde auf den Transfer des Gelernten in den Kita-Alltag gelegt. Dazu benannten die Teilnehmenden am Ende jedes Moduls persönliche Veränderungsvorhaben. Zur Reflexion wurde zudem ein Lerntagebuch eingesetzt, in dem Erfahrungen, Erkenntnisse und offene Fragen dokumentiert wurden.

Zusätzlich wurde ein *Steuerkreis* eingerichtet, um den Interventionsprozess zu begleiten und die gewonnenen Erkenntnisse nachhaltig in die Organisationsstrategie zu integrieren. Der Steuerkreis setzte sich aus Vertreter:innen der BGW, der Universität Hamburg, der Geschäftsführung des Kita-Trägers, der Personalabteilung, der Bereichsleitung sowie aus Kita-Leitungen zusammen, die im Rahmen der Intervention als Sprecher:innen in ihren jeweiligen Gruppen gewählt wurden. Die Gruppensprecher-Funktion umfasste sowohl die Vertretung gruppenspezifischer Anliegen als auch die Weitergabe relevanter Themen aus dem Steuerkreis, was eine aktive Mitgestaltung des weiteren Interventionsprozesses ermöglichte. Moderiert wurde der Steuerkreis von einer externen Moderatorin, die auch die Qualifizierungsmodule durchführte.

Der Steuerkreis koordinierte den gesamten Interventionsprozess. Zu seinen zentralen Aufgaben zählten die Zieldefinition, die Entwicklung einer Evaluationsstrategie, die Planung, Umsetzung und Steuerung von Maßnahmen sowie die Kommunikation des Fortschritts. Dabei sorgte er für Transparenz, Mitgestaltungsmöglichkeiten und eine nachhaltige Verankerung der Intervention (s. Abbildung 9).

**Abbildung 9: Aufgaben des Steuerkreises**

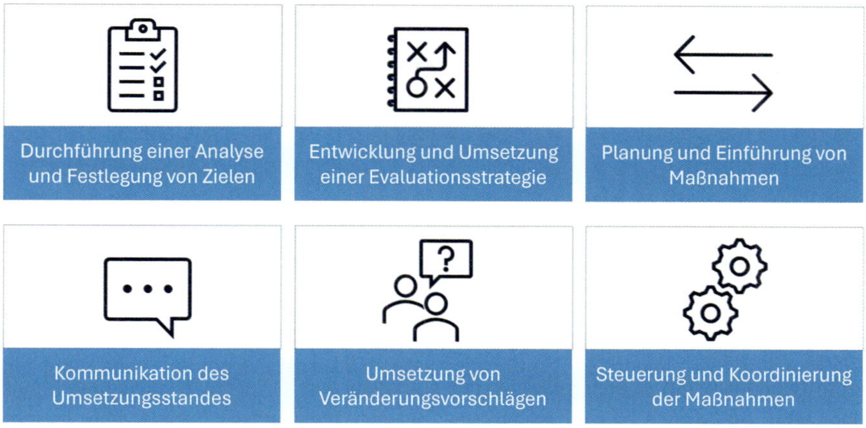


Quelle: Eigene Darstellung

# 3 Studiendesign und Evaluation: wissenschaftlich fundiert und praxisnah

Die wissenschaftliche Evaluation der Maßnahme erfolgte im Rahmen einer *randomisierten kontrollierten Studie (RCT)*. Durch dieses Studiendesign wurde sichergestellt, dass valide Rückschlüsse auf die Wirksamkeit der Intervention gezogen werden können. Der Ablauf der Studie ist in Abbildung 10 veranschaulicht.

**Abbildung 10: FÜHR'GESUND Studiendesign**

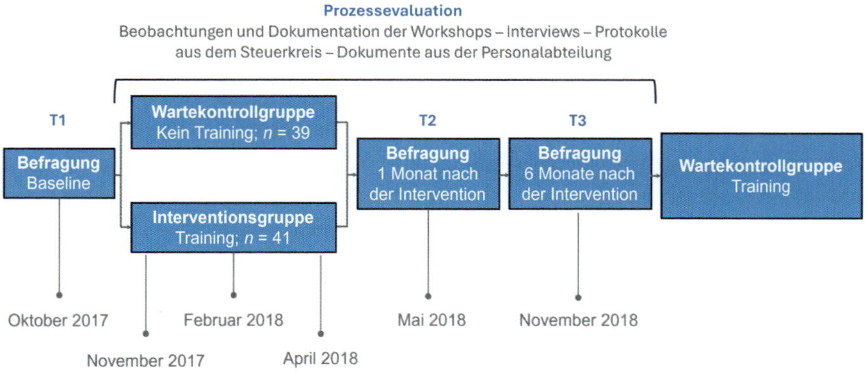


Quelle: Eigene Darstellung

## 3.1 Stichprobe und Gruppenbildung

Insgesamt nahmen 80 Kitas teil. Diese wurden zufällig auf eine Interventionsgruppe ($n$ = 41) und eine Wartekontrollgruppe ($n$ = 39) aufgeteilt. Die Wartekontrollgruppe erhielt die gleiche Maßnahme nach Abschluss der Evaluation.

## 3.2 Erhebungsdesign

Anhand eines Fragebogens wurden sowohl Leitungskräfte als auch deren Mitarbeitende zu drei Zeitpunkten befragt:

- **T1 (vor der Qualifizierung):** Baseline-Erhebung
- **T2 (1 Monat nach Abschluss der Qualifizierung):** Kurzfristige Effekte
- **T3 (6 Monate nach Abschluss der Qualifizierung):** Langfristige Effekte

## 3.3 Erhebungsinstrumente

Die Evaluation umfasste die Überprüfung der Wirksamkeit der Intervention in folgenden Bereichen:

1. **Führungsverhalten** (z. B. Gesundheitsorientierung, Beziehungsqualität, Aufgabenorientierung)
2. **Arbeitsbedingungen** (z. B. Rollenklarheit, Partizipation, Zeitdruck, Vertretungsregelungen)
3. **Psychisches Befinden** (z. B. emotionale Erschöpfung, positives Wohlbefinden, Arbeitszufriedenheit)

Zusätzlich wurde eine qualitative Prozessevaluation durchgeführt: Dafür wurden die Workshops beobachtet, Lerntagebücher analysiert und Interviews mit den Teilnehmenden und der Trainerin geführt. So konnten Faktoren identifiziert werden, die den Transfer des Gelernten in den Kita-Alltag unterstützen oder behindern.

# 4 Evaluationsergebnisse: Wirksamkeit auf mehreren Ebenen

## 4.1 Wirkungen auf Leitungskräfte

Die Ergebnisse zeigen deutliche Verbesserungen in mehreren Bereichen (Vincent-Höper et al., 2025):

- **Arbeitsbedingungen:** Nach einem Monat war die Organisation der Arbeitsabläufe in der Interventionsgruppe signifikant besser als in der Kontrollgruppe. Zudem hatten die Teilnehmenden der Interventionsgruppe seltener das Gefühl, unnötige oder unzumutbare Aufgaben erledigen zu müssen.
- **Gesundheitsempfinden:** Einen Monat nach der Intervention zeigte sich in der Interventionsgruppe ein verbessertes Wohlbefinden, während es in der Kontrollgruppe sogar zurückging. Diese positive Entwicklung blieb auch langfristig stabil. Sechs Monate nach der Maßnahme waren zudem die Arbeitszufriedenheit höher und die emotionale Erschöpfung geringer als in der Kontrollgruppe.

▶ Diese positiven Effekte werden vor allem auf die intensive Auseinandersetzung mit der eigenen Rolle, die kollegiale Beratung sowie die konkrete Planung und praktische Umsetzung von Veränderungsvorhaben zurückgeführt.

## 4.2 Wirkungen auf Mitarbeitende

Obwohl die Mitarbeitenden selbst nicht an den Workshops teilnahmen, zeigten sich auch bei ihnen positive Veränderungen (Stein et al., 2021):

- Einen Monat nach dem Training wurde eine verbesserte Beziehungsqualität zwischen Mitarbeitenden und Führungskräften festgestellt. Insbesondere bei Mitarbeitenden mit hoher Arbeitsbelastung zeigte das Training eine besonders starke Wirkung.

Darüber hinaus zeigten sich folgende Effekte:

- **Führungsverhalten:** Im Vergleich zur Kontrollgruppe berichteten die Mitarbeitenden der Interventionsgruppe einen Monat nach der Maßnahme, dass ihre Leitungskraft stärker auf ihre Gesundheit achtet, sie weniger überfordert und die Aufgaben klarer strukturiert. Unterstützung und Förderung durch die Leitungskraft wurden durch die Interventionsgruppe zudem sechs Monate nach der Qualifizierung höher eingeschätzt.
- **Arbeitsbedingungen:** Verbesserungen zeigten sich nach einem Monat etwa in der Vertretungsregelung bei Krankheit, der Möglichkeit zur Partizipation und der Organisation der Arbeitsabläufe.

- **Gesundheitsempfinden:** Die emotionale Erschöpfung war in der Interventionsgruppe nach einem Monat geringer und die Arbeitszufriedenheit nach sechs Monaten höher als in der Kontrollgruppe.

► Besonders bemerkenswert: Während sich das Führungsverhalten und die Arbeitsbedingungen in der Kontrollgruppe teilweise verschlechterten, konnte in der Interventionsgruppe eine Stabilisierung oder Verbesserung beobachtet werden.

# 5 Erfolgsfaktoren und Transfer in die Praxis

Aus der Prozessevaluation konnten mehrere Erfolgsfaktoren der Intervention abgeleitet werden:

- **Praxisnähe:** Die Inhalte der Qualifizierung waren an den tatsächlichen Herausforderungen im Alltag der Leitungskräfte orientiert und boten konkrete Handlungsoptionen.
- **Kollegialer Austausch:** Die kollegiale Beratung förderte Selbstwirksamkeit und Verbundenheit unter den Leitungskräften.
- **Transferorientierung:** Durch Transferaufgaben, Reflexion und das Führen eines Lerntagebuchs wurde die Übertragung der gelernten Inhalte in die Praxis gezielt gefördert.
- **Partizipation:** Das partizipative Vorgehen war ein zentraler Erfolgsfaktor, um Verbindlichkeit in der Umsetzung zu fördern und die langfristige Verankerung in bestehende Strukturen zu sichern.
- **Organisationsunterstützung:** Die aktive Einbindung des Steuerkreises und des Trägers trug zur nachhaltigen Wirksamkeit der Intervention bei.

► Leitungskräfte berichteten, dass insbesondere die Reflexion eigener Stressmuster, der Austausch mit Kolleg:innen und die systematische Auseinandersetzung mit Führungssituationen einen hohen Lernwert hatten.

# 6 Bedeutung für das Betriebliche Gesundheitsmanagement

FÜHR'GESUND liefert fundierte Evidenz dafür, dass eine gezielte Führungskräftequalifizierung einen messbaren Beitrag zur Förderung psychischer Gesundheit in Kindertageseinrichtungen leisten kann – nicht nur bei Führungskräften selbst, sondern auch im gesamten Team.

**Für das BGM ergeben sich daraus drei zentrale Schlussfolgerungen:**

1. **Führung als Gesundheitsfaktor ernst nehmen**

   Führung beeinflusst die Gesundheit – sowohl die eigene als auch die der Mitarbeitenden. Investitionen in gesundheitsförderliche Führung zahlen sich also doppelt aus: Sie schützen die Leitungskraft und stärken die Teams.

2. **Gesundheitsorientierte Selbst- und Mitarbeiterführung vereinen**

   Gesundheitsförderliche Führung sollte zwei Ansatzpunkte verbinden: (1) die Selbstfürsorge, Selbstreflexion und Achtsamkeit der Führungskraft sowie (2) einen wertschätzenden Umgang mit Mitarbeitenden und die Förderung gesunder Arbeitsbedingungen.

3. **Evaluation als Standard etablieren**

   Ohne Evaluation gibt es keine Sicherheit über die Wirksamkeit. Die Studie zeigt, dass eine methodisch gründliche und zugleich praxisnahe Evaluation auch im komplexen Bereich sozialer Dienstleistungen möglich ist und wertvolle Erkenntnisse für ein strategisches BGM liefert.

# 7 Fazit und Empfehlungen für die Praxis

Die Ergebnisse von FÜHR'GESUND sind ermutigend: Führung lässt sich gesundheitsförderlich gestalten – wenn Leitungskräfte die nötige Unterstützung und Qualifizierung erhalten. Gerade im Kita-Bereich, in dem psychische Belastungen hoch sind und der Fachkräftemangel zunimmt, ist eine gesunde Führungskultur von zentraler Bedeutung.

**Unsere Empfehlungen lauten daher:**

- Richten Sie einen Steuerungskreis ein, um den Interventionsprozess gezielt zu begleiten und Verbesserungsmaßnahmen nachhaltig zu verankern.
- Qualifizieren Sie Führungskräfte gezielt in gesunder Selbstführung sowie in einer gesundheitsorientierten Führung ihrer Mitarbeitenden.
- Schaffen Sie Räume für kollegialen Austausch und persönliche Reflexion.
- Nutzen Sie Transferinstrumente wie Lerntagebücher oder Umsetzungsvereinbarungen zur Unterstützung des Praxistransfers.
- Erfassen Sie den Mehrwert der Maßnahmen, indem Sie Teilnehmende die Relevanz und Nützlichkeit für ihren beruflichen Alltag einschätzen lassen.
- Schaffen Sie messbare Synergien, indem Sie Gesundheitsförderungsmaßnahmen mit der gesetzlich vorgeschriebenen Gefährdungsbeurteilung psychischer Belastungen verbinden.

**Gesunde Führung braucht Klarheit, Haltung und die Bereitschaft, sich selbst weiterzuentwickeln. FÜHR'GESUND zeigt: Das ist möglich – und wirksam.**

# 8 Literaturverzeichnis


DAK-Gesundheit (2024). *Psychreport 2024. Entwicklungen der psychischen Erkrankungen im Job: 2013–2023.* https://caas.content.dak.de/caas/v1/media/59154/data/0114eed547a91f626b09d8265310d-1e5/240305-download-bericht-psychoreport-2023.pdf

Franke, F., Felfe, J., & Pundt, A. (2014). The impact of health-oriented leadership on follower health: Development and test of a new instrument measuring health-promoting leadership. *German Journal of Human Resource Management: Zeitschrift für Personalforschung, 28*(1–2), 139–161. https://doi.org/10.1177/239700221402800108

Gambaro, L., Spieß, C. K., & Westermaier, F. (2021). Childcare workers experience many stressors and little recognition. *DIW Weekly Report, 11*(34), 249–258. https://doi.org/10.18723/diw_dwr:2021–34–1

Nagel-Prinz, S. M., & Paulus, P. (2012). Wie geht es Kita-Leitungen? Gesundheitliche Belastungen von Führungskräften in Kindertageseinrichtungen. *Prävention und Gesundheitsförderung, 7*(2), 127–134. https://doi.org/10.1007/s11553-012–0335–4

Nentwig-Gesemann, I., Nicolai, K., & Köhler, L. (2016). *KiTa-Leitung als Schlüsselposition. Erfahrungen und Orientierungen von Leitungskräften in Kindertageseinrichtungen.* Bertelsmann Stiftung.

Rudow, B. (2004). Belastungen im Erzieher/innenberuf. *Bildung und Wissenschaft, 6*, 6–11.

Schieler, A. (2022). *DKLK-Studie 2022. Themenschwerpunkt: Gesundheit und Gesundheitsprävention in der Kita. Eine repräsentative, bundesweite Befragung unter Kitaleitungen.* www.deutscher-kitaleitungskongress.de/wp-content/uploads/2022/11/DKLK-Studie-2022-Studienbericht1.pdf

Stein, M., Schümann, M., Teetzen, F., Gregersen, S., Begemann, V., & Vincent-Höper, S. (2021). Supportive leadership training effects on employee social and hedonic well-being: A cluster randomized controlled trial. *Journal of Occupational Health Psychology, 26*(6), 599–612. https://doi.org/10.1037/ocp0000300

Strehmel, P. (2016). Leitungsfunktion in Kindertageseinrichtungen: Aufgabenprofile, notwendige Qualifikationen und Zeitkontingente. In S. Viernickel, K. Fuchs-Rechlin, P. Strehmel, C. Preissing, J. Bensel, & G. Haug-Schnabel (Hrsg.), *Qualität für alle. Wissenschaftlich begründete Standards für die Kindertagesbetreuung* (3. Aufl., S. 131–252). Herder.

Thinschmidt, M., Gruhne, B., & Hoesl, S. (2008). *Forschungsbericht zur beruflichen und gesundheitlichen Situation von Kita-Personal in Sachsen.* www.kita-bildungsserver.de/downloads/download-starten/?did=443

Viernickel, S., & Voss, A. (2012). *STEGE Strukturqualität und Erzieher_innengesundheit in Kindertageseinrichtungen: Wissenschaftlicher Abschlussbericht.* www.bildungsserver.de/db/mlesen.html?Id=50502

Viernickel, S., Voss, A., & Mauz, E. (2017). *Arbeitsplatz Kita. Belastungen erkennen, Gesundheit fördern.* Beltz Juventa.

Vincent-Höper, S., & Stein, M. (2019). The role of leaders in designing employees' work characteristics: Validation of the health- and development-promoting leadership behavior questionnaire. *Frontiers in Psychology, 10*, 1049. https://doi.org/10.3389/fpsyg.2019.01049

Vincent-Höper, S., Stein, M., & Gregersen, S. (2025). Effects of a leadership training program on the mental health of childcare directors. *Gruppe. Interaktion. Organisation. Zeitschrift für Angewandte Organisationspsychologie (GIO)*, 1-12.

# Teil VI: Kommunikation und Sensibilisierung

# Colour Talks – Weshalb Oberflächen alles andere als oberflächlich sind

*Ines Klemm*

**Abstract:** Farbe flirtet mit unseren Sinnen – sie spricht, noch bevor Worte es tun. Instinktiv verstehen wir sie, kognitiv haben wir viel davon vergessen. In Zeiten steigender Allergien, Erschöpfung und chronischer Erkrankungen – teils schon bei den Jüngsten – steht das Betriebliche Gesundheitsmanagement vor neuen Herausforderungen. Dabei wird oft übersehen, welch zentrale Rolle Architektur, Design und die farbliche Gestaltung unserer Umgebung für Gesundheit und Wohlbefinden spielen. Mit 70 % aller Sinnesrezeptoren in den Augen trifft bis zu 90 % unserer Entscheidungen das Auge – blind oder sehend. Farbe ist dabei die informationsreichste Form von Licht und wirkt als Energiequelle oder Energieräuber: Reizüberflutung erschöpft, sinnvolle Umgebungen laden uns auf. Richtig eingesetzt nach dem wissenschaftlich fundierten Archiveda®-Prinzip wird Raumgestaltung zum unsichtbaren „Ladegerät", das Körper, Geist und Seele mit Energie, Erinnerungen und Licht versorgt.

**Drei Kernbotschaften:**

1. Oberflächen sind alles andere als oberflächlich,
2. Design als Erfolgsfaktor für Mensch und Raum,
2. Raumstrukturen als Ausdruck und Verstärker von Werten, Denkstrukturen und Kommunikation.

## 1 Raum. Farbe. Kommunikation – Die unterschätzte Kraft des Sichtbaren

Farbe spricht, lange bevor Worte entstehen. Sie wirkt intuitiv, körperlich, unmittelbar. Schon in frühesten Lebensformen diente die Fähigkeit, Licht von Dunkelheit zu unterscheiden, dem Überleben. Aus lichtempfindlichen Hautflecken entwickelten sich komplexe Sehorgane – unser Sehsinn wurde zur Hauptquelle der Welterfahrung. Heute laufen über 70 % aller Sinneswahrnehmungen über die Augen. Studien zeigen: Bis zu 90 % unserer Entscheidungen werden visuell mitbestimmt – bewusst oder unbewusst.

Dennoch werden Oberflächen im Betrieblichen Gesundheitsmanagement (BGM) oft als bloßes Beiwerk betrachtet. Farbe, Material, Licht, räumliche Struktur – all das scheint sekundär gegenüber Maßnahmen wie Bewegung, Ernährung oder psychischer Entlastung.

Doch das ist ein Trugschluss. Räume und ihre Gestaltung sind nicht nur Kulisse, sondern Co-Therapeuten. Oberflächen sind Informations- und Resonanzträger, energetische Mittler zwischen Mensch und Umwelt. Sie regulieren unser Nervensystem, prägen emotionale Zustände und beeinflussen Identität, Resilienz und soziale Beziehungen.

In Zeiten wachsender Belastung – mit steigenden Burnout-Raten, innerer Kündigung, psychosozialer Erschöpfung und multisensorischer Reizüberflutung – wird es essenziell, die Bedeutung von Umgebungsgestaltung als präventive Ressource zu verstehen. Gesundheit beginnt nicht nur im Inneren, sondern auch mit dem Außen: mit Licht, Farbe, Struktur, Atmosphäre.

## 2 Farbe als Sprache des Lichts – und der Zellen

Farbe ist sichtbares Licht. Sie besteht aus elektromagnetischen Wellen mit unterschiedlichen Frequenzen. Jede Farbe sendet spezifische energetische Impulse, die nicht nur das Auge, sondern auch die Haut wahrnimmt. Neue Studien belegen, dass Farben Zellprozesse beeinflussen können – sie sind weit mehr als psychologische Impulse. Farbe wirkt auf molekularer Ebene – über die Haut, über das Auge, über das Nervensystem.

Henry Ashby Rankin beschrieb diesen Vorgang bereits 1895: Licht trifft auf die Retina, aktiviert Fotorezeptoren, die elektrische Impulse ans Gehirn senden. Je nach Wellenlänge entsteht der Eindruck von Rot, Gelb, Blau – oder von Ruhe, Wärme, Anspannung. Weiß erscheint als neutral, enthält aber alle Farben – ein energetisches Gleichgewicht.

Farbe bedeutet also: Schwingung. Und Schwingung bedeutet: Kommunikation. Diese Form der „visuellen Kommunikation" ist tief in unserem evolutionären Überleben verankert (Rankin 1930, S. 27). Wir lesen Räume – nicht nur mit den Augen, sondern mit dem ganzen Körper.

## 3 Farbe – das universellste Kommunikationsmittel der Welt: Wie architektonische Farbgestaltung Kultur, Gesundheit und Kommunikation verbindet

Farbe ist das universellste Kommunikationsmittel der Welt. Sie wird überall verstanden – unabhängig von Alter, Sprache, Herkunft oder Bildung. Sie wirkt sofort und berührt uns direkt, bevor Worte oder Gedanken greifen. In der Architektur und im Design wird diese

Wirkung jedoch noch immer unterschätzt oder als „ästhetischer Zusatz" betrachtet. Dabei ist Farbe nicht nur Gestaltung, sondern ein zutiefst wirksames Kommunikationsmittel – emotional, sozial, kulturell und energetisch.

Farbe beeinflusst unser Erleben, unser Verhalten, ja sogar unsere Gesundheit. Doch trotz der zunehmenden Farbigkeit in Mode, Werbung, Interieur und öffentlichem Raum besteht noch immer große Unsicherheit darüber, was Farbe eigentlich ist, wie sie wirkt und warum sie unser Empfinden weit über die Oberfläche hinaus beeinflusst.

Die Verwendung von Farbe ist kulturell tief verwurzelt. In Skandinavien etwa kompensieren leuchtend bunte Häuser das fehlende Tageslicht in langen Winternächten. In Afrika erzählen Farben in Kleidung und Körperbemalung von Stolz, Ritualen und Zugehörigkeit. In Südamerika prägt Farbe das Straßenbild – in Märkten, Häusern, Tänzen und Speisen. In Südeuropa sind Häuserfassaden in erdigen Ocker-, Ziegel- oder Terrakottatönen gehalten – sie verbinden Mensch und Landschaft, Vergangenheit und Gegenwart.

In Deutschland, der Schweiz oder Österreich hingegen dominieren oft Weiß, Grau oder Schwarz – eine Zurückhaltung, die nicht nur gestalterisch wirkt, sondern auch emotional dämpfen kann. Dabei haben gerade diese Länder das Potenzial, durch bewusste Farbgestaltung Räume zu schaffen, die Vitalität, Sinnlichkeit und Verbundenheit stärken.

## 3.1 Architekturfarbe – mehr als Dekor

In den letzten Jahren wächst das öffentliche Bewusstsein für die Bedeutung von Farbe im Raum. Immer mehr Bücher, Studien und Praxisbeispiele beschäftigen sich mit architektonischer Farbgestaltung. Dennoch wird Farbe in der Praxis oft noch intuitiv oder dekorativ eingesetzt. Architekt*innen greifen häufig auf standardisierte Farbpaletten wie RAL, NCS oder Pantone zurück, ohne die kulturelle Bedeutung, psychophysiologische Wirkung oder emotionale Energie der Farben tiefgehend zu hinterfragen.

Johannes Itten, einer der Vordenker der Farbtheorie, wies bereits 1973 darauf hin: *„Heutzutage errichten Architekten große Wohnblöcke in einheitlichen Farben. Sie sollten erkennen, dass nur Menschen mit entsprechendem Farbempfinden diese Wohnanlagen genießen – alle anderen werden mehr oder weniger abgestoßen. Unstimmige Farben können für empfindsame Menschen enormen Stress bedeuten. Ist das allgemeine Wohlbefinden nicht wichtiger als ästhetische Einheit?"* (Itten 1973, S. 32)

Diese Aussage hat heute mehr Gültigkeit denn je – gerade im Kontext des Betrieblichen Gesundheitsmanagements. Farbe kann Orientierung geben, Sicherheit vermitteln, Stress abbauen oder Kommunikation fördern – aber nur, wenn sie bewusst, kontextbezogen und kulturintelligent eingesetzt wird.

# 4 Raum ist Mitspieler – und Mitgestalter

Räume beeinflussen unser Denken, Fühlen und Handeln. Sie formen Denkstrukturen, steuern Wahrnehmung, fördern oder behindern Kommunikation. Raum ist nicht neutral – er wirkt. Das beginnt bei der Anordnung von Möbeln, reicht über Lichtführung und akustische Qualität bis zur Material- und Farbwahl.

Ein kalter, hallender Flur in kühlen Farben erzeugt ein anderes emotionales Echo als ein warmer Eingangsbereich mit natürlichem Licht und weichen Materialien. Räume senden Signale – über Zugehörigkeit, Kontrolle, Offenheit, Orientierung oder Sicherheit.

Besonders im Arbeitskontext kommt es auf diese „stillen Botschaften" an: Fühlt sich ein Mensch willkommen oder geprüft? Gehalten oder gestresst? Die Raumstruktur beeinflusst nicht nur, ob wir produktiv sind, sondern auch, wie wir miteinander umgehen. Architektur wird so zur nonverbalen Kommunikation, zur Verkörperung von Unternehmenskultur.

# 5 Design als Strategie: Wirkung ohne Worte

Design ist oft unsichtbar – zumindest solange es funktioniert. Doch gerade diese Unsichtbarkeit macht es so mächtig: Gutes Design vermittelt Sicherheit, Struktur und Sinn. Es „spricht" mit uns, ohne zu sprechen. Es informiert, orientiert, lädt ein oder grenzt aus.

Im Kontext des BGM ist Design keine bloße Stilfrage, sondern strategische Ressource. Es beeinflusst die Selbstwahrnehmung von Mitarbeitenden, ihre Leistungsfähigkeit, Stressresistenz und emotionale Verfügbarkeit. Wer Design auf Gesundheit ausrichtet, fördert nicht nur das individuelle Wohlbefinden, sondern stärkt die gesamte Organisation.

Die Salutogenese – das wissenschaftliche Modell zur Entstehung von Gesundheit – nennt drei Faktoren für Resilienz: Verstehbarkeit, Handhabbarkeit und Sinnhaftigkeit. Alle drei lassen sich räumlich übersetzen: durch klare Strukturen, nachvollziehbare Funktionen und Räume, die „Sinn machen". Gestaltung ist also eine Form von Fürsorge. Räume können Sicherheit vermitteln – oder Orientierungslosigkeit verstärken.

## 5.1 Intuition, Wissenschaft und gestalterische Verantwortung

Architekt*innen sind oft überfordert mit der Komplexität der Farbwahl. Technische Aspekte überwiegen, während energetische, emotionale oder kulturelle Dimensionen vernachlässigt werden. Dabei lässt sich Farbe nicht allein aus physikalischer Perspektive verstehen. Sie ist gleichzeitig subjektiv, intersubjektiv und objektiv – sie vereint Emotion, Intuition, Erfahrung und Wissenschaft.

Auch Itten betonte, dass die intuitive Farbwahl oft tiefer gehe als jede theoretische Planung: *„Jeder kalkulierte Plan wird nicht das ausschlaggebende Moment sein. Intuitives Empfinden ist ihm überlegen, es navigiert durch das Reich des Irrationalen und Metaphysischen, das sich der Zahl entzieht."*

Diese Verbindung von Ratio und Intuition, von Zahl und Gefühl, von Licht und Leben war auch Grundlage in der Arbeit von Le Corbusier. Er kombinierte griechische Polychromie mit modernistischem Geist und untersuchte die Wirkung von Weiß auf Farbe, Material und Licht. Seine „Polychromie Architecturale" ist bis heute eine Brücke zwischen Antike und Gegenwart – zwischen westlicher Logik und östlichem Farbverständnis.

### 5.2 Warum Farbe mehr ist als ein schönes Add-on

Farbe ist kein Beiwerk, sondern Basis jeder Raumwahrnehmung. Sie beeinflusst das Gefühl von Temperatur, Nähe, Klarheit, Offenheit oder Sicherheit. Farben wirken auf das Nervensystem, aktivieren oder beruhigen, motivieren oder entlasten. Besonders im Arbeitskontext haben sie entscheidenden Einfluss auf Leistungsfähigkeit, emotionale Stabilität und soziale Dynamik.

### 5.3 Farbe ist Energie. Farbe ist Information. Farbe ist Beziehung

Wenn wir Architektur als Resonanzkörper verstehen – wie es das Archiveda®-Prinzip tut –, dann ist Farbe die Sprache, mit der dieser Körper spricht. Sie ist das Medium, durch das Räume emotional codiert werden. Aus Archiveda®-Sicht ist Farbe nicht nur ein gestalterisches Mittel, sondern ein strategisches Werkzeug zur Gesundheitsförderung, emotionalen Intelligenz und sozialen Verbindung.

## 6 Ausblick: Der Raum spricht – aber in welcher Sprache?

Räume sind mehr als Behälter – sie sind Botschafter. Ihre Sprache ist die Farbe. Wer sie bewusst einsetzt, schafft Vertrauen, vermittelt Sinn, stärkt Zugehörigkeit und fördert Gesundheit. Dafür braucht es ein neues Bewusstsein für die tiefere Bedeutung von Farbe – im Design, in der Architektur und im BGM.

Farbe wirkt immer – die Frage ist, wie bewusst wir sie nutzen. Als universelles Kommunikationsmittel überwindet sie Sprachbarrieren, wirkt instinktiv und kulturübergreifend. Dennoch bleibt sie im professionellen Kontext oft unterschätzt.

Trotz vieler verfügbarer Farbsysteme bleibt die Wahl in Europa oft intuitiv oder routiniert. Erst seit Kurzem greifen Architekt*innen wieder verstärkt auf das Wissen von Goethe, Albers oder Itten zurück. Le Corbusiers „Polychromie Architecturale" schlägt dabei eine Brücke zwischen antiker Farbphilosophie und moderner Raumgestaltung – ein Ansatz, der heute aktueller ist denn je.

# 7 Symmetrie, Harmonie und Gesundheit – ein kulturhistorischer Blick

Im antiken Griechenland galt Symmetrie („symmetria") nicht nur als mathematisches Prinzip, sondern als Ausdruck von Gesundheit und innerer Harmonie. Der Arzt Galen griff diese Idee auf und verwies auf den „Kanon" des Bildhauers Polyklet – eine Skulptur idealer Proportionen als Symbol körperlich-seelischer Ausgewogenheit.

Gemeint war damit auch ein gesunder Energiefluss – ähnlich wie in fernöstlichen Kulturen. Doch im Westen verlagerte sich der Fokus zunehmend auf das Messbare, während emotionale und spirituelle Aspekte von Gesundheit in den Hintergrund traten. Symmetrie blieb als Schönheitsmaß bestehen, Farbe hingegen wurde ausgeschlossen. Plotin etwa sah in Licht und Farbe keine zur Symmetrie gehörende Schönheit.

So begann die kulturelle Trennung von Form und Wirkung – von Raum, Körper und Gefühl. Für ein zukunftsfähiges BGM heißt das: Gesundheit muss ganzheitlich gedacht werden – als Zusammenspiel von Rationalität, Wahrnehmung, Schwingung und Balance.

# 8 Archiveda® – die Wissenschaft der Verbindung

Genau hier setzt das Archiveda®-Prinzip an: Es sieht den Menschen nicht isoliert, sondern in Verbindung – mit sich selbst, mit seiner Umwelt, mit seiner Aufgabe. Es basiert auf Resonanz, Farbfrequenz, kultureller Intelligenz und räumlicher Bewusstheit.

Archiveda® steht für die Wissenschaft der Verbindung: zwischen Natur, Design und sozialem Verhalten. Es verbindet alte Weisheiten (Ayurveda, Chi, Archetypen) mit modernen Erkenntnissen der Neurobiologie, Farbpsychologie und Raumsoziologie. Die Methodik erkennt Räume als energetische Felder – sie können aufladen, entladen, ordnen, klären.

Im Zentrum steht die Idee der bewussten Codierung: Räume, Farben, Materialien und Strukturen werden so eingesetzt, dass sie dem Nervensystem helfen in Balance zu bleiben. Design wird zur Ressource für Selbstregulation – individuell und kollektiv.

# 9 Anwendung im Unternehmenskontext

Die Anwendungsmöglichkeiten sind vielfältig – ob im Coaching, in der Architektur, im Corporate Design oder in der Unternehmenskultur. Einige konkrete Beispiele:

- **Farbpsychologisch codierte Rückzugsräume** helfen bei Reizüberflutung und fördern Tiefenregeneration.
- **Arbeitsbereiche mit zoniertem Licht** und rhythmischer Struktur unterstützen Konzentration und kreative Denkprozesse.
- **Gemeinschaftszonen in warmen Farbtönen und organischen Formen** stärken Empathie, Zugehörigkeit und ko-kreatives Arbeiten.
- **Ein bewusst gestalteter Empfangsbereich** gibt Orientierung und schafft Vertrauen – und zwar in den ersten fünf Sekunden.

Dabei ist entscheidend, dass Raumgestaltung nicht beliebig oder nur „schön" ist. Sie muss funktional auf emotionale, soziale und gesundheitliche Prozesse abgestimmt sein. Das macht den Unterschied zwischen Dekoration und Transformation.

# 10 Design ist Kommunikation – und Kulturvermittler

Jede Entscheidung im Raum ist eine Aussage. Materialien, Farben, Texturen, Übergänge, Höhenunterschiede, Lichtzonen – alles kommuniziert. Räume zeigen, was zählt. Sie können Hierarchien abbauen oder betonen. Sie können Orientierung geben oder Verwirrung stiften.

Wer BGM zukunftsweisend denkt, kommt an der bewussten Gestaltung von Umgebungen nicht vorbei. Die Arbeitswelt der Zukunft braucht Räume, die atmen – die mitgehen, die unterstützen, die nähren. Gesundheit ist nicht nur eine Funktion des Körpers, sondern eine Funktion der Umgebung.

Archiveda® macht sichtbar, was oft verborgen bleibt. Es schafft Verbindung, Klarheit und Resonanz – und damit die Grundlage für eine gesunde, leistungsfähige und menschliche Arbeitswelt.

# 11 Fazit: Kommunikation beginnt beim Raum

Gesundheit beginnt mit Aufmerksamkeit. Und Aufmerksamkeit beginnt im Raum. Räume sind nicht neutral. Sie sind Träger von Sinn, Spiegel der Kultur und stille Mitspieler im Dialog zwischen Mensch und Organisation.

Farbe ist kein Dekor – sie ist Datenpaket. Design ist keine Stilfrage – es ist Gesundheitsstrategie. Raum ist kein Container – er ist Resonanzkörper.

Deshalb gilt: Oberflächen sind nicht oberflächlich. Sie sind tiefwirksame Ausdrucksformen von Kultur, Beziehung und Wertschätzung.

Wer Räume klug gestaltet, gestaltet Gesundheit. Wer Farben bewusst wählt, stärkt Identität. Wer Raumstrukturen kommunizieren lässt, fördert Vertrauen, Orientierung und Wandel.

Gutes Design heilt – und beginnt genau dort, wo Worte enden.

# 12 Literatur

Klemm, I., 2014. *Colour energy and wellbeing: the lessons of the Orient.*

Rankin, R. A., *The Teaching of Colour.* London: Sir Isaac Pitman & Sons Ltd., 1930.

Itten, J., *The Art of Color: The Subjective Experience and Objective Rationale of Color.* New York: Van Nostrand Reinhold, 1973.

# Kommunikation – Die geheime Superkraft im BGM

*Gerrit Rohde*

## 1 Einleitung

Montagmorgen, 9:03 Uhr. Die Aktionswoche zum Thema Frauengesundheit startet endlich nach monatelanger Planung. Bedarfe wurde vorab erfragt, mehrere BGM-Dienstleister und andere Fachabteilungen aufwendig koordiniert – und dann die Enttäuschung: Wieder nur die üblichen Verdächtigen, die immer an Bord sind, wenn das BGM-Team eine Aktion plant. Es ist nicht das erste Mal, dass ein Angebot aus dem Betrieblichen Gesundheitsmanagement untergeht.

Die Folge. Das BGM läuft – aber es wirkt nicht flächendeckend. Häufig fragen sich BGM-Verantwortliche an dieser Stelle: Lag es an der Auswahl des Themas? Am Zeitpunkt? An der Qualität der Referenten? Viel zu selten wird allerdings gefragt: „Lag es an der Kommunikation?"

Nicht der Mangel an Maßnahmen, sondern an Aufmerksamkeit lassen BGM-Angebote scheitern. Innerhalb eines Unternehmens konkurriert BGM mit anderen Themen, z. B. Nachhaltigkeit, Change-Initiativen, und schlicht: dem Alltagsstress der Mitarbeitenden. Gesundheit ist wichtig, aber nicht dringend – und rutscht damit auf der Prioritätenliste der Beschäftigten gerne nach hinten.

## 2 Das Kommunikations-Dilemma im BGM

2024 fragte die DAK-Gesundheit im Rahmen qualitativer Interviews 20 Partnerunternehmen: „Wie kommunizieren sie im BGM?", „Welche Priorität hat das Thema Kommunikation für ihre Arbeit?" Das Ergebnis ist paradox: Kommunikation wird im BGM zwar als sehr wichtig eingeschätzt, gleichzeitig aber vernachlässigt. Kommunikation ist ein echter Engpass. 19 der 20 befragten Unternehmen sehen Kommunikation als einen zentralen Erfolgsfaktor im BGM, gleichzeitig beklagten rund 14 Interviewpartner fehlende Ressourcen oder Know-how im Bereich Kommunikation. Zwei Unternehmen gaben an, dass ihre BGM-Kommunikation keinerlei strategischer Planung unterläge. Kommuniziert wird meist ad hoc über die Klassiker „Newsletter" und – falls vorhanden – „Intranet". Nur acht Unternehmen bezogen Führungskräfte aktiv in die Kommunikation ein – vor allem in

Produktionsbereichen häufig der zentrale Kommunikationskanal. Als Ursache wurde ein Mangel an Zeit genannt.

„Wenn Kommunikation fehlt, bleibt BGM eine Sammlung guter Taten – aber ohne Wirkung", so das ernüchternde Fazit einer Interviewteilnehmerin. Anders formuliert: Wer nicht weiß, dass es ein Angebot gibt, oder nicht versteht, warum es relevant ist, wird es ignorieren.

Eine planvolle BGM-Kommunikation ist allerdings kein Nice-to-have – sie ist ein zentraler Hebel, dass sich Maßnahmen im Unternehmen breitenwirksam entfalten können. Anderseits gilt: Kommunikation ist kein Allheilmittel. Hapert es an der Qualität oder bedarfsgerechten Auswahl der BGM-Angebote, kann die beste Kommunikation das bestenfalls temporär kaschieren. „You can put lipstick on a pig, but it's still a pig", oder auf Deutsch: „Aus einem Esel wird kein Rennpferd, nur weil man es frisiert."

# 3 Kommunikative Herausforderungen identifizieren

Eine gute interne Kommunikation kann aus unterschiedlichsten Bereichen herausgefordert werden. Genau wie bei normalen BGM-Prozessen steht am Anfang eine fundierte Analyse: In welchen Kommunikationsbereichen hakt es? Folgende Sektoren kann man dabei unterscheiden:

1. **Unternehmensebene:**
   Dazu gehört mangelnde Unterstützung durch die Unternehmensführung. Das äußert sich in einer gesundheitsunfreundlichen Unternehmenskultur, überkomplexen Strukturen, Ressourcenmangel, geringe Sichtbarkeit, inkonsistente Botschaften sowie fehlende Verankerung in Leitbildern.
2. **Ebene Führungskräfte:**
   Zeigen Führungskräfte im mittleren und oberen Management ein mangelndes Bewusstsein für BGM, ist das ein Anzeichen, dass hier kommunikativ nachgeschliffen werden muss. Konkret äußert sich das in Widerständen gegen Veränderungen, fehlenden Vorbildern, Konflikten zwischen Abteilungen.
3. **Ebene Mitarbeitende:**
   Sprachliche Barrieren, ein falscher Tonfall, oder Informationsüberflutung können zu Desinteresse an BGM-Angeboten führen. Ein Angebot, das nicht bekannt ist oder als irrelevant empfunden wird, bleibt ungenutzt. So wird aus mangelhafter Kommunikation schnell ein vermeintliches Mitarbeiterproblem.
4. **Kommunikationsprozesse:**
   Unklare oder schwer zugängliche Kommunikationswege, fehlendes Wissen über vor-

handene Kanäle, unsichere Wahl der Kommunikationswege, keine Feedback-Möglichkeiten und eine zu komplizierte Darstellung von BGM-Inhalten – all das kann die Sichtbarkeiten von BGM-Angeboten schwächen.

5. **Externe Einflüsse:**
   Diese Ebene liegt außerhalb des eigenen Einflussbereichs, kann aber die eigene BGM-Kommunikation beeinflussen. Dazu gehören wirtschaftliche und politische Faktoren, technologischer Wandel oder Marktdruck. Beispiel: Ein geplanter Gesundheitstag findet wenige Tage nach einem pandemiebedingten Lockdown statt.

6. **Technologie:**
   Besitzen Mitarbeitende unterschiedliche digitale Kompetenzen, nutzen sie unterschiedliche Kommunikationskanäle? Wie wird das Thema Datenschutz und Sicherheit von sensiblen Daten sowie unzureichende oder nicht zugängliche IT-Strukturen im Unternehmen gehandhabt?

7. **Kultur/Demografie/Tätigkeit:**
   Vielfalt der Belegschaft (kulturell, demografisch), Erreichbarkeit von Mitarbeitenden (Schichtarbeit, Remote-Arbeit, mobile Arbeit, dezentralen Strukturen, internationale Niederlassungen, Zeitunterschiede etc.) führen zu kommunikativen Herausforderungen.

# 4 Aufmerksamkeitsökonomie

Das Thema BGM steht intern in Konkurrenz mit anderen Themen. Die Kommunikationswissenschaft spricht in diesem Zusammenhang von „Attention Economy", Aufmerksamkeitsökonomie (Davenport/Beck, 2001). Aufmerksamkeit ist eine knappe Ressource. Wer im Unternehmen gehört werden will, braucht:

- Relevanz (Warum betrifft mich das?)
- Wiederholung (Wie oft bekomme ich es mit?)
- Vertrauen (Wer sagt es mir?)
- Zugänglichkeit (Wo und wie erreiche ich die Info?)

Eine gelungene interne Kommunikation sichert nicht nur den Informationsfluss im Unternehmen, sondern beeinflusst nachweislich auch Motivation, Engagement und Veränderungsbereitschaft der Mitarbeitenden (vgl. Zerfass et al., 2022). Neben der reinen Information, wann wo etwas stattfindet, kann ein interner Newsletter oder ein Plakat unterschiedliche Einzelmaßnahmen gedanklich miteinander verbinden, so dass sich für die Zielgruppe ein größerer Gesamtzusammenhang erschließen kann.

# 5 Zielgruppen im BGM – und wie man sie wirklich erreicht

BGM richtet sich an alle im Unternehmen – aber nicht alle sind gleich erreichbar. Die zentralen Fragen lauten: Welche Zielgruppen möchte ich als BGM-Verantwortlicher ansprechen und mit welchen Botschaften und Kommunikationskanälen erreiche ich sie am besten? Welche besonderen Bedürfnisse haben sie? Welche Herausforderungen habe ich, sie zu erreichen? Wirksame Kommunikation berücksichtigt nicht nur Inhalte, sondern auch Fragen nach Kanalzugängen der Zielgruppen, deren Sprachniveaus und das richtige Timing für eine Ansprache.

Hier ein paar Beispiele:

**Tabelle 3: Besonderheiten bei der Kommunikation mit bestimmten Zielgruppen im Unternehmen**

| Zielgruppe | Kommunikationsbesonderheiten |
|---|---|
| Mitarbeitende | Unterschiedliche Arbeitsorte, Mediennutzung, Medienzugang |
| Führungskräfte | Engpass Aufmerksamkeit, aber Schlüsselrolle als Multiplikator |
| Geschäftsführung | Entscheidet über Budget & Relevanz – braucht strategische Argumente |
| Betriebsrat, -arzt | Wichtig für Akzeptanz, Mitwirkung und Verbreitung |

Quelle: Eigene Darstellung

# 6 Der Flaschenhals „Zeit"

Strategische Kommunikation fordert neben Know-how ausgerechnet jene Ressource, die bei BGM-Verantwortlichen in der Regel besonders knapp bemessen ist: „Zeit". Neben der Planung, Umsetzung und Evaluation der BGM-Maßnahmen fehlt oft schlicht die Zeit, um ein strategisches Kommunikationskonzept zu entwickeln, geschweige denn umzusetzen.

Der Aufwand, den man dem Thema Kommunikation widmen kann und sollte, orientiert sich deshalb immer an der Zeitressource, die zur Verfügung steht. Ausgehend von der (verkürzten) Annahme, dass eben jene Personal- und damit auch Zeitressourcen proportional zur Unternehmensgröße steigen, heißt das:

**Tabelle 4: Empfehlungen zur strategischen Kommunikation**

| Unternehmensgröße | Herausforderung | Empfehlung |
|---|---|---|
| < 100 MA (klein) | Kommunikation „nebenbei" | Externe Unterstützung einholen (sofern Budget), mit einfachen Tools starten (z. B. ChatGPT), Fokus auf persönliche Ansprache, persönliche Beziehungsebenen |
| 100–500 MA (mittel) | heterogene Belegschaft | Multiplikatoren aufbauen, einfache Formate entwickeln, digitale & analoge Kanäle kombinieren |
| > 500 MA (groß) | Komplexe Struktur | Redaktionspläne, Kennzahlen-basierte Steuerung, Kommunikationsleitfäden für Führungskräfte, ggf. interne Agentur oder Stabsstelle |

Quelle: Eigene Darstellung

# 7 Kommuni-KI-tion

Text- und bildgenerative Künstliche Intelligenz (KI) bieten die Möglichkeit mit wenigen Klicks Mitarbeitende zielgerichtet und kreativ und in ihrer Sprache anzusprechen. Übrigens: Hat ihnen das Kofferwort aus „Kommunikation" und „KI" in der Kapitelüberschrift zugesagt? Ist eine Erfindung von ChatGPT. Textgenerative KI hilft außerdem dabei, komplexe Gesundheitsthemen verständlich, visuell ansprechend und zielgruppengerecht aufzubereiten. So kann KI ein wirkungsvoller Hebel sein, um Aufmerksamkeit zu steigern und die Kommunikation im BGM nachhaltig zu verbessern.

### Was textgenerative KI (z. B. Claude, ChatGPT) konkret leisten kann:

**Tabelle 5: Aufgaben für textgenerative KI**

| Aufgabe | Beispiel |
|---|---|
| Texte schreiben | Einladung zur Aktionswoche, Reminder, Artikel für Intranet |
| Stil anpassen | Gleicher Inhalt, aber für Azubis, Produktion oder Führungskraft |
| Struktur geben | Gliederung für Infobroschüre oder Präsentation |
| Ideen generieren | Slogans, Kampagnenideen, visuelle Metaphern |

Quelle: Eigene Darstellung

**Was Bild-KI (z. B. Midjourney, DALL·E, ChatGPT) konkret leisten kann:**

- Visualisieren von Themen (z. B. Plakate, Illustrationen, Leitfäden)
- Einheitliches visuelles Erscheinungsbild
- Hohe Erkennbarkeit und Identifikation

Text- und bildgenerative KI funktionieren intuitiv. Gleichzeitig ist die Qualität des Outputs stark abhängig von professionellen Inputs, also die Befehle, oder „Prompts", mit denen man die KI brieft. Eine konkrete Empfehlung ist hier, entsprechende Weiterbildungsangebote im Unternehmen wahrzunehmen.

# 8 Wie gelingt professionelle BGM-Kommunikation in der Praxis?

Wer Kommunikation im BGM verbessern will, braucht idealerweise einen strategischen Ansatz, mindestens aber einen strukturierenden Rahmen. Eine Möglichkeit besteht darin den im BGM etablierten PDCA-Zyklus (Plan–Do–Check–Act) auf die eigene BGM-Kommunikation anzuwenden.

Übersetzt in die Praxis könnte das bedeuten: Anna ist seit zwei Jahren BGM-Verantwortliche bei einem mittelständischen Medizintechniker mit rund 700 Mitarbeitenden an drei Standorten. Neben Verwaltung und Forschung gibt es eine große Produktionsabteilung sowie ein IT-Team mit internationaler Belegschaft – rund 30 % der Büroarbeitsplätze sind dauerhaft im Homeoffice. Als Anna vom Unternehmensauftrag erfährt, eine Kampagne zur Frauengesundheit zu planen, ist ihr klar: Ohne strategische Kommunikation wird das Thema untergehen, da sich das Unternehmen aktuell in einem Change-Prozess befindet, der die Aufmerksamkeit der Mitarbeitenden auf sich zieht.

**Abbildung 11: PDCA-Zyklus**

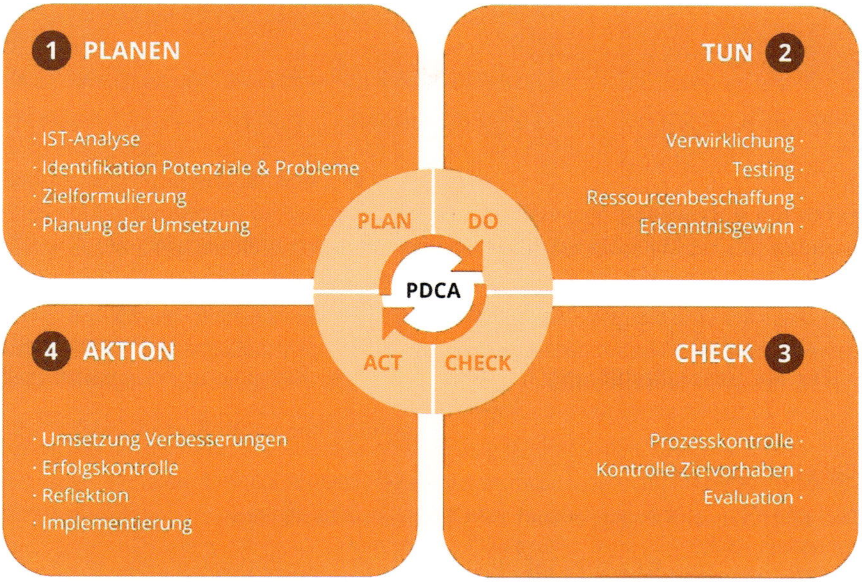


Quelle: Eigene Darstellung

## Plan (Planung):

Anna startet mit einem kommunikativen Check-up: Welche Kanäle nutzt das Unternehmen bisher erfolgreich? Welche Zielgruppen müssen erreicht werden?

- **Kanäle:** Aushänge, Intranet-News, MS Teams-Channels, zwei WhatsApp-Broadcast-Listen (Produktion & Außendienst), Führungskräfte-Newsletter
- **Zielgruppen:**
  - Verwaltung (deutsch, homeofficeaffin, hoher digitaler Zugriff)
  - Produktion (hoher Anteil polnisch- und englischsprachig, geringe Bildschirmzeiten)
  - IT-Team (englischsprachig, remote, hohe Medienaffinität)
  - Geschäftsführung (zeitlich eng getaktet, Fokus auf strategischen Impact)

Sie legt Kommunikationsziele fest:

- Bekanntheit der Kampagne steigern; Kennzahl: 150 Page-Impressions für die Anmeldeseite mit den BGF-Angeboten, geschlüsselt nach Zugangskanäle (via Tracking-Links).

**Do (Umsetzen):**

Anna entwickelt mit einem Kollegen aus der Marketingabteilung sowie der Unterstützung textgenerativer KI (z. B. ChatGPT) maßgeschneiderte Inhalte:

- **Für die Produktion:** mehrsprachige Aushänge, Einbindung der Schichtleitung als Multiplikator: Sie erhalten ein Briefing.
- **Für die Verwaltung:** Videokonferenzen und Meetings zur Information nutzen (Führungskräfte als Multiplikator). MSTeams-Hintergründe mit Kampagnenmotto.
- **Für die IT:** englische Infoposts im MSTeams-Channel, Einladung zu einem digitalen Lunch & Learn mit externer Expertin.
- **Für die Geschäftsführung:** Ein 2-minütiger Video-Recap/kurze Präsentation über Ziele, Zeitpunkt und erwarteten Impact.

**Check (Überprüfen):**

Drei Wochen nach Kampagnenstart zieht Anna ein erstes Resümee:

- 198 Page-Impressions – besonders hoch in der Verwaltung (154), niedrig in der Produktion (31)
- **Kommunikationskennzahlen:** Intranetartikel: 312 Aufrufe; QR-Code auf Aushang (Produktion): 148 Scans; Teams-Kanal-Interaktion (IT): 54 Reaktionen, 6 Rückfragen
- Feedback der Schichtleitungen: „Eine Fremdsprache (Englisch) hätte für die Aushänge genügt." Feedback der Mitarbeitenden: „Angepasster MSTeams-Hintergrund hat zur Teilnahme motiviert."

**Act (Anpassen):**

Aus den Ergebnissen leitet Anna folgende Learnings und Anpassungen ab:

- **Produktionsstandort:** Fremdsprachige Poster in der Produktion nur auf Englisch
- **IT-Team:** Größere Beteiligung als erwartet – im nächsten Quartal soll dort ein interaktives, englischsprachiges Format zur Männergesundheit pilotiert werden.
- **Inhalte allgemein:** Die persönliche Ansprache durch Kolleginnen war sehr wirksam – in Zukunft soll jede Kampagne eine „Gesundheitsbotschafterin" haben.
- Einsatz von MSTeams-Hintergründen auch für andere strategische Themen.
- Ergänzung der Kennzahlen um Aufrufe Intranetartikel und MSTeams-Interaktionen.

Anna dokumentiert die Ergebnisse in einem Kommunikationsboard, das fortlaufend mit Kennzahlen ergänzt wird. Die Geschäftsführung zeigt sich beeindruckt von der strukturierten Vorgehensweise. Für die kommende Kampagne zum Thema „Resilienz im Wandel" wird sie erneut entlang des PDCA-Zyklus arbeiten – mit mehr Mut zur Interaktion und weniger Angst vor Imperfektion.

# 9 Fazit

Kommunikation entscheidet über Sichtbarkeit, Beteiligung und Wirkung. Sie ist kein Nice-to-have, sondern eine zentrale strategische Aufgabe für BGM-Verantwortliche. Der Aufwand und die strategischen Tiefe muss bedarfsgerecht sein und orientiert sich an den vorhandenen Personal- und Zeitressourcen.

Wer die kommunikativen Herausforderungen in seinem Unternehmen identifiziert, seine BGM-Kommunikation plant, misst und stetig verbessert, macht aus punktuellen Aktionen einen strukturierten Veränderungsprozess. Kommunikation wird aus einem schlechten kein gutes BGM machen. Aber sie kann aus einem guten ein grandioses BGM machen.

# 10 Literatur & Quellen

Davenport, Thomas H.; Beck, John C. (2001): The Attention Economy: Understanding the New Currency of Business. Boston: Harvard Business School Press.

Kolthoff, J.-F. (2021): BGM-Maßnahmen richtig kommunizieren. In: humanresourcesmanager.de

Zerfass, A. et al. (2022): Communication Excellence. Springer Gabler.

Bedürfnisinterviews der DAK-Gesundheit mit Firmenkunden (2024)

# Teil VII: Evaluation und Erfolgskontrolle (KPI)

# Messen, was wirklich wirkt – Warum valide Daten die Zukunft des Gesundheits- und Leistungsmanagements bestimmen

*Wolfgang Köning, Marc Sommer*

## 1 Wirkung statt Wohlfühlzahlen – ein Paradigmenwechsel im Gesundheitsmanagement

Die betriebliche Gesundheitsförderung hat in den vergangenen Jahren einen bemerkenswerten Bedeutungszuwachs erfahren. Gesundheitsmanagement ist längst kein freiwilliger Zusatz mehr, sondern ein ernstzunehmender Bestandteil moderner Unternehmensführung. Und doch bleibt die Frage nach der tatsächlichen Wirksamkeit vieler Maßnahmen unbeantwortet.

Denn auch wenn das Angebot an Maßnahmen zunimmt, bleiben valide Aussagen zur Wirkung selten. Vielerorts wird noch immer die Anzahl der durchgeführten Maßnahmen, die Beteiligungsquote oder die Zahl der App-Downloads als Beleg für ein erfolgreiches Gesundheitsmanagement gewertet. Doch was sagen diese Kennzahlen wirklich aus?

Teilnahmequoten können Hinweise geben – aber sie erfassen nur, wer dabei war, nicht, ob und wie sich etwas verändert hat. Downloads von Gesundheits-Apps oder durchgeführte Workshops zeigen Aktivität, nicht Wirkung. Selbst die sorgfältige Dokumentation von Einzelmaßnahmen ersetzt nicht die zentrale Frage: Was hat sich tatsächlich im Gesundheitszustand, in der Leistungsfähigkeit oder in der Arbeitszufriedenheit der Mitarbeitenden verbessert?

Ein modernes Gesundheits- und Leistungsmanagement muss sich an seinem Beitrag zum Unternehmenserfolg messen lassen – und dieser Beitrag ist nur dann belegbar, wenn es gelingt, Wirkung systematisch zu erfassen und darzustellen.

# 2 Weg von der Aktivitätszählung – hin zur Wirkungslogik

Wir stehen vor einem notwendigen Paradigmenwechsel: Weg von der Output-Orientierung – hin zu einer echten Outcome-Logik. Die Zukunft des Gesundheitsmanagements liegt nicht in immer neuen Einzelmaßnahmen, sondern in der Fähigkeit, deren Wirkung auf die Organisation als Ganzes zu verstehen.

Dabei geht es nicht nur um kurzfristige Veränderungen wie die Steigerung des Wohlbefindens nach einem Workshop. Es geht um tiefere Zusammenhänge:

- Hat sich die wahrgenommene Arbeitsfähigkeit verbessert?
- Wird der Arbeitsalltag als gestaltbarer und gesünder erlebt?
- Wurden Belastungen reduziert, Ressourcen gestärkt, Führungskultur verändert?
- Zeigt sich ein Effekt in der Motivation, der Zusammenarbeit oder gar in Produktivitätskennzahlen?

Solche Fragen lassen sich nicht durch subjektive Einschätzung oder punktuelle Stimmungsbilder beantworten. Sie erfordern systematische, valide und organisationsspezifische Messgrößen, die sowohl auf individueller Ebene als auch im Gesamtsystem greifen.

# 3 Gesundheit als strategisches Thema – nicht als Event

Gesundheitsmanagement muss raus aus der Event-Ecke. Es geht nicht um Achtsamkeitstage, Rückenkurse oder Smoothie-Angebote als Zeichen der Wertschätzung – so sinnvoll diese im Kontext sein mögen. Entscheidend ist, ob die Arbeitswelt selbst gesundheitsförderlich gestaltet ist.

Das bedeutet: Führung, Arbeitsorganisation, Kommunikation, Rollenklärung, Zusammenarbeit – all diese Elemente beeinflussen die Gesundheit der Mitarbeitenden. Wer diese Faktoren verändert, verändert die Gesundheitsrealität im Unternehmen.

Wirkungsvolles Gesundheitsmanagement beginnt daher nicht bei der Maßnahme, sondern bei der strategischen Frage: Wo steht unsere Organisation heute – und was wollen wir konkret erreichen?

Nur wenn Ziele, Ausgangslage und Wirkung systematisch in Beziehung gesetzt werden, entsteht ein belastbares, professionelles Steuerungssystem. Die Zeit der isolierten Einzelprojekte ist vorbei – gefragt ist ein ganzheitlicher, messbarer und wirkungsorientierter Ansatz.

## 4 Vom IST zum SOLL: Steuerung braucht klare Ausgangswerte

Gezielte Veränderung beginnt mit einem klaren Blick auf den Ausgangspunkt. Wer Gesundheit und Leistung im Unternehmen strategisch fördern will, muss wissen, wo die Organisation heute steht – nicht nur auf Gesamtunternehmensebene, sondern auch differenziert nach Bereichen, Hierarchiestufen oder Standorten. Der IST-Zustand ist die Grundlage jeder fundierten Entscheidung.

Doch viele Organisationen begnügen sich noch mit allgemeinen Zufriedenheitsumfragen oder Kennzahlen zur Fehlzeitenquote. Diese liefern jedoch nur oberflächliche Hinweise. Wirklich steuerungsrelevant wird eine Analyse erst dann, wenn sie differenziert, vergleichbar und auf relevante Einflussfaktoren wie Führung, Zusammenarbeit oder Arbeitsbelastung eingeht. Eine durchschnittliche Bewertung mag auf dem Papier gut aussehen, verdeckt aber oft kritische Unterschiede zwischen Teams oder Standorten.

Ebenso wichtig wie die Bestandsaufnahme ist die Definition eines klaren SOLL-Zustands: Welche Ziele sollen erreicht werden – z. B. eine geringere Erschöpfung, mehr Gestaltungsfreiheit oder stärkere Bindung? Nur wenn der IST-Zustand in Beziehung zu einem definierten Zielwert gesetzt wird, lassen sich Fortschritte messen, Interventionen bewerten und Führung wirksam steuern. Ein moderner Steuerungskreislauf im Gesundheitsmanagement beginnt daher immer mit einer datenbasierten Standortbestimmung – und führt von dort zur wirksamen Umsetzung.

## 5 Messen mit Maß: Standardisierung als Schlüssel zur Vergleichbarkeit

In der betrieblichen Praxis zeigt sich ein verbreitetes Muster: Unternehmen erkennen die Bedeutung von Gesundheits- und Leistungsmanagement, starten engagiert erste Initiativen und entwickeln eigene Fragebögen, Erhebungsinstrumente oder Excel-basierte Auswertungen. Diese Eigenentwicklungen sind häufig pragmatisch, mit hohem Einsatz erstellt und auf spezifische Fragestellungen angepasst. Doch genau darin liegt das Problem: Was individuell passt, ist selten systematisch vergleichbar.

Denn sobald Gesundheitsdaten nur nach unternehmensinternen Maßstäben erhoben und interpretiert werden, fehlt der übergreifende Referenzrahmen. Aussagen wie „wir haben gute Ergebnisse" oder „die Belastung ist vertretbar" bleiben im subjektiven Raum, wenn nicht klar ist, *was* genau gemessen wurde, *wie* die Bewertung erfolgte und *wo* die Messlatte liegt. Die Folge: Es fehlt die Möglichkeit, Trends einzuordnen, Entwicklungen nachzuvollziehen oder gezielt gegenzusteuern.

Ein modernes Messinstrument im Gesundheits- und Leistungsmanagement muss deshalb nach dem Prinzip der **Standardisierung** funktionieren – ähnlich wie ein Metermaß, ein Thermometer oder ein Röntgenbild. Diese Werkzeuge haben eines gemeinsam: Sie definieren eindeutig, was gemessen wird, liefern objektive Ergebnisse und machen diese vergleichbar – über Zeiträume, Personen und Kontexte hinweg.

# 6 Ein Meter bleibt ein Meter – unabhängig davon, wer misst

Übertragen auf das Gesundheitsmanagement bedeutet das: Es braucht eine klar definierte Methodik, die festlegt,

- **welche Dimensionen** von Gesundheit und Leistung erfasst werden,
- **welche Skalen und Grenzwerte** zur Bewertung genutzt werden,
- **wie die Ergebnisse aggregiert und aufbereitet** werden,
- und **welche Ableitungen** daraus getroffen werden können.

Nur so lässt sich ein Ergebnis wie z. B. „58 % Erschöpfungsrate in einem Bereich" einordnen: Ist das alarmierend? Oder liegt es im Normbereich? Wo liegt der Handlungsbedarf, und wie sieht er im Vergleich zu anderen Abteilungen oder Unternehmen aus?

# 7 Röntgenbild statt Momentaufnahme – der Blick unter die Oberfläche

Ein guter Standard misst nicht nur an der Oberfläche, sondern dringt in die Strukturen vor. Vergleichbar mit einem Röntgenbild kann ein fundiertes Erhebungsinstrument systematisch die „Systemfehler" sichtbar machen, die auf den ersten Blick nicht erkennbar sind – z. B. unterschwellige Überlastung, ineffektive Führung, fehlende Entwicklungsperspektiven oder verdeckte Konflikte im Team.

Nur mit einem solchen standardisierten Tiefenblick lassen sich echte Ursachen erkennen – und nicht nur Symptome verwalten. Erst dann wird Gesundheits- und Leistungsmanagement zu einem diagnostischen und strategischen Werkzeug.

# 8 Benchmarking, Steuerung, Kommunikation – alles beginnt mit Verlässlichkeit

Die Vorteile eines verbindlichen Standards gehen weit über die Erhebung hinaus:

- **Interne Vergleichbarkeit:** Unterschiedliche Teams, Bereiche oder Führungsspannen können unter gleichen Bedingungen betrachtet werden. Das schafft Gerechtigkeit, Transparenz und Vertrauen.
- **Zeitliche Vergleichbarkeit:** Entwicklungen werden sichtbar, Wirkung kann gemessen werden – nicht nur gefühlt, sondern belegt.
- **Externe Vergleichbarkeit:** Einordnung in Benchmarks ermöglicht realistische Zielsetzungen und Positionsbestimmung im Markt.
- **Professionelle Kommunikation:** Ergebnisse lassen sich verständlich aufbereiten – für Führungskräfte, Mitarbeitende und externe Stakeholder.

Ohne diese Verlässlichkeit bleibt Gesundheitsmanagement eine Sammlung guter Absichten – mit der Gefahr, in Beliebigkeit oder Aktionismus zu münden.

# 9 Standardisierung ist kein Widerspruch zu Individualität

Es gilt: Ein standardisiertes Messinstrument bedeutet nicht, dass alle Unternehmen gleich handeln müssen. Es schafft lediglich eine **gemeinsame Basis**, auf der individuelle Strategien, Maßnahmen und Kommunikationsformate aufbauen können.

So wie jede Ärztin auf dieselbe Skala beim Fieberthermometer zurückgreift – aber individuell entscheidet, ob Ruhe, Medikamente oder weiterführende Diagnostik notwendig sind – so braucht auch das betriebliche Gesundheitsmanagement ein standardisiertes Fundament für individuelle, wirksame Entscheidungen.

# 10 Analyse allein reicht nicht: Prognosen, Muster und Frühwarnsysteme

Eine fundierte Analyse ist unverzichtbar – aber sie reicht allein nicht aus, um Organisationen zukunftsfähig aufzustellen. Denn wer Gesundheit und Leistung ausschließlich retrospektiv betrachtet, reagiert zu spät. Wirkungsvolles Gesundheitsmanagement muss mehr leisten als das bloße Erkennen bestehender Schwächen. Es braucht Instrumente, die Muster erkennen, Zusammenhänge deuten und vorausschauendes Handeln ermöglichen.

Moderne Systeme zur Erfassung von Gesundheits- und Leistungsdaten können heute weit über die klassische Statusanalyse hinausgehen. Sie kombinieren Einzelkennzahlen zu aussagekräftigen Indizes, werten Zusammenhänge aus und machen Risikokonstellationen sichtbar – etwa dort, wo hohe Erschöpfungswerte mit geringer sozialer Unterstützung oder fehlender Autonomie zusammentreffen. Solche Muster sind mehr als nur Zufälle: Sie weisen auf strukturelle Schwächen hin, aus denen sich gezielt Maßnahmen ableiten lassen.

Darüber hinaus ermöglichen es smarte Analysemodelle, **Entwicklungen frühzeitig zu erkennen** – etwa schleichende Motivationsverluste, steigende mentale Belastung oder kulturelle Erosionsprozesse. Diese Entwicklungen bleiben in traditionellen Systemen oft unentdeckt, da sie sich nicht unmittelbar in Fehlzeiten oder Fluktuation niederschlagen.

Ein solches Frühwarnsystem muss dabei nicht kompliziert oder technokratisch sein. Im Gegenteil: Gerade die Kombination aus datenbasierter Bewertung, klarer Visualisierung und verständlicher Kommunikation macht es möglich, Führungskräfte handlungsfähig zu machen – ohne dass sie selbst Experten für Gesundheitsdaten sein müssen. So entsteht ein echter Nutzen: **von der Erkenntnis zur Entscheidung, von der Diagnose zur Intervention**.

Zukunftsfähige Gesundheitssteuerung bedeutet deshalb: nicht nur messen, **was ist**, sondern auch verstehen, **was kommt**, wenn nichts verändert wird. Und genau darin liegt der strategische Wert moderner, prognosefähiger Messsysteme.

# 11 Gesundheit als Querschnittsaufgabe: Synergien erkennen, Zusammenarbeit stärken

Wirkungsvolles Gesundheits- und Leistungsmanagement funktioniert nicht in Silos. Es muss Bereichsgrenzen überschreiten, Zusammenhänge zwischen Führung, Organisation, Arbeitsumgebung und individueller Belastung sichtbar machen und alle Beteiligten in die Lage versetzen, Verantwortung zu übernehmen.

Das beginnt bei der HR-Abteilung und reicht über die Fachbereiche bis zur Geschäftsführung. Nur wenn alle relevanten Akteure auf derselben Datengrundlage arbeiten und gemeinsam an der Verbesserung der Arbeitsbedingungen mitwirken, entsteht ein echtes System gesundheitsförderlicher Zusammenarbeit.

Ein standardisiertes Messinstrument ist dabei weit mehr als ein Analyse-Tool: Es ist Übersetzer, Vermittler und Steuerungseinheit zugleich. Es fördert den Dialog zwischen Führung und Mitarbeitenden, schafft Bewusstsein für systemische Zusammenhänge und eröffnet den Raum für kollektive Verantwortung.

# 12 Ohne Wirkung keine Akzeptanz – und keine Investition

Organisationen investieren nur dann dauerhaft in Gesundheitsmanagement, wenn der Nutzen sichtbar wird. Das bedeutet: Wirkung muss messbar sein – und zwar so, dass sie anschlussfähig an Unternehmensziele und wirtschaftliche Kennzahlen ist.

Die Krankheitsquote allein reicht nicht. Vielmehr braucht es Kennzahlen, die aufzeigen, wie sich Gesundheitsförderung auf Leistung, Motivation, Zusammenarbeit und Bindung auswirkt. Nur so lässt sich ein Return on Prevention oder ein „Business Health Impact" nachweisen.

Ein modernes Gesundheits- und Leistungsmanagement muss deshalb mit den Methoden eines Controllings arbeiten – ohne die Menschlichkeit zu verlieren. Es geht nicht um Kontrolle, sondern um Erkenntnis. Nicht um Normierung, sondern um Orientierung.

Letztlich gilt: Gesundheit wird dann zum strategischen Erfolgsfaktor, wenn sie nicht nur gefühlt, sondern bewiesen wird. Und das gelingt nur mit einem klaren, validen und zukunftsfähigen Messstandard.

## Abschnitt B | Best Practices

# Teil VIII: Psychische Gesundheit am Arbeitsplatz

# Resilienz als Kompetenz – ein dynamischer Erfolgsfaktor auf individueller und organisationaler Ebene

*Noemi Levai, Katja Ferber, Sabine Winterstein*

**Abstract:** In Zeiten dynamischer Märkte, beschleunigter Transformation und wachsender Komplexität der Arbeitswelt ist das Thema Resilienz nicht nur eine individuelle Fähigkeit, sondern ein strategischer Hebel für langfristige Stabilität und Wettbewerbsfähigkeit. Resilienz beschreibt die Fähigkeit, mit Belastungen, Veränderungen und Unsicherheiten konstruktiv umzugehen und daraus gestärkt hervorzugehen. Sie bildet unter anderem die Grundlage für nachhaltige Leistungsfähigkeit, hohe Produktivität und eine gesunde, resiliente Unternehmenskultur.

## 1 Individuelle Resilienz

Der Blick auf die Statistiken des Krankheitsgeschehens in Deutschland lässt keinen Zweifel: Die Zahl der Fehltage aufgrund psychischer Erkrankungen steigt Jahr für Jahr. Und das alles unter ohnehin schon erschwerten Bedingungen, denn in den letzten Jahren haben wir schnell lernen müssen, was es bedeutet mit Krisen umzugehen. Wir haben die Corona-Krise überwunden, mussten jedoch feststellen, dass damit der Krisenmodus nicht beendet war. Stattdessen folgten auf Corona immer weitere Themen, welche wiederum neue Herausforderungen mit sich bringen. Unternehmensschließungen, wirtschaftliche- und politische Unsicherheit oder der (Fach-)Kräftemangel sind hier nur stellvertretend genannt. Krisen haben jedoch auch etwas Gutes. Wir müssen schnelle Entscheidungen treffen. Ein Beispiel hierfür ist die Digitalisierungstransformation und Etablierung von Homeoffice und hybridem Arbeiten. Ohne Corona wäre diese Um- und Neugestaltung bei weitem nicht an dem Punkt, an dem wir uns heute befinden.

Zudem sind Arbeitnehmerinnen und Arbeitnehmer derzeit besonders gefordert. Nach und nach geht eine ganze Generation in die Rente. Die große Gruppe der Babyboomer scheidet aus dem Erwerbsleben aus, das hinterlässt Lücken in den Reihen der Schaffenden.

Das Wissen geht mit den Kolleginnen und Kollegen in den Ruhestand, sofern das Unternehmen keine Maßnahmen ergreift, um den Transfer auf die neue Generation zu organisieren. Verstärkter (Fach-)Kräftemangel, Wechsel in Führungspositionen und Führungsstil sowie unterschiedliche Kommunikationspräferenzen stellen eine weiteren Dynamikfaktor der aktuellen Arbeitswelt dar.

Das alles kann auf die Dauer auf die Gesundheit schlagen, denn das bedeutet Stress!

Hier kann es zu Konflikten kommen, auch weil jeder Mensch Situationen unterschiedlich beurteilt und mit Herausforderungen unterschiedlich umgeht. Daher ist es hilfreich zu betrachten, wie wir Stresssituationen bewerten, was unsere Bewertung vielleicht noch verstärkt und was uns unterstützt, einen Perspektivwechsel vorzunehmen, gelassener mit Krisen oder Ereignissen umzugehen oder sogar noch daran zu wachsen und gestärkt daraus hervorzugehen.

# 2 Unsere innere Stressbewertung

Das Lazarus-Modell (Lazarus & Folkman, 1984) beschreibt, wie Menschen Stress erleben und bewerten – und zwar in drei Schritten (siehe Infobox Grafik Lazarus Modell):

Die Kernidee des Lazarus Modells: Stress entsteht nicht durch die objektive Situation, sondern durch die subjektive Bewertung von Personen und deren individuelle Fähigkeit, sie zu bewältigen.

Diesen Bewertungszyklus durchlaufen Menschen unbewusst hunderte Mal am Tag, in jeder Situation bewerten und reagieren wir entsprechend.

1. **Primäre Bewertung**

   Wir fragen uns: „Ist die Situation eine Bedrohung oder Herausforderung?"

   Ist die Situation neutral und somit irrelevant, positiv oder potenziell gefährlich?

2. **Sekundäre Bewertung**

   Wir prüfen: „Habe ich die Ressource, um mit der Situation umzugehen?"

   Hierzu zählen Erfahrungen, Unterstützungen und innere Stärke (z. B. Resilienz)

3. **Bewältigung**

   Abhängig von der Bewertung folgt die Reaktion, die Stressbewältigung, aktiv, emotional, vermeidend etc.

In der nachfolgenden Abbildung werden die drei Schritte der unbewussten Bewertung veranschaulicht.

**Abbildung 12: Stressmodell nach Richard S. Lazarus**

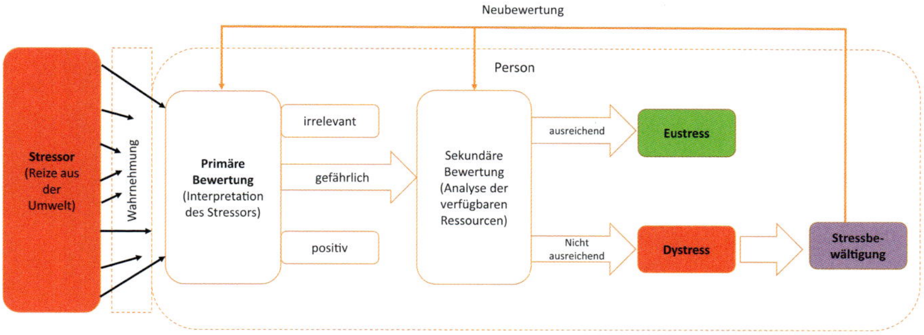


Quelle: Grafik K. O. M. Group (2024)

# 3 Unsere inneren Stressverstärker

Zudem hat jeder Mensch seine persönlichen, unbewussten inneren Glaubenssätze, die unser Verhalten stark beeinflussen. Sie wirken wie eine „innere Stimme", die uns antreibt – meist, ohne dass wir es bemerken.

Das Modell der inneren Haltung und Einstellung von Menschen im Umgang miteinander wurde als Teil der Transaktionsanalyse in den 1950er und 1960er Jahren von Eric Berne und Thomas Harris entwickelt. Taibi Kahler entwickelte in den 1970ern hieraus das Modell der inneren Antreiber.

Dr. Gert Kaluza greift in seinem Modell die persönlichen Antreiber von Kahler auf und bringt sie mit der Mentalen Haltung in den stresspsychologischen Zusammenhang. Er bezeichnet sie als stressverschärfende Denk- und Verhaltensmuster, die uns in Belastungssituationen antreiben, oft auf Kosten unserer Gesundheit.

Das besondere an seinem Modell ist die Verbindung der Antreiber mit dem Thema Stressbewältigung und Gesundheitsförderung. Sein Ziel: Menschen zu ermutigen, ihre inneren Antreiber zu erkennen, bewusst zu regulieren und ihnen gesunde innere „Erlauber" entgegenzusetzen (z. B. aus „ich muss perfekt sein" wird „ich darf Fehler machen – und bin trotzdem wertvoll").

**Tabelle 6: Darstellung der Antreiber, Denkstil, Risiken sowie gesunder „Erlauber"**

| Antreiber | Denkstil | Risiken | Gesunder „Erlauber" |
|---|---|---|---|
| Ich muss perfekt sein | Hoher Anspruch an sich selbst, Angst vor Fehlern | Selbstkritik, Überforderung, Leistungsdruck | Ich darf Fehler machen und daraus lernen |
| Ich muss stark sein | Keine Schwächen zeigen, Gefühle unterdrücken | Innere Anspannung, emotionale Erschöpfung | Ich darf Hilfe annehmen und Gefühle zeigen |
| Ich muss beliebt sein | Es allen recht machen, großes Harmoniebedürfnis | Selbstaufgabe, Konfliktvermeidung | Ich darf auch mal Nein sagen |
| Ich muss mich anstrengen | Arbeiten ohne Pause, ständige Mühen | Dauerstress, Unzufriedenheit trotz Leistung | Ich darf es mir leicht machen |
| Ich muss schnell sein | Ungeduld, Hektik, keine Pausen | Fehlerhäufigkeit, Unruhe, Stresssymptome | Ich darf mir Zeit lassen und in Ruhe arbeiten |

Quelle: Ferber DAK-Gesundheit (2025)

Je nachdem, wie es uns gelingt, eine Situation zu bewerten und unsere individuellen inneren Antreiber zu erkennen und zu reflektieren, nehmen wir Herausforderungen besser oder schlechter an. Wie kann es nun gelingen gelassener mit Krisen oder Ereignissen umzugehen oder sogar noch daran zu wachsen und gestärkt daraus hervorzugehen?

# 4 Resilienz als Schlüsselkompetenz

Ein Schlüssel dazu bildet die Resilienz. Sie beschreibt die psychische Widerstandskraft, die Fähigkeit eines Menschen, trotz belastender Ereignisse seelisch stabil zu bleiben oder sich nach Rückschlägen wieder schnell zu erholen. Der Begriff hat seinen Ursprung im lateinischen „resilire", was so viel bedeutet wie „abprallen, zurückspringen". Ursprünglich wurde der Begriff zunächst in der Materialkunde genutzt, um zu beschreiben, inwieweit ein Material nach einer Beanspruchung oder Verformung wieder seinen Ursprungszustand annimmt, wie bei einem Gummiband. Heute wird der Begriff vor allen in der Psychologie und der Gesundheitsförderung verwendet.

Warum ist gerade Resilienz in der Betrieblichen Gesundheitsförderung ein so wichtiges Thema, und daher für Unternehmen und gerade in der Personalentwicklung so interessant?

Resilienz-Management umfasst alle Maßnahmen, die das Ziel haben, die Belastbarkeit von Unternehmen, ihren Teams und Mitarbeitenden gegenüber inneren und äußeren Einflüssen zu stärken.

Die Förderung von Resilienz hat gerade für Führungskräfte und Unternehmen eine hohe Bedeutung, denn Resilienz:

- ... ist die Fähigkeit, auf Anforderungen wechselnder Situationen flexibel und angemessen zu reagieren.
- ... ist die Fähigkeit zur inneren Stärke (psychische Widerstandsfähigkeit) und beschreibt, wie gut es jemandem gelingt, mit Belastungen und widrigen Umweltbedingungen umzugehen.

Hierbei unterscheiden wir die individuelle Resilienz und die Team- und Organisationale Resilienz.

# 5 Individuelle Resilienz – innere Stärke als Schlüsselressource

Allgemein sind Resilienzfaktoren Fähigkeiten und Eigenschaften, die uns helfen zu beurteilen, ob ein Stressor zu bewältigen ist und ob wir positive oder negative Stressbewältigungsstrategien nutzen. Jeder Mensch hat eine individuelle Resilienz, die – je nach Prägung und (Er-)Leben, unterschiedlich ausgebildet ist.

Resilienz ist keine grundsätzlich angeborene Eigenschaft, sondern ein dynamischer Entwicklungsprozess. Die Grundlagen dafür werden bereits früh im Leben gelegt. Durch stabile Bindungen in der Kindheit lernen schon die Kleinsten, mit Herausforderungen und Emotionen umzugehen. Kinder die sich sicher und geborgen fühlen, entwickeln Urvertrauen, eine wichtige Grundlage für Seelische Stärke.

Verlässliche Routinen und Grenzen, ein klar strukturierter Alltag, geben Orientierung und Halt, was insbesondere in belastenden Situationen Sicherheit vermittelt. Kinder die altersgerecht Verantwortung übernehmen und erleben dürfen, dass ihr Handeln Wirkung hat, entwickeln Selbstwirksamkeit.

Ein konstruktiver Umgang mit Fehlern, wenn Scheitern nicht bestraft, sondern als Lernchance betrachtet wird, hilft Rückschläge besser zu verkraften. Auch die emotionale Kommunikation, der Umgang mit Gefühlen, sowohl positiven als auch belastenden, ist ein wichtiger Lernprozess für die psychische Widerstandskraft.

Im Schulalter wird Resilienz durch neue soziale, emotionale und leistungsbezogene Anforderungen weiterentwickelt. Hierzu gehört die Förderung eines positives Selbstbildes mit Anerkennung für Anstrengungen und nicht nur für Leistung, das stärkt Selbstwertgefühl und die Motivation. Soziale Kompetenz wie z. B. das Lernen Konflikte zu lösen, Freundschaften zu pflegen und mit Ablehnungen umzugehen, helfen, ein stabiles Netz zu entwickeln (ein zentraler Resilienzfaktor).

Eine wertschätzende Lernkultur, die Neugier weckt und individuellen Stärken fördert unterstützt Menschen dabei, gesund mit Leistungsdruck und den damit verbunden Stresssituationen umzugehen. In jeder dieser Lebensphasen sind verlässliche Bezugspersonen in Schule und Freizeit ein entscheidender Entwicklungsfaktor.

Früh geprägte Resilienz-Kompetenzen begleiten Menschen bis in das Erwachsenenleben. Sie bilden eine Art inneres Rüstzeug, um mit beruflichen, sozialen oder privaten Belastungen zurechtzukommen. Wer schon als Kind erlernt hat, dass Probleme lösbar sind und Hilfe verfügbar ist, hat später oft mehr Vertrauen in sich selbst und Andere – eine wertvolle Ressource für das Berufsleben und die psychische Gesundheit insgesamt.

Was aber, wenn die kindlichen Bedingungen nicht optimal waren, wenn eine resiliente Entwicklung nicht möglich war? Nicht alle Menschen wachsen unter idealen Bedingungen auf. Manche erleben früh Unsicherheit, Überforderung oder emotionale Vernachlässigung. Doch das bedeutet nicht, dass sie dauerhaft weniger widerstandsfähig sind. Resilienz ist erlernbar – unabhängig vom Start in das Leben.

Resilienz ist keine feste Eigenschaft, sondern ein lern- und entwickelbares Bündel an Kompetenzen. Neue Erfahrungen, gezielte Förderung, Selbstreflexion und Beziehungen – Jede und Jeder kann Resilienz entwickeln, unabhängig von der persönlichen Biografie.

Menschen mit hoher Resilienz erleben Stresssituationen weniger überwältigend und erholen sich schneller von Krisen.

### Welche Aspekte führen zu einer resilienten Persönlichkeit?

Verschiedene Modelle bieten hierzu Beschreibungen. Jutta Heller, eine der führenden Resilienz-Expertinnen in Deutschland, führt folgende Schlüssel an:

1. Akzeptanz – die Fähigkeit, schwierige oder nicht veränderbare Situationen anzunehmen, statt dagegen anzukämpfen.
2. Optimismus – eine zuversichtliche Grundhaltung entwickeln, mit dem Vertrauen: ich kann etwas bewirken, auch wenn es gerade schwer ist.
3. Selbstwirksamkeit – das Vertrauen in die eigene Fähigkeit, Herausforderungen bewältigen und Veränderungen gestalten zu können.

4. Verantwortungsübernahme – die Bereitschaft, Verantwortung für das eigene Denken, Fühlen und Handeln zu übernehmen, statt in einer Opferrolle zu verharren.

5. Netzwerkorientierung – die Fähigkeit und Bereitschaft, tragfähige Beziehungen zu pflegen, Hilfe anzunehmen und soziale Unterstützung zu nutzen.

6. Lösungsorientierung – der Fokus liegt nicht auf Problemen, sondern auf Zielen, Möglichkeiten und konkreten nächsten Schritten.

7. Zukunftsplanung – aktiv an der Gestaltung der eigenen Zukunft arbeiten, Ziele setzen und Perspektiven entwickeln, auch in unsicheren Zeiten.

Entscheidend ist, dass Organisationen den Mitarbeitenden Räume schaffen sich zu entfalten, dazuzulernen und gesund mit Herausforderungen wachsen zu können. Resilienzförderung ist daher kein „Bonusprogramm", sondern eine Investition in Entwicklung, Chancengleichheit und Gesundheitskompetenz – für Einzelne, Teams sowie für das gesamte Unternehmen. Und hier können Betriebe ihre Mitarbeitenden unterstützen.

Ein Beispiel aus der Praxis: Anja, 42, Teamleiterin in einem mittelständischen Unternehmen, erlebt eine turbulente Phase: zwei Krankmeldungen im Team, ein neues IT-System, gleichzeitig die Jahresplanung. Früher hätte sie sich zurückgezogen und sich überfordert gefühlt.

Durch ein unternehmensinternes Resilienz-Training hat sie gelernt, Prioritäten klar zu setzen, Hilfe einzufordern und in stressigen Momenten bewusst Ruhe zu bewahren. In einer kurzen Teambesprechung teilt sie offen mit, wo sie Unterstützung benötigt. Das Team reagiert konstruktiv, statt Chaos entsteht Zusammenarbeit. Und Anja erlebt die Belastung nicht als krankmachend.

Individuelle Resilienz wirkt sich direkt auf Teams, Führungsverhalten und den Umgang mit Veränderungen aus. Resiliente Mitarbeitende sind nicht nur gesünder, sie tragen auch aktiv zur Stabilität und Zukunftsfähigkeit einer Organisation bei. Resilienz kann durch gezielte Maßnahmen wie Trainings, Workshops und ein unterstützendes Arbeitsumfeld gefördert werden und dazu beitragen, die psychische Gesundheit zu stärken. Dies führt zu geringeren psychischen Beanspruchungen, höherer Zufriedenheit und im betrieblichen Kontext zu einer stabileren Organisation.

# 6 Was macht Organisationen aus?

Die meisten Organisationen weisen eine ähnliche Struktur auf, dennoch gibt es nicht *die eine* Form der Organisation. Jede Organisation ist von Grund auf individuell und je nach Unternehmensgröße mehr oder weniger komplex. Sie stehen ständig vor verschiedenen Herausforderungen, wie zum Beispiel politische Veränderungen, knappe Ressourcen, (Fach-)Kräftemangel oder andere äußere Einflüsse. Das macht es oft schwierig stabil zu bleiben und sich anzupassen. Sie müssen also immer wieder flexibel sein und schnell reagieren, um bei den vielen Herausforderungen nicht den Anschluss zu verlieren.

Die Betriebswirtschaft schaut mehr auf die Regeln und Ziele, während die Soziologie die Zusammenarbeit von Menschen und ihren Ressourcen in den Mittelpunkt stellt. In der Praxis zeigt sich dies durch die individuelle Bereitschaft der Mitarbeitenden sich in das Unternehmen einzubringen. Monetäre Anreize sind dabei häufig ein Lockinstrument. Diese Anreizsysteme sind jedoch nicht nachhaltig gedacht. Untersuchungen zeigen deutlich, dass Benefits (z. B. Zahn-Zusatzversicherung, Altersvorsorge), welche auf die Gesundheit der Mitarbeitenden und deren Familien einzahlen, viel effektiver in der Mitarbeiterbindung sind. Nach der soziologischen Interpretation ist davon auszugehen, dass die Menschen primär persönliche Ziele verfolgen und diese dann durch die Organisation erreichen möchten. Die Organisationsziele stehen mit den Individualzielen in Wechselwirkung. Weisen beide in die gleiche Richtung, kann in der Praxis zum Beispiel ein hoher Gewinn der Organisation mit einer Erfolgsbeteiligung einhergehen. Ein neuer Weg ist ebenfalls die Möglichkeit den Mitarbeitenden das Arbeiten aus dem Ausland zu ermöglichen. So bleibt die Kompetenz im Unternehmen und schafft eine nachhaltige Mitarbeiterbindung.

Durch die formalen Strukturen soll das Verhalten der Mitarbeitenden gesteuert und reguliert werden. Dabei werden Aufgaben und Funktionen klar benannt und zugewiesen. Dies prägt die Rollendefinition und lässt zugleich eine höhere Komplexität zu. Sind die Mitarbeitenden mit den Zielen und Aufgaben vertraut, stärkt das die Selbstwirksamkeit und die Bereitschaft zur Übernahme von Verantwortung. Das wirkt auf die Resilienz des Individuums.

# 7 Was hat die Organisationskultur mit Resilienz zu tun?

Die Organisationskultur ist im Wesentlichen unbewusst und zeigt sich in der Praxis durch selbstverständliche Annahmen sowie im Handeln der Mitarbeitenden. Es geht um mehr als nur gemeinsame Werte, die das Verhalten einzelner Menschen beeinflussen. Wenn genug Menschen diese Werte teilen, entwickeln sie sich zu verbindlichen organisationalen Werten. Diese Werte helfen dann, Sinn zu stiften und Orientierung zu geben, besonders in einer Welt, die durch Unsicherheit, Komplexität, Instabilität und Mehrdeutigkeit (BANI) geprägt ist. Daraus wird dann ein kohärentes (zusammenhaltendes) und einheitliches Handeln, welches besonders auf emotionaler Ebene prägt.

Patagonia ist ein Unternehmen, das sich auf nachhaltige Produktion spezialisiert hat. Anfangs teilen nur einzelne Mitarbeiter die Überzeugung, umweltfreundlich und sozial zu arbeiten. Mit der Zeit, wenn immer mehr Mitarbeitende diese Werte teilen und sich dafür einsetzen, wird diese Überzeugung zu einer kollektiven Werteorientierung. Sobald eine kritische Masse erreicht ist, entwickeln sich diese Werte zu organisationalen Werten, die im gesamten Unternehmen verankert sind. Diese Werte – zum Beispiel Umweltbewusstsein, soziale Verantwortung und Nachhaltigkeit – geben dem Unternehmen Orientierung, auch in einer BANI-Welt, die durch Unsicherheit und schnelle Veränderungen geprägt ist. Sie helfen den Mitarbeitenden, Entscheidungen zu treffen, die im Einklang mit den gemeinsamen Werten stehen und stärken die Identität des Unternehmens nach außen.

Kurz gesagt: Die gemeinsamen Werte, die durch die Mitarbeitenden getragen werden, werden zu einer Leitlinie, die das Handeln im Unternehmen in einer komplexen und unsicheren Welt steuert. Diese Akzeptanz schafft ebenso die Grundlage für bevorstehende Veränderungen.

In Wechselwirkung mit der Umwelt ist die Kultur permanent im Wandel und somit ein dynamischer Prozess welcher auf drei Kulturebenen (Basisannahmen) stattfindet.

**Abbildung 13: Die drei prägenden Kulturebenen**

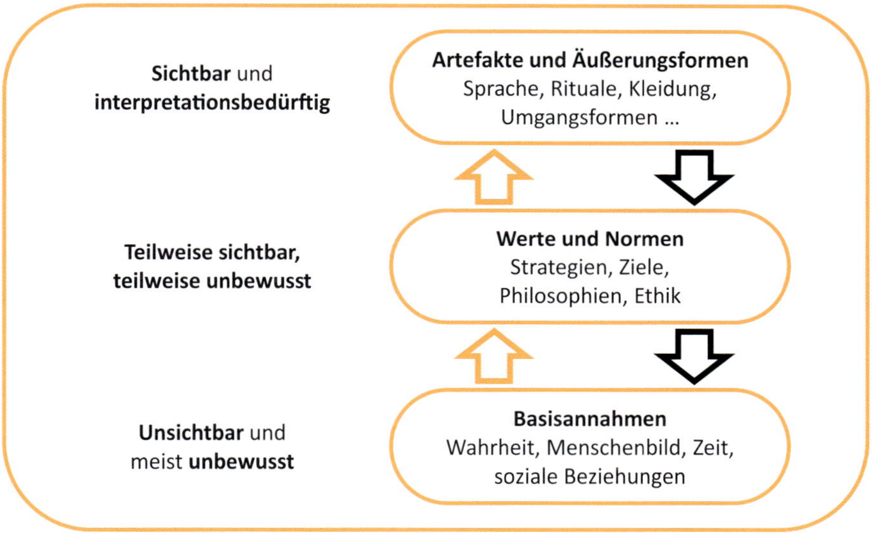


Quelle: Eigene Darstellung nach Edgar Schein, Hoffmann (2017)

Die drei prägenden Kulturebenen nach Edgar Schein lassen sich gut anhand von Patagonia erklären:

### 1. Artefakte (sichtbare Strukturen und Verhaltensweisen):

Bei Patagonia sieht man die sichtbaren Artefakte in der Unternehmensphilosophie, den nachhaltigen Produkten, umweltfreundlichen Verpackungen und den Aktivitäten für den Umweltschutz. Die Kleidung, die umweltzertifiziert ist und die Initiativen wie „Worn Wear" (Second-Hand-Programme), sind konkrete Beispiele für Artefakte, die die Kultur widerspiegeln.

2. **Verborgene Überzeugungen und Werte:**

   Patagonia legt großen Wert auf Umwelt- und Sozialverantwortung. Diese Werte sind tief in der Unternehmenskultur verankert und beeinflussen Entscheidungen, z. B. die Verwendung nachhaltiger Materialien, die Unterstützung von Umweltschutzprojekten und die Transparenz gegenüber Kunden. Diese Überzeugungen sind nicht immer sichtbar, prägen aber das tägliche Handeln.

3. **Grundlegende Annahmen:**

   Auf der tiefen emotionalen Ebene befinden sich die grundlegenden Annahmen, die Patagonia über die Welt und ihre Rolle darin hat. Zum Beispiel die Überzeugung, dass Unternehmen eine Verantwortung haben, die Umwelt zu schützen und dass nachhaltiges Handeln langfristig auch wirtschaftlich sinnvoll ist. Diese Annahmen sind so tief verankert, dass sie kaum hinterfragt werden und das Fundament der Unternehmenskultur bilden.

Das Zitat von Hoffmann „Organisationskultur erzeugt ein Wir-Gefühl, schafft eine Identität, unterstützt darüber im Umgang mit Unsicherheiten und wirkt harmonisierend [...]" (Hoffmann, 2017, S. 30) beschreibt sehr schön, wie wichtig Organisationskultur in komplexen und unsicheren Situationen ist. Es besagt, dass die Unternehmenskultur eine Art Orientierungshilfe bietet, die das Handeln lenkt, besonders wenn die Lage unübersichtlich oder mehrdeutig ist. In solchen Momenten hilft die Kultur dabei, Differenzen und Unsicherheiten auszugleichen und sorgt für Stabilität innerhalb der Organisation. Das bedeutet, dass eine starke und klare Unternehmenskultur in Krisenzeiten dazu beiträgt, dass alle Mitarbeitenden eine gemeinsame Basis haben und die Organisation handlungsfähig bleibt.

**Konkrete Auswirkungen auf die Team-Resilienz:**

Eine klare Unternehmenskultur schafft eine gemeinsame Orientierung und Wertebasis, die das Team in unsicheren Situationen zusammenhält. Sie fördert das Vertrauen unter den Teammitgliedern, weil alle wissen, worauf sie sich verlassen können und welche Verhaltensweisen erwartet werden. Das gemeinsame Verständnis erleichtert die Kommunikation, stärkt den Zusammenhalt und ermöglicht es dem Team, gemeinsam Lösungen zu entwickeln und Herausforderungen zu bewältigen. Dadurch wird die Fähigkeit des Teams, Krisen zu überstehen und gestärkt daraus hervorzugehen, deutlich erhöht.

**Konkrete Auswirkungen auf die individuelle Resilienz:**

Für einzelne Mitarbeitende bedeutet eine stabile Unternehmenskultur Sicherheit und Orientierung. Sie wissen, dass ihre Werte und Verhaltensweisen im Einklang mit der Organisation stehen, was das Vertrauen in die eigene Handlungsfähigkeit stärkt. In unsicheren Zeiten bietet die Kultur eine Art mentalen Anker, der hilft, Ängste zu reduzieren und die eigene emotionale Stabilität zu bewahren. Das Gefühl, Teil einer Organisation mit klaren Werten und einer unterstützenden Kultur zu sein, fördert die individuelle Resilienz, weil es den Mitarbeitenden ermöglicht, Herausforderungen mit mehr Zuversicht und innerer Stärke anzugehen.

**Zusammengefasst:**

Eine starke Unternehmenskultur wirkt also wie ein gemeinsamer Kompass, der sowohl das Team als Ganzes als auch die einzelnen Mitarbeitenden in Krisenzeiten stabilisiert. Sie schafft ein Umfeld, in dem Unsicherheiten ausgeglichen werden, was die Resilienz auf beiden Ebenen – team- und individualbezogen – deutlich stärkt. Insgesamt stärkt eine starke Unternehmenskultur die organisationale Resilienz, weil sie die Organisation widerstandsfähiger, anpassungsfähiger und kooperativer macht. Sie schafft die Grundlage dafür, Krisen nicht nur zu überstehen, sondern gestärkt daraus hervorzugehen.

# 8 Welche Auswirkungen hat die Führung auf die Resilienz?

Führung spiegelt im Idealfall die Kultur des Unternehmens wider, indem sie unterschiedliche soziale Welten verbindet, anpasst oder voneinander abgrenzt. Führung ist also eine Art Zusammenarbeit, die im Kontext einer Organisation – im Unternehmen – stattfindet und die einzigartige Kultur dieses sozialen Systems widerspiegelt. Sie kann als Werkzeug genutzt werden, um gemeinsame Ziele zu erreichen oder als soziales Umfeld wirken, indem Werte wie Zusammenarbeit und Vertrauen sichtbar werden. Führung ist ein gemeinsamer Prozess zwischen Führungskräften und Mitarbeitenden, bei dem beide Seiten miteinander kommunizieren, aufeinander eingehen und die Unternehmenskultur gestalten.

Kurz gesagt: Führung im Unternehmen ist eine Zusammenarbeit, die die Werte und die Kultur des Unternehmens widerspiegelt und den Austausch zwischen allen Beteiligten prägt.

### Praxisbeispiel: Ein Fertigungsunternehmen, das eine transaktionale Führungsstrategie anwendet

Die Führungskraft legt klare Aufgaben, Leistungsziele und Standards fest. Mitarbeitende erhalten konkrete Anweisungen und bei Erreichen der Ziele gibt es Belohnungen wie Bonuszahlungen oder Anerkennung. Bei Nichterreichen der Ziele können Sanktionen wie Verwarnungen oder zusätzliche Kontrollen folgen. Die Führung ist stark auf klare Strukturen, Leistung und Austausch von Leistungen gegen Belohnungen ausgerichtet.

**Auswirkungen auf die individuelle Resilienz**:

Die Mitarbeitenden wissen genau, was von ihnen erwartet wird und ihre Motivation basiert auf extrinsischen Anreizen. Das schafft Sicherheit und Klarheit, was in stressigen

Situationen hilft, Ängste zu reduzieren und die emotionale Stabilität zu bewahren. Mitarbeitende entwickeln eine gewisse Belastbarkeit, weil sie klare Ziele haben und wissen, wie sie Erfolg erzielen können.

**Auswirkungen auf die Team-Resilienz:**

Das Team arbeitet nach festen Regeln und Standards, was den Zusammenhalt stärkt, weil alle auf derselben Basis agieren. Klare Zielvereinbarungen und Belohnungen fördern den Zusammenhalt und die gemeinsame Orientierung, was die Fähigkeit des Teams erhöht, Herausforderungen gemeinsam zu bewältigen.

**Auswirkungen auf die organisationale Resilienz:**

Die Organisation profitiert von klaren Strukturen und einem stabilen System der Leistungsüberprüfung. Diese Transparenz erleichtert schnelle Entscheidungen und Anpassungen, weil alle Beteiligten die Erwartungen kennen. Allerdings kann eine zu starke Fokussierung auf extrinsische Anreize die Flexibilität einschränken und die Innovationsfähigkeit beeinträchtigen, was die langfristige Resilienz der Organisation beeinflussen könnte.

**Zusammengefasst:**

In diesem Beispiel fördert die transaktionale Führung die individuelle und Team-Resilienz durch klare Strukturen, Sicherheit und Orientierung. Die organisationale Resilienz wird durch die Effizienz und Transparenz gestärkt, allerdings sollte auch auf eine Balance geachtet werden, um die Flexibilität und Innovationsfähigkeit nicht zu beeinträchtigen.

# 9 Rückschluss auf organisationale Resilienzfaktoren

Erhöhte Anforderungen wirken sich negativ auf die Psyche der Mitarbeitenden aus. Psychische Erkrankungen sind mittlerweile die dritthäufigste Krankheitsursache für AU-Tage, wie die nachfolgende Grafik eindrücklich belegt.

**Abbildung 14: Anteile der zehn wichtigsten Krankheitsarten an AU-Tagen 2024**

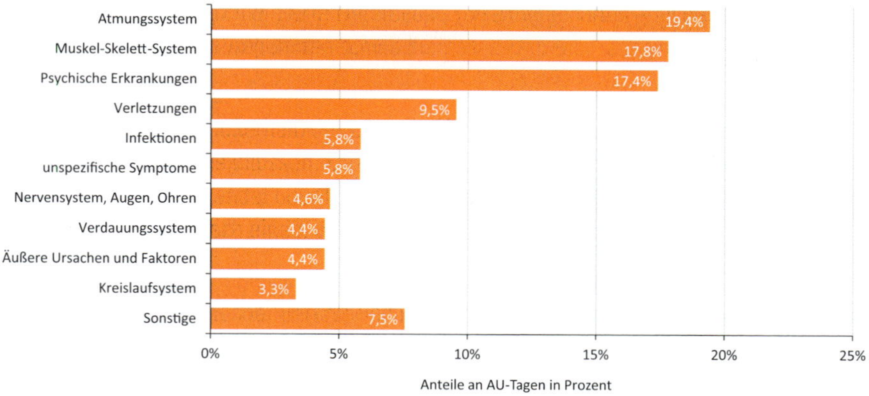


Quelle: DAK-Gesundheit (2025)

Teams und Organisationen verlangt die BANI-Welt viel ab. Alte Muster werden gesprengt. Nur wer es schafft, Fähigkeiten wie Flexibilität, kritisches Denken, emotionale Stärke, Lernbereitschaft, Kreativität, systemisches Verständnis, gute Kommunikation und Selbstorganisation aufzubringen, hat überhaupt die Chance auf dem Markt mitzuwirken. All diese Fähigkeiten können als Resilienz-Schlüssel zur Bewältigung von Krisen strategisch genutzt werden. Diese setzen an verschiedenen Ebenen im Unternehmen (Individuum, Team, Organisation) an und stellen einen vielversprechenden Ansatz zur Krisenbewältigung dar.

Stellt man die organisationalen Resilienzfaktoren (ISO 22316:2017) den individuellen Resilienz-Schlüsseln (nach Heller) gegenüber, kann man die wechselseitige Wirkung erfassen.

- Das Unternehmen fördert die Akzeptanz einer digitalen Transformation, indem es Mitarbeitende frühzeitig einbezieht, offen kommuniziert und Schulungen anbietet. So entsteht eine resilienzfördernde Kultur, die Veränderungen leichter akzeptiert und erfolgreich umsetzt.
- Das Unternehmen fördert eine positive Grundhaltung, indem es Führungskräfte in wertschätzender Kommunikation schult und Erfolge regelmäßig anerkennt. Dadurch entsteht eine resiliente, motivierte Unternehmenskultur, die den Herausforderungen optimistisch begegnet.
- Das Unternehmen führt regelmäßige Team-Workshops durch, in denen die Mitarbeitenden gemeinsam die Vision und klare Ziele erarbeiten. Dadurch verstehen sie das Umfeld besser, teilen Wissen und fühlen sich selbstwirksam, was die Organisation insgesamt stärkt.
- Ein Abteilungsleiter ermutigt sein Team, eigenständig Entscheidungen zu treffen, und sorgt für klare Kommunikationswege zwischen den Bereichen. Dadurch entstehen strukturierte Abläufe und ein gesteigertes Verantwortungsbewusstsein auf allen Ebenen.

- Das Unternehmen implementiert regelmäßige bereichsübergreifende Meetings und eine gemeinsame Wissensdatenbank. Dadurch wird der Informationsaustausch gefördert, die Zusammenarbeit verbessert und die gemeinsame Resilienz des Teams gestärkt.
- Das Unternehmen führt regelmäßig KVP-Workshops (Kontinuierlicher Verbesserungsprozess) durch, bei denen Mitarbeitende Verbesserungsvorschläge einbringen. Die erhöhte Ressourcenverfügbarkeit ermöglicht es, Lösungen schnell umzusetzen, was die Lernfähigkeit fördert und die Anpassungsfähigkeit des Teams stärkt.
- Ein Team entwickelt eine gemeinsame Vision für ein nachhaltiges Produkt und setzt klare Ziele. Durch aktive Interaktion mit Kunden und Partnern versteht es das Umfeld besser und kann die Zukunft gezielt gestalten, was die Zukunftsorientierung stärkt.

**Tabelle 7: Darstellung des Wechselseitigen Einflusses auf individueller und organisatorischer Resilienz**

| Individuelle Resilienz-Schlüssel | Charakteristikum | Organisationale Resilienz (ISO 22316:2017) 9 Faktoren | Verbindung zu resilienten Organisationen |
|---|---|---|---|
| Akzeptanz | Realität annehmen und konstruktiv mit Veränderungen umgehen | 1. Veränderungen antizipieren und managen<br>2. Resilienzfördernde Kultur | Akzeptanz als Grundlage für Veränderungsbereitschaft und Anpassungsfähigkeit in beide Blickrichtungen |
| Optimismus | Zuversicht Herausforderungen meistern zu können | 3. Effektive und ermutigende Führung/ Resilienzfördernde Kultur (z. B. Fehlerkultur) | Positive Grundhaltung wird in Organisationen durch Kultur und Führung gefördert |
| Selbstwirksamkeit | Vertrauen in die eigene Fähigkeit, auf Herausforderungen Einfluss nehmen zu können | 4. Umfeld verstehen und beeinflussen<br>5. Informationen und Wissen teile<br>6. Geteilte Vision und klare Ziele | Organisationen stärken Selbstwirksamkeit durch Zielklarheit und Entwicklungsmöglichkeiten |
| Verantwortungsübernahme | Eigeninitiative zeigen, aktiv handeln, Reflektiertes, besonnenes Handeln | Effektive und ermutigende Führung/ Koordinierte Unternehmensbereiche | Strukturen und Führung fördern Verantwortungsbewusstsein auf allen Ebenen |
| Netzwerkorientierung | Beziehungsfähigkeit und soziale Unterstützung geben und annehmen können | Informationen und Wissen teilen/<br>7. Koordinierte Unternehmensbereiche | Zusammenarbeit und Kommunikation erhöhen die gemeinsame Resilienz |

| Individuelle Resilienz-Schlüssel | Charakteristikum | Organisationale Resilienz (ISO 22316:2017) 9 Faktoren | Verbindung zu resilienten Organisationen |
|---|---|---|---|
| Lösungsorientierung | Richtet den Fokus auf Machbares und auf Lösungen statt auf Probleme | 8. Kontinuierliche Verbesserung fördern<br>9. Verfügbarkeit von Ressourcen | Lösungsfokus fördert Lernfähigkeit und Anpassung unter den Rahmenbedingungen |
| Zukunft planen | Vorausschauend denken, Strategien entwickeln und proaktiv gestalten | Geteilte Vision und klare Ziele/Umfeld verstehen und beeinflussen | Zukunftsorientierung braucht klare Ziele und aktive Interaktion mit der Umwelt |

Quelle: Winterstein DAK-Gesundheit (2025)

Der Mitarbeitende erlebt die Organisation als resilient, wenn er Unterstützung des Vorgesetzten erhält, ihm Handlungsspielraum bei Entscheidungen zugeschrieben wird oder die Aufgaben zu seiner Qualifikation passen.

Das Team erlebt die Organisation dann als resilient, wenn ausreichend über die gängigen Medien kommuniziert wird oder Ressourcen wie ein Open-Space-Büro kurzfristig für Projektteams realisiert werden kann. Zudem ist es förderlich, wenn die Strukturen und Prozesse innerhalb der Organisation für alle klar und nachvollziehbar sind.

Eine Organisation wird wiederum dann als resilient bezeichnet, wenn sie Krisen unbeschadet übersteht und sich schnell erholt. Dies kann nur geschehen, wenn resilienzfördernde Rahmenbedingungen geschaffen werden. Dazu sollte zunächst der Mitarbeitende gefördert und geschult werden sowie im Anschluss das gesamte Team.

Wie müssen Arbeitsabläufe gestaltet werden damit resilient reagiert werden kann? Da sich jede Organisation von Grund auf unterscheidet, sollte dieses Prozedere mit professioneller Unterstützung erfolgen (z. B. Zusammenarbeit eines Arbeitspsychologen mit BGM-Team, Betriebsrat und Personalabteilung).

Um erfolgreich ein Resilienz-Management zu implementieren, müssen die Instrumente wohl überlegt ausgewählt werden. Es gibt Instrumente zur Erfassung der Resilienz und Instrumente der Resilienzförderung. Zur Resilienz Erfassung können z. B. webbasierte Plattformen genutzt werden auf der zum einen die eigene Resilienz ermittelt werden kann und zum anderen die Organisations-Resilienz. Sind die Mitarbeitenden der Organisation mit technischen Geräten vertraut, eignen sich zum Einstieg webbasierte Trainings zur Resilienzförderung. Dieser Einstieg kann bequem am Arbeitsplatz oder zu Hause erfolgen. Dabei wird an den grundlegenden Ressourcen angesetzt. Die tatsächliche Bewältigung von Problemen erfolgt durch resilientes Verhalten, daher sollten hier die weiterführenden Trainings ansetzen und Handlungsstrategien für den Umgang mit Problemen am Arbeitsplatz entwickelt und gefördert werden. An dieser Stelle bieten sich präsenzbasierte Interventionsformate (Trainings, Coachings) an.

Damit das Resilienz-Management gut von den Mitarbeitenden angenommen wird, müssen vorab Maßnahmen getroffen werden, denn es wird kaum ausreichen einen Link an die Mitarbeitenden auszugeben und auf Nachfrage zu hoffen. Im Optimalfall finden verschiedene Ankündigungen auf diversen Medien gleichzeitig statt. Auf Veranstaltungen des BGM sowie auf Aktionstagen kann man die Resilienz-Strategie ankündigen und bewerben. Multiplikatoren, Gesundheitszirkel oder „Resilienz-Lotsen" (s. Mental Health Pilot der DAK-Gesundheit) können unterstützen. Medien wie der Newsletter, das schwarze Brett o. ä. Formate sollten genutzt werden, damit eine Vielzahl der Mitarbeitenden diese Angebote annimmt. Oftmals wissen die Mitarbeitenden gar nicht was Resilienz bedeutet. Hier ist es ratsam, ebenso die Führungskräfte mit ins Boot zu nehmen sowie Multiplikatoren zu nutzen.

Um die Resilienz in den drei Ebenen abbilden zu können, gibt es verschiedene Instrumente. Die Auswertung differenziert zwischen den einzelnen Ebenen.

**Hier finden sie webbasierte Beispiele, welche sie in der Praxis nutzen können:**

www.resilire.de (kostenfrei) zur Resilienz-Erfassung

https://b-hero.de/for-free/vorlagen/ (kostenfrei) Resilienzförderung/online Kartenset mit praktischen Übungen zur individuellen sowie Team-Resilienz.

# 10 Fazit

## Individuelle, Team- und organisationale Resilienz gemeinsam stärken

Innere Antreiber prägen unser Verhalten oft unbewusst und können – insbesondere unter Belastungen – zu ineffizienten, gesundheitsschädlichen oder unproduktiven Reaktionsmustern führen. Die gezielte Förderung der genannten Resilienz-Schlüssel hilft Mitarbeitenden, diese Muster und Glaubensätze zu erkennen und konstruktiv mit ihnen umzugehen. Das Ergebnis ist, mehr Selbstregulation und eine höhere psychische Belastbarkeit im (Arbeits-)Alltag.

## Was bedeutet das für Organisationen?

Eine resiliente Organisation schafft Rahmenbedingungen, die Menschen befähigen, mit Unsicherheiten und ständigen Veränderungen gesund und produktiv umzugehen. Sie stärkt die Resilienz auf Systemebenen: Mitarbeiter dürfen Fehler machen, ihre Meinung äußern und Schwäche zeigen – ohne negative Konsequenzen. Anpassungsfähigkeit wird nicht nur erwartet, sondern strukturell ermöglicht (z. B. durch agile Teams, transparente

Kommunikation). Erfahrungen aus Krisen und Fehlern fließen aktiv in die Weiterentwicklung der Organisation ein. Nicht zuletzt sorgen gute interne und externe Beziehungen für gegenseitige Unterstützung, Wissensaustausch und Stabilität – auch unter Druck. Erst das Zusammenwirken von individueller, Team- und organisationaler Resilienz führt dazu, dass Menschen Organisationen stärken und Organisationen Menschen stärken. Zukunftsorientierte Unternehmen investieren deshalb in alle Ebenen: in die innere Widerstandskraft des Einzelnen, der Teams und in Strukturen, die Resilienz möglich machen. Investiert man systematisch in die Resilienz der Mitarbeitenden, wird nicht nur kurzfristig die Produktivität sowie die Gesundheit gefördert, es wird vielmehr ein Grundstein gelegt für eine langfristig leistungsfähige, engagierte und innovative Organisation.

## Die Einstein-Metapher

**Abbildung 15: Einstein-Metapher**

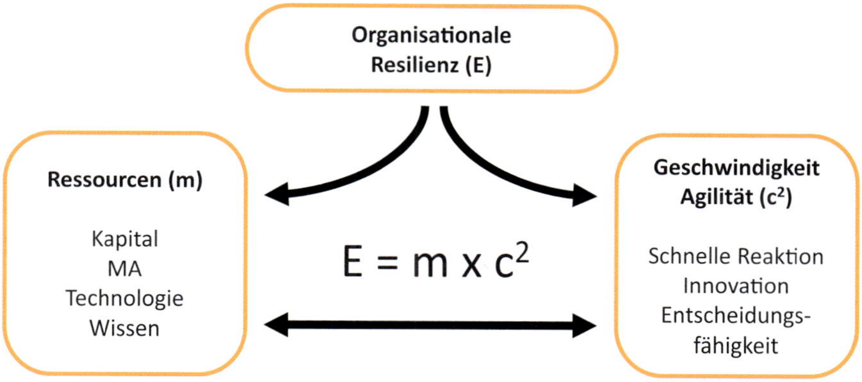


Quelle: Eigene Darstellung, Ferber (2025), abgeleitet aus der Motivationskampagne der DAK-Gesundheit

Einsteins Formel zum Thema organisationale Resilienz, wenn man die Elemente umdeutet:

🚀 **E** (Energie) könnte für die Widerstandskraft und Anpassungsfähigkeit einer Organisation stehen. Eine resiliente Organisation verfügt über genügend „Energie", um Krisen zu bewältigen und sich weiterzuentwickeln.

🚀 **m** (Masse) könnte für die Ressourcen und Strukturen der Organisation stehen – etwa Kapital, Mitarbeiterkompetenzen oder technologische Ausstattung.

🚀 **$c^2$** (Lichtgeschwindigkeit zum Quadrat) könnte für die Geschwindigkeit und Effektivität stehen, mit der eine Organisation auf Veränderungen reagiert, also Innovationskraft, Entscheidungsfähigkeit und Agilität.

💡 ist also die Widerstandskraft einer Organisation (E) abhängig von ihren Ressourcen (m) und der Geschwindigkeit/Agilität ($c^2$), mit der die diese mobilisieren kann? Das würde auch bedeuten, dass selbst kleine Organisationen (geringe Masse) durch hohe Anpassungsfähigkeit und Geschwindigkeit ($c^2$) große Widerstandskraft aufbauen können. Umgekehrt reicht eine große Ressourcengrundlage (hohes m) nicht alleinig aus, wenn die Organisation zu langsam auf Veränderungen reagiert.

Gesunde Mitarbeitende sind kein Zufall, sondern das Ergebnis strategischer Entscheidungen.

# 11 Quellen- und Literaturverzeichnis

Heller, J. (2017). Resilienz. 7 Schlüssel für mehr innere Stärke. München, GRÄFE UND UNZER Verlag.

Hoffmann, G. (2017). Organisationale Resilienz. Kernressourcen moderner Organisationen. Heidelberg, Springer.

Kahler, T. (1975). Drivers: The key to the process scripts. Transactional Analysis Journal, 5 (3), 280–284.

Kaluza, G. (2021). Gelassen und sicher im Stress: Das Stresskompetenzbuch. Berlin, Springer.

Lazarus, R. & Folkman, S. (1984). Stress, Appraisal and Coping. New York, Springer Publishing Company.

Lazarus, R. (1999). Stress and Emotion. A New Synthesis. New Your, Springer Publishing Company.

https://b-hero.de/for-free/vorlagen/ (Zugriff am 19.06.2025)

www.resilire.de (Zugriff am 19.06.2025)

# Psychologische Sicherheit als Erfolgsfaktor in prekären Zeiten

*Frank Fiedler*

**Abstract:** Psychologische Sicherheit ist ein zentrales Konzept für moderne Organisationen, das sowohl individuelle als auch kollektive Entwicklung unterstützt. Sie beschreibt das Vertrauen in einem Team, sich ohne Angst vor negativen Konsequenzen zu äußern. Dieser Beitrag beleuchtet die Definition, Wirkung und Praxisrelevanz – insbesondere im Kontext der Betrieblichen Gesundheitsförderung (BGF), der Personalentwicklung (PE) und der Organisationsentwicklung (OE).

Studien und Praxisbeispiele zeigen, dass psychologische Sicherheit die Innovationskraft, Veränderungsbereitschaft und Gesundheit, in Unternehmen stärkt. Führungskräfte spielen eine Schlüsselrolle in der Förderung einer solchen Kultur. Psychologische Sicherheit ist kein weiches Thema, sondern ein strategischer Erfolgsfaktor für gesunde und zukunftsfähige Organisationen, stärkt die Bindung von Mitarbeitenden und die Unternehmensattraktivität. Der Beitrag schließt mit konkreten Empfehlungen für die Praxis.

## 1 Einführung: Darum ist psychologische Sicherheit heute wichtiger denn je!

Die moderne Arbeitswelt befindet sich im Wandel. Digitalisierung, Globalisierung, demografischer Wandel und eine zunehmende Dynamik stellen Unternehmen und Mitarbeitende vor neue Herausforderungen.

Darüber hinaus ist das Umfeld geprägt durch weltweite Wirtschaftskrisen und politische Unsicherheit, die die psychischen Beanspruchungen noch verstärken. Das zeigt sich auch in dem stetigen Anstieg der psychischen Erkrankungen. Gleichzeitig rücken Themen wie mentale Gesundheit, Innovation und Mitarbeiterbindung in den Fokus. In dieser komplexen Gemengelage wird ein Konzept besonders relevant: das Konzept der psychologischen Sicherheit.

Das Konzept der psychologischen Sicherheit beschreibt das geteilte Gefühl innerhalb eines Teams, sich ohne Angst vor negativen Konsequenzen äußern zu können – sei es durch Fragen, Zweifel, Ideen oder Fehler. Psychologische Sicherheit bildet damit das Fundament für eine gesunde, lernende und wandlungsfähige Organisation (Edmondson, 1999; BAuA, 2020).

# 2 Was ist psychologische Sicherheit? Begriff und Merkmale

Amy Edmondson definierte psychologische Sicherheit als „a shared belief held by members of a team that the team is safe for interpersonal risk taking" (Edmondson, 1999). Damit ist gemeint, dass Mitarbeitende offen sprechen, Fehler zugeben und Fragen stellen können, ohne Spott oder Sanktionen zu fürchten. Es handelt sich nicht um ein Wohlgefühl im Team, sondern um ein professionelles Klima des gegenseitigen Respekts und Vertrauens.

Zentrale Merkmale psychologisch sicherer Teams sind:

- Offene Kommunikation – auch bei kritischen Themen
- Konstruktiver Umgang mit Fehlern – Fehler werden als Lernchancen verstanden
- Bereitschaft zur gegenseitigen Unterstützung
- Beteiligung und Mitdenken aller Teammitglieder

Psychologische Sicherheit unterscheidet sich von Vertrauen insofern, als sie auf Gruppenebene besteht und durch explizite Verhaltensweisen im Arbeitsalltag geprägt ist (Edmondson, 2019).

*„Nicht der perfekte Mensch schafft Vertrauen, sondern der Mensch, der seine Unvollkommenheit nicht versteckt."*
– Amy Edmondson

Google fand ist seiner Aristoteles Studie heraus, dass die erfolgreichsten Teams fünf Eigenschaften teilten:

- **Psychologische Sicherheit:** „Wenn ich in unserem Team einen Fehler mache, wird mir das nicht vorgeworfen."
- **Verlässlichkeit:** „Wenn meine Teamkollegen sagen, dass sie etwas tun werden, ziehen sie es durch."
- **Struktur und Klarheit:** „Unser Team verfügt über einen effektiven Entscheidungsprozess".
- **Bedeutung:** „Die Arbeit, die ich für unser Team tue, ist für mich von Bedeutung."
- **Auswirkung:** „Ich verstehe, wie die Arbeit unseres Teams zu den Zielen der Organisation beiträgt."

# 3 Psychologische Sicherheit und Betriebliches Gesundheitsmanagement

Studien belegen die positive Wirkung psychologischer Sicherheit auf Teamleistung, Innovationskraft, Lernprozesse und das Wohlbefinden der Mitarbeitenden (Google Project Aristotle, Baer & Frese, 2003). Sie wirkt als integratives Bindeglied zwischen zentralen Handlungsfeldern der modernen Unternehmensentwicklung.

Viele der oben genannten Aspekte zur psychologischen Sicherheit sind auch Elemente des Betrieblichen Gesundheitsmanagements (BGM). Ein systemisches BGM kann einen wesentlichen Beitrag zu der Steigerung der psychologischen Sicherheit bieten.

> *„Betriebliches Gesundheitsmanagement (BGM) ist die systematische, zielorientierte und kontinuierliche Steuerung aller betrieblichen Strukturen und Prozesse, mit dem Ziel, Gesundheit als Kulturmerkmal systemisch zu integrieren, Leistung und Erfolg für das Unternehmen und alle Beschäftigten zu erhalten und zu fördern."* (DAK-BGM-Beirat, 2015)

Die folgende Grafik zeigt die drei Säulen des systemischen Betrieblichen Gesundheitsmanagements (BGM):

**Abbildung 16: Die drei Säulen des systemischen Betrieblichen Gesundheitsmanagements (BGM)**

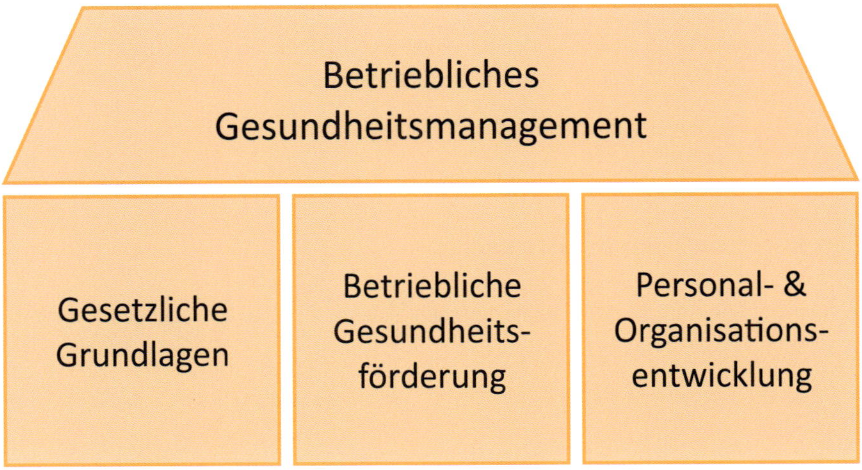


Quelle: Motio GmbH Hamburg, 2009

In den drei Säulen des BGM sind die folgenden Aspekte und Maßnahmen eine Unterstützung zur Steigerung der psychologischen Sicherheit:

**Gesetzliche Grundlagen**

- Nachhaltiger und wirksamer Arbeits-, Sicherheits- und Gesundheitsschutz
- Integration der psychologischen Sicherheit in die Gefährdungsbeurteilung psychischer Belastung (§ 5 ArbSchG), Analyse der Ursachen psychischer Belastungen und Ableitung wirksamer Maßnahmen zur Belastungs- und Beanspruchungsreduzierung
- Betriebliches Eingliederungsmanagement (§ 167 und 176 SGB IX), Erhalt oder Wiederherstellung der Arbeitsfähigkeit (körperlich & psychisch)

**Betriebliche Gesundheitsförderung**

- Analyse der psychischen Belastungen und Beanspruchungen durch Mitarbeiterbefragungen und Workshops zu Ableitung von Maßnahmen im BGM
- Präventive Maßnahmen gegen Burnout und psychische Erkrankungen
- Förderung der psychischen Gesundheit durch Reduktion von Stress, Angst und innerer Kündigung
- Angebote (Vorträge, Workshops, Screenings, Mini-/Mikro-Pausen, Coaching, EAP, ...) zur Minderung von akuten Stresssituationen
- Stärkung der mittel- und langfristigen Widerstandsfähigkeit (Workshops: Individuelle Resilienz und Team-Resilienz für Mitarbeitende und Führungskräfte)
- Arbeitszeitintegrierte Programme zur Stressbewältigung
- Unterstützung der Führungskräfte-Kompetenz (Workshops zum gesunden Führen)

**Personal- & Organisationsentwicklung**

- Regelmäßige Analyse der „Psychologischen Sicherheit" durch Befragungen und Workshops
- Integration der „Psychologischen Sicherheit" in die Ausbildung der Führungskräfte
- Entwicklung von Führungskompetenz in Richtung „Ermöglicher" statt „Kontrolleur" (Rigotti & Mohr, 2014)
- Analyse und Antizipation von Krisen im Kontext der „Organisationalen Resilienz"
- Empowerment der Mitarbeitenden und Führungskräfte im Umgang mit unsicheren Situationen und Krisen
- Emotionsmanagement: regelmäßige Zeitfenster in Teammeetings für Gefühle geben

- Unterstützung des Unternehmens auch bei privaten Krisen (Pflegebedürftige Angehörige, Kinderbetreuung, Finanzkrisen, ...)
- Förderung einer offenen Fehler-, Feedback- und Lernkultur
- Unterstützung agiler, selbstorganisierter Teamstrukturen
- Berücksichtigung der Gefahren für psychische Belastungen in Change-Prozessen

Erst die systemische Vernetzung der drei Säulen des Betrieblichen Gesundheitsmanagements entfaltet die erfolgreiche und nachhaltige Wirksamkeit für die Beschäftigten und das Unternehmen.

# 4 Fazit und Handlungsempfehlungen

Obwohl psychologische Sicherheit und BGM oft als „weiche" Themen wahrgenommen werden, haben sie Effekte auf Leistung, Gesundheit, Resilienz und Veränderungsbereitschaft. Sie vereinen traditionelle Werte wie Vertrauen, Fürsorge, Verantwortung und Integrität mit modernen Ansätzen der partizipativen Führung.

Psychologische Sicherheit ist ein strategischer Faktor für zukunftsfähige und gesunde Organisationen. Sie ist ein zentrales Element des Betrieblichen Gesundheitsmanagements, der Personal- und Organisationsentwicklung und ist zugleich Ausdruck gelebter Führungskultur. Eine gute psychologische Sicherheit bindet Mitarbeitende, erhöht die Unternehmensattraktivität und unterstützt damit die Gewinnung von neuen Mitarbeitenden.

**Sieben Empfehlungen zur Umsetzung**

1. Regelmäßige Analyse der psychologischen Sicherheit mit Ableitung von Maßnahmen
2. Integration der psychologischen Sicherheit in BGM-Analysen und Maßnahmen
3. Stärkung der Resilienz auf allen Ebenen des Unternehmens
4. Qualifizierung von Führungskräften im Umgang mit Gesundheit, Unsicherheit, Krisen, Wertschätzung, Fehlern und Beteiligung
5. Aufbau reflexiver Teamformate und Feedbackroutinen
6. Entwicklung einer positiven Fehler- und Lernkultur im gesamten Unternehmen
7. Förderung eines gesunden und vertrauensvollen Klimas über alle Ebenen hinweg

# 5 Literaturverzeichnis

Badura, B. et al. (2019): Betriebliches Gesundheitsmanagement – Ein Handbuch für die Praxis. Springer.

Baer, M., Frese, M. (2003): Innovation is not enough: Climates for initiative and psychological safety. Journal of Organizational Behavior, 24 (1), 45–68.

Bundesanstalt für Arbeitsschutz und Arbeitsmedizin (2020): Psychische Gesundheit in der Arbeitswelt. Dortmund.

Edmondson, A. (1999): Psychological Safety and Learning Behavior in Work Teams. Administrative Science Quarterly, 44 (2), 350–383.

Edmondson, A. (2019): The Fearless Organization. Wiley.

Goller, I., Laufer T. (2023): Psychologische Sicherheit in Unternehmen: Wie Hochleistungsteams wirklich funktionieren.

Google Inc. (2015): Project Aristotle Study Results.

Hoffmann G. P. (2017): Organisationale Resilienz: Kernressource moderner Organisationen.

Rigotti, T., Mohr, G. (2014): Personalentwicklung und Gesundheit: Perspektiven eines integrierten Ansatzes. Zeitschrift für Arbeitswissenschaft, 68 (2), 89–98.

Looss, W. (2001): Coaching für Führungskräfte: Konzepte, Probleme, Perspektiven. Heidelberg.

Unkrieg, E. R. (2021); Resilienz im Unternehmen – den Faktor Mensch fördern: Handlungsempfehlungen und praktische Umsetzung.

# Psychisch krank = wirtschaftlich krank? Die stille Krise in Unternehmen

*Reinhild Fürstenberg*

**Abstract:** Psychische Erkrankungen sind zu einem strukturellen Risiko für Unternehmen geworden: Sie lagen 2024 auf Platz drei der Erkrankungsgruppen, die die meisten Ausfalltage bei der Arbeit verursachten (DAK Psychreport, 2025). Depressionen, Angststörungen und chronische Überlastung betreffen nicht nur Einzelne, sondern wirken sich spürbar auf Organisationen aus: Langzeitkrankschreibungen, Produktivitätsverluste, erhöhte Fluktuation und kulturelle Spannungen sind die Folge. In einer von Krisen, Digitalisierung und Verdichtung geprägten Arbeitswelt braucht es ein neues Verständnis: Mentale Gesundheit ist kein Soft Skill, sondern ein zentraler Wettbewerbsfaktor. Unternehmen müssen das Thema strategisch verankern, Verantwortlichkeiten klären und zielgerichtete Programme etablieren. Dabei sind alle Ebenen gefragt – vom Topmanagement über HR, Führungskräfte und Mitarbeitende bis hin zu Betriebs- bzw. Personalräten und BGM-Beauftragten.

## 1 Psychische Erkrankungen auf Platz drei der AU-Tage: Die unterschätzte Herausforderung für Unternehmen

*„Nun ist sie schon wieder krank."*

*„Jetzt muss ich den Kundentermin meines erkrankten Mitarbeiters zum dritten Mal verlegen – es reicht."*

*„Wenn es mit meinem Team so weiter geht, erreiche ich meine Zahlen nicht."*

*„Wenn ich ihn fordere, meldet er sich morgen krank."*

Aussagen wie diese zeigen die Auswirkungen psychischer Belastungen im Arbeitsalltag: Jede dritte Krankschreibung in Deutschland ist mit 342 Fehltagen je 100 Versicherte inzwischen auf psychische Ursachen zurückzuführen (DAK Psychreport, 2025). Die meisten Fehltage mit 182,6 je 100 Versicherte wurden erneut durch Depressionen verursacht. Psychische Erkrankungen gehören außerdem zu den häufigsten Gründen für Langzeitausfälle – auch Frühberentungen aufgrund psychischer Diagnosen nehmen kontinuierlich zu.

## 2 Die Auswirkungen zeigen sich zeitversetzt

Die Auswirkungen der hohen Zahl an psychisch erkrankten Mitarbeitenden sind weitgehend und werden sowohl finanziell als auch kulturell oft unterschätzt, weil sie sich erst zeitverzögert offenbaren:

- Die individuelle Produktivität sinkt.
- Hohe Fluktuation und geringere Bindung: Menschen mit psychischen Erkrankungen kündigen häufig in einem Moment der Überforderung – Fachkräfte, die dringend benötigt werden, verlassen so das Unternehmen vorschnell.
- Konflikte & schlechtere Teamkultur: Mentale Belastungen führen zu Kommunikationsstörungen, Misstrauen und Spannungen und tragen zu schlechter Stimmung bei.
- Innovation, Entscheidungsfreude und Problemlösungsfähigkeit lassen nach, Fehleranfälligkeit und Konfliktpotenzial steigen.
- Führungskräfte sind mit psychisch belasteten Mitarbeitenden und den Auswirkungen mentaler Belastungen stark beschäftigt.

## 3 Psychische Belastungen versus psychische Erkrankungen: Was Beschäftigte brauchen, damit Belastung nicht krank macht

In der Arbeitswelt haben wir sowohl mit psychischen Belastungen als auch mit psychischen Erkrankungen zu tun. Was ist der Unterschied? Eine psychische Belastung ist eine vorübergehende Beanspruchung der Psyche durch äußere oder innere Umstände wie zum Beispiel Stress im Beruf, familiäre Konflikte, Prüfungsdruck oder finanzielle Sorgen. Eine psychische Erkrankung ist eine klinisch relevante Störung des Denkens, Fühlens oder Handelns, die länger andauert und einen hohen Leidensdruck oder eine erhebliche Beeinträchtigung im Alltag verursacht. Beispiele dafür sind Depressionen, Angststörungen, oder posttraumatische Belastungsstörungen.

Psychische Belastungen führen nicht zwangsläufig zu psychischen Erkrankungen. Jedoch begünstigen andauernde oder überhöhte Belastungen, die ohne ausreichende Ressourcen bewältigt werden müssen, die Entstehung. Das klassische Belastungs-Beanspruchungsmodell beschreibt diesen Zusammenhang präzise: Belastungen wie Zeitdruck, Unterbrechungen oder Konflikte führen dann zu psychischer Beanspruchung, wenn individuelle oder organisationale Ausgleichsmöglichkeiten fehlen. Bleibt diese Dysbalance über längere Zeit bestehen, kann sie in Erschöpfung, Angststörungen oder Depression münden – mit weitreichenden Folgen für Betroffene und Unternehmen.

Unternehmen können zur Vorbeugung einen wesentlichen Beitrag leisten, indem sie Belastungen am Arbeitsplatz frühzeitig erkennen und systematisch reduzieren – zum Beispiel durch realistische Zielvorgaben, Pausenregelungen, klare Kommunikation und Führungsverantwortliche, die Überlastung, Spannungen und Konflikte ernst nehmen. Gleichzeitig ist es entscheidend, im Krankheitsfall professionelle Unterstützung zu bieten: durch offene Gesprächsangebote, Beratungen, betriebliche Wiedereingliederung und ein stigmafreies Arbeitsumfeld.

# 4 Mentale Gesundheit bedeutet gemeinsame Verantwortung

Mentale Gesundheit ist eine zu große Aufgabe, um sie als Einzelperson im Unternehmen zu stemmen – mentale Gesundheit ist eine Gemeinschaftsaufgabe:

1. **Das Topmanagement prägt die Haltung und gibt die Strategie vor**

   Die Schlüsselrolle für mentale Gesundheit im Unternehmen trägt das Topmanagement. Es gibt die strategische Richtung vor und entscheidet über die Positionierung des Themas:

   - Mentale Gesundheit kommt auf die Agenda des Topmanagements.
   - Das Topmanagement positioniert sich gegenüber allen Führungskräften, Funktionsträgern und Mitarbeitenden, dass gemeinsam an der Verbesserung der mentalen Gesundheit gearbeitet wird.
   - Es werden jährlich klare Ziele, zum Beispiel die Reduktion von Fehlzeiten oder die Verbesserung psychischer Belastungsfaktoren, gesetzt und Wirkungskennzahlen messbar gemacht.
   - Kennzahlen zu mentaler Gesundheit werden im Management-Reporting regelmäßig präsentiert und nachgehalten.

2. **Human Resources ist Impulsgeber für gesunde Arbeitsbedingungen**

   Personalabteilungen gestalten Strukturen und Prozesse, in denen Gesundheit mitgedacht werden muss: bei der Personalentwicklung, in Bewerbungs- und Führungsgesprächen oder im Umgang mit Krankmeldungen. Gleichzeitig koordinieren sie Unterstützungsangebote – von gesetzlichen Vorgaben der Arbeitsmedizin über Trainings bis hin zu externer Beratung – und sorgen dafür, dass mentale Gesundheit auch in der Sprache des Unternehmens präsent ist. Eine moderne HR-Abteilung integriert Gesundheit in ihre Strategie und ist dabei ein wichtiger Vermittler zwischen Management, Mitarbeitenden sowie internen und externen Angeboten und Anlaufstellen. Außerdem sorgt sie für regelmäßige Erfolgskontrollen, indem sie zum Beispiel Fehlzeiten und Nutzungszahlen erhebt, Zufriedenheit und die Veränderung relevanter KPIs misst.

### 3. Führungskräfte prägen, wie sich gesundes Arbeiten anfühlt

Führungskräfte stehen im Zentrum des täglichen Geschehens: Je klarer die Ausrichtung, Anleitung und Rückendeckung seitens des Unternehmens ist, wie gesunde Führung gelebt werden soll, umso einfacher gelingt die Umsetzung. Dabei geht es zum Beispiel um ein klares Vorgehen mit psychisch belasteten oder häufig erkrankten Mitarbeitenden. Die Aufgabe von Führungskräften ist es dabei nicht, zu Minitherapeuten zu werden, sondern Auffälligkeiten und Veränderungen am Arbeitsplatz frühzeitig konkret anzusprechen sowie Unterstützung anzubieten und Hilfsangebote zu empfehlen. Außerdem gehört zu gesunder Führung ein guter Umgang mit Spannungen oder Krisen im Team sowie die eigene Gesundheitskompetenz. Gute Führung heißt nicht, ständig Lösungen parat zu haben, sondern zu ermutigen, zu klären und psychologische Sicherheit zu geben. Nur wenn Menschen sich trauen, Fehler zu machen und zu zeigen, was sie wirklich bewegt, ohne abgewertet zu werden, können sie ihr volles Potenzial entfalten.

### 4. Mitarbeitende sind zuständig für die eigene Gesundheit und die Teamatmosphäre

Mitarbeitende sind Mitgestaltende ihrer eigenen Gesundheit: Das bedeutet, dass sie verantwortlich dafür sind, sich gesund zu halten und aktiv an ihrer Genesung mitzuarbeiten, damit sie ihren arbeitsvertraglich vereinbarten Verpflichtungen nachkommen können.

Außerdem liegt es in der Verantwortung jedes Einzelnen, zu gelingenden Arbeitsabläufen und einer guten Atmosphäre im Team beizutragen und die Führungskräfte auf Belastungen und gleichermaßen auf Faktoren, die sich positiv auf die mentale Gesundheit auswirken, hinzuweisen. Mitarbeitende brauchen außerdem den Mut, Konflikte anzugehen, aber bei Bedarf auch Hilfsangebote in Anspruch zu nehmen. Es geht um das aktive und bewusste Mitgestalten eines gesunden Arbeitsumfelds.

### 5. Aufgabe von Gesundheitsbeauftragten: Expertise bündeln, Maßnahmen umsetzen

Nicht zuletzt braucht es Expertise: Fachkräfte für Gesundheit denken ganzheitlich und entwickeln Programme, organisieren Workshops oder Gesundheitstage, bieten Wissenstransfer und begleiten die Umsetzung konkreter Maßnahmen. Dabei arbeiten sie mit Daten aus Gefährdungsbeurteilungen oder Mitarbeiterbefragungen, um gezielte Empfehlungen zu geben. Ihre Rolle ist nicht nur operativ, sondern auch beratend – sie sind das Bindeglied zwischen Prävention, Arbeitsorganisation und Kulturentwicklung.

### 6. Betriebs- und Personalräte nehmen eine schützende und unterstützende Rolle ein

Als gewählte Interessenvertretung stehen sie an der Seite der Beschäftigten, wenn Belastungen zu hoch werden oder strukturelle Probleme auftauchen. Sie bringen die Perspektive der Mitarbeitenden in Entscheidungsprozesse ein. Außerdem unterstützen sie aktiv Maßnahmen und Programme zur mentalen Gesundheit und achten darauf, dass gesetzliche Verpflichtungen, zum Beispiel aus dem Arbeitsschutzgesetz oder dem Allgemeinen Gleichbehandlungsgesetz, eingehalten werden. Dazu gehören unter anderem Bereiche wie das Betriebliche Eingliederungsmanagement (BEM), Diskriminierung und Sexuelle Belästigung am Arbeitsplatz.

**Diese 10 Maßnahmen sollten in keinem Mental-Health-Programm fehlen**

1. Psychische Gefährdungsbeurteilung (ArbSchG § 5): Systematische Analyse psychischer Belastungsfaktoren
2. Kennzahlen, KPIs und Datengetriebene Entscheidungen sowie Erfolgsmessung und Wirksamkeitskontrolle
3. Führungsleitlinie zu mentaler Gesundheit, nach der Führungskräfte qualifiziert werden und nach der die Umsetzung nachgehalten wird
4. Kontinuierliche Arbeit an gesunden Rahmenbedingungen und Belastungsfaktoren
5. Systematisches Fehlzeitenmanagement
6. Nachhaltig angelegte Trainings zur Erhöhung der mentalen Gesundheit wie zum Beispiel zu Stressbewältigung, Konfliktmanagement oder emotionaler Intelligenz
7. Einzelberatungsangebote: Mental Health Coachings oder Externe Mitarbeitenden- und Führungskräfteberatung (EAP) inklusive Krisenintervention
8. (Digitale) Angebote zur Steigerung der Gesundheitskompetenz
9. Kontinuierliche Kommunikation und Awareness-Kampagnen
10. Ausbildung von Mitarbeitenden in psychischer erster Hilfe

# 5 Die Zukunft von Unternehmen ist mental gesund: ein Selbstcheck

Eine positive Mental-Health-Kultur zeigt sich nicht in einzelnen Maßnahmen, sondern im gelebten Alltag. Ein gesundes Unternehmen ist an folgenden Merkmalen zu erkennen:

- **Geistige und emotionale Vitalität:** Die Mitarbeitenden wirken offen, freundlich und humorvoll. Sie kommunizieren auf Augenhöhe, lachen gemeinsam – und arbeiten mit Freude.
- **Verantwortungsübernahme und Engagement:** Mitarbeitende identifizieren sich mit ihrer Rolle, übernehmen Verantwortung für ihre Aufgaben und bringen sich aktiv ein.

- **Hohe Identifikation mit dem Unternehmen:** Die Mitarbeitenden stehen sichtbar hinter ihrem Arbeitgeber – auch nach außen.
- **Wechselseitige Wertschätzung:** Führungskräfte schätzen ihre Mitarbeitenden – und erhalten dieselbe Wertschätzung zurück.
- **Teamgeist und konstruktives Miteinander:** Teams sind von einem starken Wir-Gefühl geprägt. Sie unterstützen einander und nutzen Konflikte als Lernchancen.
- **Verantwortungsvolle und menschliche Führung:** Die Unternehmensleitung hat die Mitarbeitenden und die Kultur im Blick, agiert weitsichtig und inspiriert durch Klarheit und eine menschenorientierte Haltung.
- **Krisenfestigkeit und Lernbereitschaft:** Belastungen werden ernst genommen und aktiv bearbeitet. Auch in Krisen und Transformationsprozessen handeln Führungskräfte ruhig, lösungsorientiert und unterstützend.
- **Offener Umgang mit psychischer Gesundheit:** Über mentale Belastungen wird ohne Stigmatisierung gesprochen. Führungskräfte fördern den Dialog über mentales Befinden und verstehen ihn als Ausdruck einer gesunden Unternehmenskultur.

# 6 Ausblick

Mentale Gesundheit ist kein Randaspekt moderner Arbeitswelten – sie ist ein entscheidender Indikator für Leistungsfähigkeit, Attraktivität und Zukunftssicherheit von Unternehmen. Mentale Gesundheit in Unternehmen ernst zu nehmen heißt psychische Belastungen (und damit die Wahrscheinlichkeit von psychischen Erkrankungen) zu reduzieren und psychisch erkrankte Mitarbeitende gut zu unterstützen. Die Zunahme psychischer Erkrankungen in der Arbeitswelt zeigt: Ein Umdenken ist längst überfällig. Ein wirksamer Umgang mit mentaler Gesundheit erfordert systemisches Denken und ein gemeinsames Handeln. Es braucht ein strategisches Engagement des Topmanagements, strukturelle Verankerung in HR-Prozessen, gesundheitskompetente Führung und selbstverantwortliche Mitarbeitende. Gleichzeitig gilt es, kulturelle Rahmenbedingungen zu schaffen, die mentales Wohlbefinden ermöglichen – durch psychologische Sicherheit, Offenheit und Wertschätzung. Mentale Gesundheit ist kein Projekt, sondern ein kultureller Prozess. Wenn Unternehmen bereit sind, Haltung, Struktur und Kommunikation aufeinander abzustimmen, kann ein Umfeld entstehen, das Menschen stärkt – und Organisationen zukunftsfähig macht.

# Teil IX: Best Practices

# Die Auswirkungen agiler Arbeitspraktiken auf das Wohlbefinden von Mitarbeitenden unter Ableitung von Handlungsempfehlungen

*Niklas Magerl*

## 1 Einleitung

Je nach Framework lassen sich hinsichtlich Agilität viele verschiedene Begriffsdefinitionen finden, die sich auch im Zeitverlauf seit Erstellung des agilen Manifestes stetig verändert haben. Einige wiederkehrende Elemente wie zum Beispiel Rollen, Artefakte und Werte lassen sich jedoch immer wieder finden. Einige der Frameworks werden auch bewusst als „leichtgewichtiges" Framework deklariert – diese verzichten bewusst auf überbordende Regularien und Prozessbeschreibungen. Das **„WAS"** wird darin oft erläutert, das **„WIE"** hingegen weniger. Dementsprechend finden sich in agilen Frameworks kaum bis keine Empfehlungen oder Notwendigkeiten zur Steigerung des Wohlbefindens der Beteiligten. Die Begriffsdefinition zu Wohlbefinden variiert auch je nach Quellenbezug aus den Gesundheitswissenschaften oder der Gesundheitspsychologie. Für ein emotionales Wohlbefindens wird jedoch hauptsächlich das Vorhandensein von psychologischer Sicherheit angenommen. Im Artikel werden verschiedene Möglichkeiten aufgegriffen und erläutert, welche es agilen Teams ermöglichen sollen, für mehr emotionales Wohlbefinden untereinander zu sorgen. Diese reichen von Änderungen der Ablauforganisation hin zu Metriken und weiteren Themen.

## 2 Begriffsdefinition Agilität: ein neues Konzept?

Erste Erklärungsansätze reichen bis in die 1990er Jahre zurück. Schon Goldman, Nagel und Preiss (1995) stellten die Fähigkeit, Kundennutzen zu liefern, in den Mittelpunkt von Agilität. Tolone (2000) sah vor allem lange Kunden- und Lieferantenbeziehungen als bedeutend an. Aitken, Christopher und Towill (2002) stellten eine flexible und vor allem rasche Antwortfähigkeit der Agilität zu. Definitionsansätze wie von Tseng und Lin (2011) schreiben der Agilität vor allem den zusammenhängenden Faktor der Unsicherheit und Unvorhersehbarkeit zu.

Allein dadurch zeigt sich, dass die Begrifflichkeit der Agilität im zeitlichen Wandel eine unterschiedliche Schwerpunktsetzung durchlief. Manche der Agilität zugeschriebenen Faktoren verschwanden, andere bisher unerwähnte fanden Einzug in der Begriffserklärung. Nachfolgende Tabelle 8 stellt einen Überblick über verschiedene Definitionsansätze der Agilität dar:

**Tabelle 8: Definitionsansätze der Agilität**

| Autor(-en) | Definition |
|---|---|
| Goldman/Nagel/Preiss (1995) | Agility means delivering value to customers, being ready for change, valuing human knowledge and skills, and forming virtual partnership. |
| Fliedner/Vokurka (1997) | Agility is an ability to produce a broad range of low-cost, high quality products with short lead times in varying lot sizes, built to individual customer specification. |
| Katayama/Bennett (1999) | Agility relates to the interface between the company and the market. Agility acts as a pillar to improve competitivness and the business prospects. |
| Christopher (2000) | Agility is defined as the ability of an organization to respond rapidly to changes in demand, both in terms of volume and variety. |
| Mason-Jones/Naylor/Towill (2000) | Agility means using market knowledge and virtual corporation to exploit profitable opportunities in a volatile market place. |
| Tolone (2000) | Agility implies effectively integrating supply chain and forging close and long term relationship with customers and suppliers. |
| Aitken/Christopher/Towill (2002) | Agility is an ability to have visibility of demand, flexible and quick response and synchronized operations. |
| Highsmith (2004) | It is the ability to both create and respond to change in order to profit in a turbulent business environment. |
| Narasimhan/Swink/Kim (2006) | Ability to efficiently change operating states in response to uncertain and changing demands placed upon it. |
| Worley/Lawler (2010) | Agility is a dynamic organization design capability that can sense the need for change from both internal and external sources, carry out those changes routinely, and sustain above-average performance. |
| Tseng/Lin (2011) | Agile enterprises are concerned with change, uncertainty and unpredictability within their business environment and with making an appropriate response. |

Quelle: Feichtinger, 2022, S. 17

Insgesamt betrachtet zeigt sich, dass bislang für Agilität noch keine einheitliche Begriffsbestimmung vorliegt. Je nach Quellenursprung und Thematik werden unterschiedliche Schwerpunkte hinsichtlich Definitionen der Bestandteile von Agilität erläutert. Stellenweise überlagern sich jedoch in den Erklärungsansätzen einzelne Begrifflichkeiten.

# 3 Agile Methoden und agile Praktiken

Agile Methoden und agile Praktiken sind zwei eng verwandte, aber dennoch unterschiedliche Konzepte innerhalb der agilen Arbeitsweise. Während agile Methoden umfassendere, strukturierte Ansätze darstellen, beziehen sich agile Praktiken auf spezifische Aktivitäten oder Techniken, die Teams zur Umsetzung agiler Prinzipien einsetzen. Agile Methoden (häufig auch Frameworks genannt) bieten einen klar definierten Rahmen mit festgelegten Rollen, Prozessen und Werkzeugen, die die gesamte Organisation und Koordination einer Arbeitsweise strukturieren. Sie beschreiben systematisch, wie Teams arbeiten sollen. Agile Methoden sind somit der Rahmen, der vorgibt, wie agiles Arbeiten grundsätzlich gestaltet wird. Agile Praktiken hingegen sind einzelne, konkrete Vorgehensweisen oder Techniken, die innerhalb oder unabhängig von einem methodischen Rahmen genutzt werden können. Praktiken können flexibel eingesetzt werden und lassen sich an die spezifischen Bedürfnisse eines Teams anpassen, ohne dass sie zwangsläufig in eine umfassendere Methode eingebettet sein müssen. Agile Praktiken gleichen also eher Bausteinen, die Teams je nach Bedarf wählen und kombinieren können.

Abbildung 17 stellt das Zusammenspiel beider Begrifflichkeiten nachvollziehbar dar. Durch die pyramidenförmige Grafik wird deutlich, dass agile Werte und Prinzipien das Fundament der Agilität darstellen. Agile Praktiken wie zum Beispiel Retrospektiven bauen darauf auf – können jedoch auf dieser Grundlage auch allein genutzt werden ohne Bezugnahme zu einer agilen Methode wie z. B. Scrum.

**Abbildung 17: Zusammenspiel zwischen Being Agile und Doing Agile**

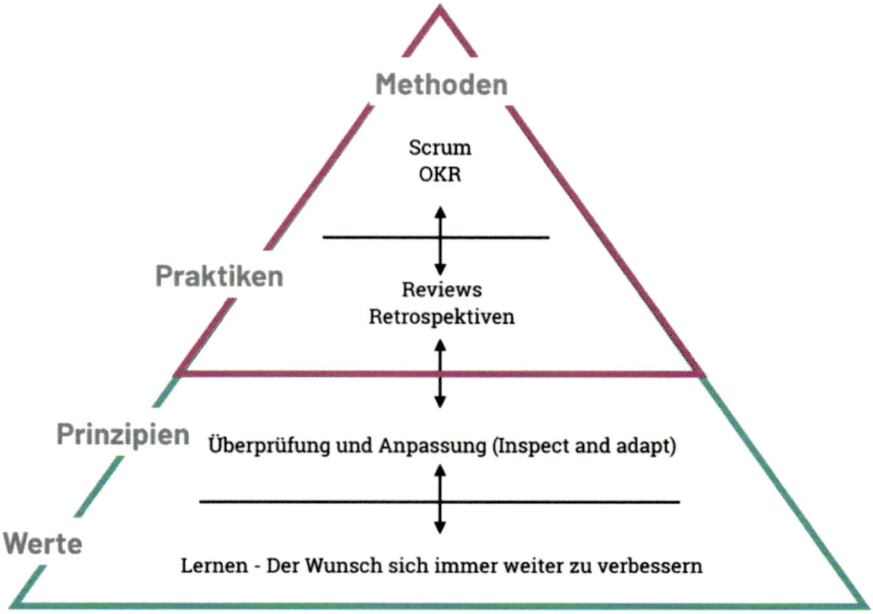


Quelle: Diehl, 2020

Die Unterscheidung ist insbesondere für die Praxis bedeutsam, da Unternehmen nicht immer eine vollständige agile Methodik implementieren müssen, um von agilen Prinzipien zu profitieren. Sie können gezielt agile Praktiken auswählen und in bestehende Arbeitsweisen oder Prozesse einzelner Abteilungen oder insgesamt innerhalb der Organisation integrieren. Umgekehrt können agile Methoden ohne die richtige Anwendung von Praktiken möglicherweise ineffektiv bleiben, da der Erfolg stark von den einzelnen Bausteinen abhängt. Daher ergänzen sich agile Methoden und Praktiken, stehen jedoch für weitere unterschiedliche Ebenen des agilen Arbeitens wie zum Beispiel der Teamebene und Individualebene.

# 4 Begriffsdefinition Wohlbefinden

Das Wohlbefinden beschreibt einen multidimensionalen Zustand, der physische, psychische und soziale Komponenten umfasst und eng mit der Lebensqualität sowie Arbeitszufriedenheit verbunden ist.

Brinkmann (2014, S. 28) fasst zur Begriffsbestimmung prägnant zusammen: „Mit Wohlbefinden wird der subjektive Teil von Gesundheit bezeichnet". Wohlbefinden als Begriff ist eng mit der Begrifflichkeit Gesundheit verwandt. Eine inhaltliche Bestimmung von Gesundheit liefert Faltermaier (2005, S. 150). Dieser stellt Wohlbefinden durch eine Merkmalsbeschreibung einer körperlichen, psychischen und sozialen Dimension dar. In nachfolgender Tabelle 9 ist diese Erläuterung dargestellt.

**Tabelle 9: Inhaltliche Bestimmung von Gesundheit**

| | Körperlich | Psychisch | Sozial |
|---|---|---|---|
| **Befinden** | Wohlbefinden<br>Stärke | Wohlbefinden<br>Stärke | Wohlbefinden |
| **Aktionspotenzial** | Handlungsfähigkeit<br>Leistungsfähigkeit | Handlungsfähigkeit<br>Leistungsfähigkeit | Handlungsfähigkeit<br>Arbeitsfähigkeit<br>Leistungsfähigkeit |
| **Fehlen bzw. ein geringes Maß an Störungen** | Beschwerden<br>Schmerzen<br>Probleme<br>Krankheit | Probleme<br>Krankheit | Einschränkung in der Rollenerfüllung<br>Soziale Abweichung |

Quelle: Faltermaier, 2005, S. 150

Hierbei wird deutlich, dass die Merkmale zwar bezüglich des individuellen Befindens und resultierenden Aktionspotenzialen Schnittmengen aufweisen – ein Fehlen dieser Dimensionen jedoch stark variierende Störungen je nach Dimension der Gesundheit aufweisen können. Hurrelmann (2006, S. 22) hingegen sieht den Gesundheitsstatus als subjektives Gefühl des Wohlbefindens. Als Bedingungsfaktoren dessen nennt er persönliche Faktoren

(z. B. genetische Disposition, Bildungsniveau, Lebensumstände), Verhaltensfaktoren (z. B. Ernährungsfaktoren, Ausmaß der körperlichen Aktivität, Selbstvertrauen, Einstellung zu Vorsorge) sowie Verhältnisfaktoren (z. B. sozioökonomischer Status, Bildungsangebote, wirtschaftliche Verhältnisse, politische Stabilität, Umweltbedingungen). Abele und Becker (1991) sehen Wohlbefinden als einen Begriff, der sich im Überschneidungsbereich zwischen der Psychologie und der Soziologie angesiedelt ist.

Es zeigt sich, dass für es für den Begriff Wohlbefinden viele verschiedene Definitionsansätze gibt. Schlicht und Dickhuth (1999, S. 39) fassen zusammen: „Im Gegensatz zur großen Zahl definierter Krankheiten gibt es so viele Arten von Wohlbefinden wie es Menschen gibt". Damit kann die Definition von Wohlbefinden sehr stark davon abhängen, aus welcher Fachrichtung bzw. aus wessen theoretischen Hintergrundes diese angegeben wird.

# 5 Studienlage Auswirkungen Agilität auf das Wohlbefinden

Die 4. Studie Status Quo (Scaled) Agile untersuchte, wie sich die Nutzung agiler Methoden und Praktiken im zeitlichen Verlauf veränderten. Die Befragungsstichprobe bestand aus 642 Teilnehmenden aus über 20 Ländern. Die Studie entstand aus einem Verbund aus der Hochschule Koblenz, der GPM (Deutsche Gesellschaft für Projektmanagement e. V.), Scrum.org und weiteren verschiedenen Organisationen. Diese erfragte bei der gewählten Stichprobe (n = 579 Personen) die Gründe für die Verwendung agiler Ansätze. Die Auswertung dieser Frage ist in Abbildung 18 dargestellt. Dabei zeigt sich, dass „Optimierung der Teammoral" mit 35 % bereits an vierter Stelle für die Verwendung agiler Ansätze steht. Auch die „Optimierung der Kreativität" wird von 26 % der Befragten als ein Grund hierfür angegeben. Dies bedeutet, dass agile Ansätze nicht nur auf Effizienz und Produktivität ausgerichtet sind, sondern auch eine wichtige Rolle bei der Förderung von zwischenmenschlichen und kreativen Aspekten der Arbeit spielen. Die Ergebnisse deuten darauf hin, dass Unternehmen zunehmend erkennen, wie entscheidend die Stärkung der Teammoral und die Förderung kreativer Prozesse für den Erfolg agiler Praktiken sind.

**Abbildung 18: Gründe für die Verwendung agiler Ansätze**

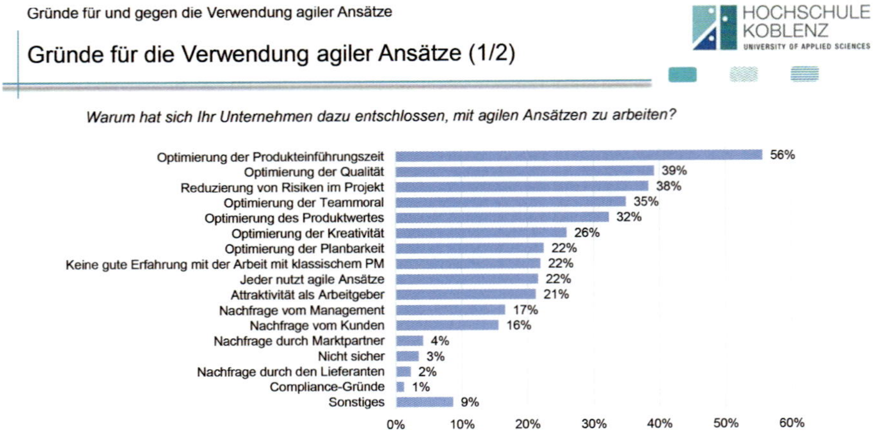


Quelle: Komus, 2020, S. 22

Das Beratungsunternehmen BearingPoint erhebt seit einigen Jahren die Agilitätsstudie „Doing Agile vs. Being Agile" (BearingPoint, 2022). Die Stichprobe der Erhebung von 2022 bestand aus 1.163 Personen aus der erwerbstätigen Bevölkerung unterschiedlicher Länder, Branchen und Hierarchien. Abbildung 19 stellt die Ergebnisse dieser Untersuchung der Befragungsergebnisse hinsichtlich Führungsstile und Vorhandensein von Agilität dar. Hierbei wird deutlich, dass ein Vorhandensein von „überwiegend agil" (13 %) sowie „voll agil" (5 %) einer deutlich befähigenden Führung gleichgesetzt wird als in Unternehmen ohne oder nur gering vorhandener Agilität. Diese Ergebnisse verdeutlichen, dass Agilität in Unternehmen eng mit einem befähigenden Führungsstil verknüpft ist. Dies impliziert, dass Führungskräfte in agilen Kontexten stärker darauf ausgerichtet sind, Mitarbeitenden Eigenverantwortung zu übertragen, was wiederum die Agilität im Unternehmen fördern kann.

**Abbildung 19: Befähigende Führungskultur**

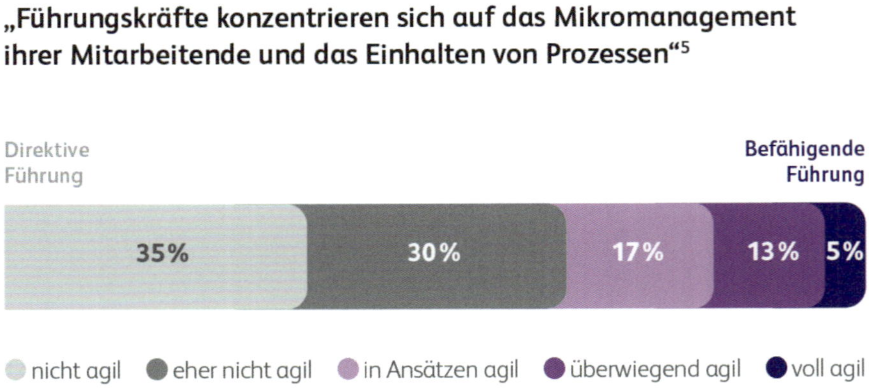


Quelle: BearingPoint, 2022, S. 13

Eine weitere Fragestellung in der Untersuchung befasste sich mit Verbesserungen auf Ebene der Mitarbeitenden. Die Ergebnisse sind in Abbildung 20 dargestellt. BearingPoint (2022, S. 19) merkt hierzu an: „Verschiedene Aspekte des beruflichen Wohlbefindens werden von Befragten in der Reifestufe Agile Practitioner deutlich häufiger erreicht als von Befragten in der Kategorie Non-Agile". Dies verdeutlicht, dass ein höherer agiler Reifegrad nicht nur auf Organisationsebene Vorteile bringt, sondern auch das individuelle Wohlbefinden von Mitarbeitenden signifikant steigern kann. Dies legt nahe, dass die Implementierung und Förderung agiler Praktiken nicht nur auf Produktivität und Effizienz abzielen sollten, sondern auch einen positiven Einfluss auf die Zufriedenheit und das Engagement der Mitarbeitenden hat.

**Abbildung 20: Verbesserungen auf Ebene der Mitarbeitenden**

Anteil der Teilnehmenden, die verschiedene Aspekte des Wohlbefindens in Bezug auf ihre Arbeit als gegeben wahrnehmen (geclustert nach agiler Reife)

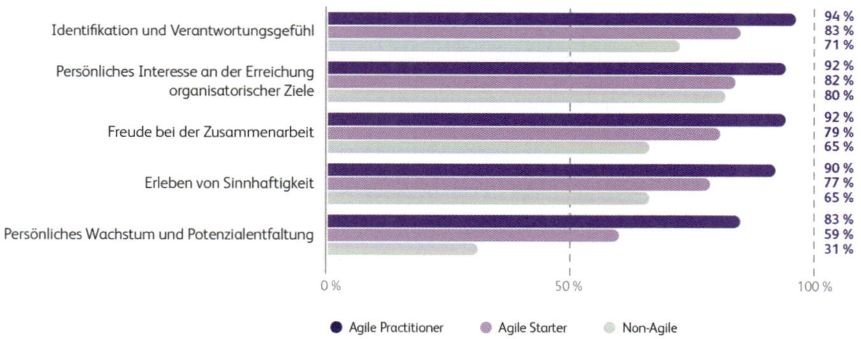


Quelle: BearingPoint, 2022, S. 19

Zusammenfassend verdeutlichen die dargestellten Studien und Untersuchungen, dass agile Praktiken weit über eine reine Effizienzsteigerung hinausgehen und signifikante Auswirkungen auf das Wohlbefinden und die Zusammenarbeit der Mitarbeitenden haben. Die Ergebnisse zeigen insgesamt, dass eine ganzheitliche Einführung von Agilität, unterstützt durch befähigende und empathische Führungsstile und einen hohen agilen Reifegrad, die Zusammenarbeit und das berufliche Wohlbefinden fördern können. Es wird außerdem deutlich, dass Agilität eher erfolgreich wirken kann, wenn eine umfassende Einbindung aller Unternehmensebenen in eine agile Transformation erfolgte, um zum Beispiel nachhaltige Vorteile in Bezug zur psychologischen Sicherheit zu erzielen.

# 6 Praxisimplikationen zur Steigerung von Wohlbefinden in agilen Teams

Nach der Darstellung theoretischer Inhalte bezüglich Auswirkungen der Agilität auf das Wohlbefinden von Mitarbeitenden lassen sich nun Praxisimplikationen für die unternehmerische Umsetzung ableiten.

Ein zentraler Ansatzpunkt ist die Evaluation bezüglich Agilität als auch des Wohlbefindens der Mitarbeitenden. Unternehmen, die Agilität einführen oder bereits etabliert haben, sollten kontinuierlich prüfen, wie sich diese Maßnahmen auf ihre Teams auswirken. Hierbei kann die Einführung von Wohlbefindensindikatoren einen entscheidenden Beitrag leisten. Diese Indikatoren könnten sowohl quantitative Daten, wie etwa regelmäßige Pulsbefragungen zu Stresslevel und Zufriedenheit, als auch qualitative Daten, wie offene Feedbacks in Teamworkshops oder Sprint Retrospektiven umfassen. Ein kreativer Ansatz wäre beispielsweise eine Art Stimmungsbarometer für Teams, auf dem Mitarbeitende agiler Teams visuell ausdrücken können, wie sie ihre aktuelle Arbeitsbelastung oder Teamdynamik wahrnehmen – etwa durch Farben, Symbole oder kurze Stichworte mithilfe digitaler oder analoger White-Boards.

Langfristig könnte das Wohlbefinden auch in die strategischen Zielsetzungen des Unternehmens integriert werden. Eine Möglichkeit wäre die Einrichtung eines internen Dashboards, das nicht nur klassische Key Performance Indicators (KPI) wie derzeitige Verkaufszahlen, oder Interessentenanfragen, sondern auch Wohlfühl-Kennzahlen visualisiert. Beispielsweise könnten Daten zur Work-Life-Balance, zum aktuellen Stresslevel und zur Zufriedenheit im Team miteinander verknüpft werden, um Trends frühzeitig zu erkennen. Um den positiven Einfluss agiler Methoden auf das Wohlbefinden nachzuweisen, könnte das Unternehmen diese Daten mit anderen Faktoren wie zum Beispiel Kundenzufriedenheit oder Innovationskraft korrelieren und daraus gegebenenfalls Folgemaßnahmen ableiten für z. B. Vertriebsschulungen.

Eine weitere Implikation für die unternehmerische Praxis könnte darin bestehen, mithilfe eines innovativen Ansatzes, Fragen betreffend Wohlbefinden in die alltägliche Teamarbeit zu integrieren. Agile Teams könnten beispielsweise zu Beginn der Meetings kurze Check-Ins einführen, bei denen Teammitglieder ihre aktuelle Stimmung durch eine einfache Handgeste, eine digitale Skala oder Emojis signalisieren. Solche Check-Ins fördern nicht nur das Bewusstsein für die emotionale Verfassung der Teams, sondern geben auch Führungskräften oder Scrum Master/Agile Coaches wertvolle Hinweise, wie sie kurzfristig auf Belastungsspitzen reagieren können.

Ein weiterer Impuls für die praktische Umsetzung könnte die Einführung einer Art Agile Wellness Week sein, bei welcher agile Teams gezielt Aktivitäten ausprobieren, die sowohl die Zusammenarbeit als auch das individuelle Wohlbefinden fördern. Diese könnte neben regulären Teambuilding-Workshops auch Trainingseinheiten zu Stressmanagement, Achtsamkeit oder psychologischer Sicherheit umfassend. Zusätzlich könnte das Unternehmen durch den Einsatz von Gamification-Elementen darin das Monitoring des Wohlbefindens attraktiver gestalten. Beispielsweise könnten agile Teams spielerisch daran arbeiten, Stressfaktoren zu reduzieren, und für Verbesserungen Punkte zu sammeln, die in Form von gemeinsamen Erlebnissen eingelöst werden können.

Darüber hinaus könnte das Unternehmen Maßnahmen entwickeln, die agile Praktiken mit der bereits erwähnten psychologischen Sicherheit gezielt verknüpfen. Führungskräfte sollten daher verstärkt geschult werden, psychologische Sicherheit in ihren Teams zu fördern, beispielsweise durch offene Kommunikation oder den konstruktiven Umgang mit Fehlern. Unterstützend könnte die Personalentwicklung Workshops oder Trainingsprogramme anbieten, die den agilen Teams helfen, Konflikte frühzeitig zu erkennen und zu lösen, wie zum Beispiel mithilfe der gewaltfreien Kommunikation.

Methodisch bestünde ein weiterer Ansatzpunkt in der praktischen Implikation darin, agile Praktiken verstärkt individuell an die Bedürfnisse der Mitarbeitenden und die spezifischen Anforderungen des Teams anzupassen. Belastungen durch agile Prozesse, wie etwa hohe Anforderungen in kurzen Iterationen, können eine Herausforderung darstellen. Das Unternehmen könnte hierbei ansetzen, indem z. B. die Sprintlänge variiert wird, um stressige Phasen besser abzufedern. Regelmäßige Abstimmungen im Team über individuelle Belastungsgrenzen und die gemeinsame Entwicklung von Strategien zur Stressbewältigung könnten ebenfalls dazu beitragen, die Teamgesundheit nachhaltig zu fördern.

Schlussendlich ist die Kommunikation der Ergebnisse jeglichen Monitorings bezüglich Wohlbefindens essenziell. Transparenz darüber, wie Wohlbefinden der Teams gemessen wird und welche Maßnahmen darauf basieren, stärkt das Vertrauen der Mitarbeitenden in den Prozess. Gerade im Hinblick auf, der in die theoretischen Hintergründe dargestellten organisationalen Agilität sollte innerhalb der gesamten Organisation ein Bewusstsein für die Bedeutung des Wohlbefindens geschaffen werden. Dadurch kann ein gemeinsames Verantwortungsgefühl gefördert werden.

# 7 Fazit

Vorhandensein emotionalen Wohlbefindens kann einen erheblichen Beitrag zum Erfolg oder Misserfolg agiler Teams beitragen. Dadurch wird nicht nur die Wertschöpfung der Produktentwicklung unterstützt, dadurch erhöht sich auch die Identifikation mit agilen Arbeitsweisen, Praktiken und Werten. Zusätzlich kann sich ein gestiegenes Wohlbefinden der Mitarbeitenden auch sehr positiv auf die Mitarbeitendengesundheit und dadurch langfristig auch auf die Wettbewerbsfähigkeit des Unternehmens auswirken.

# 8 Literaturverzeichnis


Abele, A. & Becker, P. H. (Hrsg). (1991). *Wohlbefinden: Theorie, Empirie, Diagnostik.* Weinheim: Juventa.

Aitken, James, Christopher, Martin, Towill, Denis (2002) *Understanding, Implementing and Exploiting Agility and Leanness*, in: International Journal of Logistics Research and Applications, 5. Jg., Nr. 1, S. 59–74.

BearingPoint. (2022). *Agile Pulse 2022: Doing Agile vs. Being* Agile. Zugriff am: 20.02.2025. Zugriff unter: www.bearingpoint.com/de-de/publikationen-and-events/publikationen/studie-agile-pulse-2022/

Brinkmann, R. (2014). *Angewandte Gesundheitspsychologie.* Pearson.

Diehl, A. (2020). *Agile Prinzipien – Leitlinien für die Arbeit unter agilen Vorzeichen.* Digitale Neuordnung. Zugriff am: 19.02.2025. Zugriff unter: https://digitaleneuordnung.de/blog/agile-prinzipien

Faltermaier, T. (2005). *Gesundheitspsychologie.* Stuttgart: Kohlhammer.

Feichtinger, C. (2023). *AGILES CONTROLLING*: Anforderungen und Umsetzungsempfehlungen. Springer Fachmedien Wiesbaden GmbH.

Goldman, S., Nagel, R., Preiss, K., & Warnecke, H. (1996). *Agil im Wettbewerb: Die Strategie der virtuellen Organisation zum Nutzen des Kunden.* Berlin/Heidelberg.

Hurrelmann, K. (2006). *Gesundheitssoziologie – Eine Einführung in sozialwissenschaftliche Theorien von Krankheitsprävention und Gesundheitsförderung.* 5. Auflage. Weinheim.

Komus, A. (2020). *Status Quo (Scaled) Agile 2019/2020*; 4. Internationale Studie zu Nutzen und Erfolgsfaktoren (skalierter) agiler Ansätze. Zugriff am: 20.02.2025. Zugriff unter: www.hs-koblenz.de/index.php?id=7169

Schlicht, W. & Dickhuth, H. H. (Hrsg.). (1999). *Gesundheit für alle. Fiktion oder Realität.* Stuttgart/New York.

Tolone, William J. (2000) *Virtual situation rooms: connecting people across enterprises for supply-chain agility*, in: Computer-Aided Design, 32. Jg., Nr. 2, S. 109–117.

Tseng, Yi-Hong/Lin, Ching-Torng (2011) *Enhancing enterprise agility by developing agile drivers, capability and providers*, in: Information Sciences, 181. Jg., Nr. 17, S. 3693–3708.

# Die Gesundheit endet nicht am Werkstor – Betriebliches Gesundheitsmanagement im Zeichen gesellschaftlicher Verantwortung

*Mathias Bellinghausen*

## 1 Einleitung

„Die Gesundheit endet nicht am Werkstor." Diese Aussage bringt eine wachsende Erkenntnis im Betrieblichen Gesundheitsmanagement (BGM) auf den Punkt: Die Gesundheit von Mitarbeitenden wird nicht ausschließlich durch ihre Tätigkeit im Unternehmen beeinflusst. Vielmehr wirken sich auch andere Belastungen und Lebensrealitäten erheblich auf das körperliche und seelische Wohlbefinden aus – und damit auch auf die Leistungsfähigkeit im Beruf. Traditionelle BGM-Konzepte können das nicht immer aufgreifen.

Im Sinne eines modernen und gesellschaftlich verantwortungsbewussten Verständnisses betrieblicher Fürsorge gewinnt ein Good-Corporate-Citizen-Ansatz (wieder) an Bedeutung Darunter versteht man ein Unternehmen, das sich nicht nur auf die eigene wirtschaftliche Tätigkeit konzentriert, sondern aktiv zur Lösung gesellschaftlicher Herausforderungen beiträgt, und nebenbei der S-Säule (Soziales) in den ESG-Kriterien Inhalte bietet (Sitnikov, 2013). Damit soll kein philanthropisches Wirken gemeint sein, sondern bspw. ein Engagement in einem privat-öffentlich gestalteten „Kommunalen Gesundheitsförderungsmanagement". Was hierbei zunächst als sehr abstrakt wirkt, kann an „Runden Tischen Gesundheit" insbesondere in kleineren Städten und Gemeinden oder gut vernetzten Quartieren sehr schnell konkret werden.

## 2 Gesundheitliche Herausforderungen außerhalb der Arbeit

In einer zunehmend komplexen Gesellschaft sind viele Beschäftigte auch außerhalb des Arbeitsplatzes hohen gesundheitlichen Belastungen ausgesetzt (Sperlich & Franzkowiak, 2022), die sich unmittelbar auf ihr Wohlbefinden und ihre Arbeitsfähigkeit auswirken (Auswahl):

- **Pflege von Angehörigen:** Der demografische Wandel führt zu einer steigenden Zahl pflegebedürftiger Menschen. Laut Statistischem Bundesamt werden derzeit rund 80 % der Pflegebedürftigen zu Hause betreut – oftmals durch nahe Angehörige. Viele dieser pflegenden Personen stehen gleichzeitig im Erwerbsleben und erleben einen dauerhaften Balanceakt zwischen Beruf und Pflege (Jansen et al., 2024).
- **Vereinbarkeit von Familie und Beruf:** Die Betreuung und Erziehung von Kindern stellt für viele Eltern eine erhebliche Herausforderung dar, insbesondere in Haushalten mit geringem Einkommen oder alleinerziehenden Elternteilen. Fehlende oder unzureichende Betreuungsangebote, unflexible Arbeitszeiten und mentale Belastungen führen häufig zu psychosozialem Stress. Studien zeigen, dass gerade Frauen in der Doppelbelastung von Beruf und Familie ein erhöhtes Risiko für Burnout und depressive Symptome tragen (Bujard et al., 2020; Bujard, 2024).
- **Soziale Ungleichheit:** Auch soziale Determinanten wie Wohnsituation, Bildungsniveau oder Migrationserfahrung beeinflussen die Gesundheit stark. Menschen in sozial benachteiligten Lebenslagen sind überproportional häufig von gesundheitlichen Beschwerden betroffen. Sie haben schlechtere Zugänge zu Prävention, Versorgung und Gesundheitsförderung (Lampert et al., 2023, Hoebel & Müters, 2024).
- **Psychische Belastungen und Isolation:** In Zeiten zunehmender Krisen, Überforderung durch Digitalisierung, Mediennutzung oder Flexibilisierung von Arbeit (Stichwort: Homeoffice) geraten soziale Strukturen im Alltag unter Druck. Themen wie Einsamkeit oder Überforderungen im Alltag sind unlängst als Krankheitstreiber identifiziert (Bücker & Neuber, 2024).

## 3 Status quo in den Kommunen und der Leitfaden Prävention

Genauso wie ein gutes BGM zum Employer Brand beitragen kann, liefert eine „gesunde und aktive Kommune" ein wichtiges Image für junge Familien und gesundheitsbewusste Menschen (oder unmittelbar: potenzielle Fachkräfte).

Dies wird insbesondere dort verstärkt, wo soziale Träger wie Kirchen mit all ihren Einrichtungen oder Vereine für Sport, Kultur oder Integration durch den Rückgang an strukturellem Ehrenamt und Investitionsstaus ein Vakuum an Vergemeinschaftung und gesellschaftlichem Miteinander hinterlassen.

Daher sind in einigen Städten und Gemeinden Themen wie Kommunale Gesundheitsförderung schon bereits durch die Verwaltung oder durch eine Stadtmarketing GmbH aufgenommen. Rund 10 % der 11.000 Kommunen in Deutschland sind schätzungsweise in irgendeiner Form für Prävention und Gesundheitsförderung außerhalb rein behördlicher Zuständigkeit engagiert. Die Implementierung kam oft durch den gesetzlichen Auftrag von Krankenkassen, wie ihn § 20 SGB V formuliert. Im dazugehörigen Leitfaden Prävention des GKV-Spitzenverbandes werden auch Ziele, Potenziale und Rahmenbedingungen von kommunaler Gesundheitsförderung genannt (GKV-Spitzenverband, 2025). Die Kommune stellt eine besondere Lebenswelt dar: Sie koordiniert und beinhaltet alle anderen Lebenswelten wie Kitas, Schulen, Pflegeeinrichtungen oder Vereine oder ist teilweise deren Träger. Hier können also nicht nur die Maßnahmen innerhalb der Lebenswelt, sondern auch dazwischen in effizienter Koordination und Abstimmung durchgeführt werden.

Der Leitfaden sieht vor, dass sich durchaus Netzwerke aus der gesellschaftlichen Mitte heraus gründen können, um diverse Themen (bspw. zum Gesund aufwachsen) für Familien anzugehen. Dazu sollen ebenso Multiplikatoren (sog. „Gesundheitslotsen" oder „Kümmerer") ausgebildet werden. Diese interdisziplinäre Arbeit wird in kleineren Quartieren in der Praxis auch von zuständigen Ämtern (bspw. Gesundheitsamt, Amt für Jugend und Soziales oder Quartiersmanager:innen) sehr geschätzt, da praxisnäher, partizipativer und zielgerichteter geplant und agiert werden kann.

# 4 Unternehmen als Good Corporate Citizen: Kooperationen für mehr Gesundheit

Ein Unternehmen, das sich als Good Corporate Citizen versteht, sieht sich als aktiver Teil der Gesellschaft. Es übernimmt Verantwortung über das ökonomisch Notwendige hinaus und engagiert sich in Bereichen wie Bildung, Umwelt oder eben Gesundheit – und kann dadurch Win-Win-Situationen für die eigenen Mitarbeitenden durch aktive Einbindung in diese Netzwerke generieren.

Im Gesundheitskontext bedeutet dies etwa:

- Mitarbeit in kommunalen Gesundheitskonferenzen zur effizienteren Erfassung, Steuerung und Zugang zu Potenzialen und Ressourcen.
- Sensibilisierung für die Herausforderungen der Unternehmen im Allgemeinen und insbesondere im spezifisch-gesundheitlichen Kontext der Kommune/des Quartiers.

- Unterstützung von oder Kooperationen mit Kitas oder Schulen zur besseren Vereinbarkeit von Familie und Beruf.
- Engere Absprachen bei Herausforderungen der Arbeitsmigration oder saisonaler Arbeit im sozialen und gesundheitlichen Kontext.
- Zusammenarbeit mit Pflegeberatungsstellen oder Wohlfahrtsverbänden.
- Gemeinsame Projekte mit Sportvereinen zur Bewegungsförderung (der Mitarbeitenden und deren Familien).
- Bündelung oder Schaffung von Synergien mit anderen Unternehmen und ähnlichen Herausforderungen.
- Unterstützung der Verstetigung solcher Netzwerke.

Solche Partnerschaften ermöglichen es, Gesundheitsförderung dort anzusetzen, wo die Belastungen tatsächlich entstehen – in der Lebenswelt der Beschäftigten. Gleichzeitig stärken sie das soziale Kapital eines Unternehmens und dessen Position als verantwortungsbewusster Arbeitgeber. Ein zukunftsorientiertes BGM sollte daher die Lebensrealitäten der Mitarbeitenden stärker in den Blick nehmen. Dazu gehören eben auch familienfreundliche Arbeitszeitmodelle, Unterstützung pflegender Angehöriger, psychosoziale Beratungsangebote und eine bessere Vernetzung mit kommunalen Akteuren. Die Zusammenarbeit mit externen Partnern kann dabei helfen, ganzheitliche und lebensweltübergreifende Lösungen zu entwickeln.

Denn hier liegt eine weitere gesellschaftliche Herausforderung und gleichzeitig ein Argument. Zahlreiche Erkrankungen, die nahezu „ungebremst" auf das Gesundheitssystem stoßen, entstehen weit außerhalb eben jenes Systems: Einsamkeit, demografischer Wandel, Mediennutzung und Medienwirkung, Individualisierung der Gesellschaft, Bewegungsmangel und Fehlernährung, fallende Gesundheitskompetenz etc. (u. a. RKI, 2025). Das Bewusstsein und die Selbstverantwortung für die eigene Gesundheit müssen zwangsläufig steigen, damit Lohnnebenkosten nicht weiter steigen oder Gesundheitserhaltung ein gesellschaftlich-solidarischer Baustein im demokratischen Miteinander bleibt. Das adressiert sowohl an jeden einzelnen als auch an Settings (und Organisationen) – als Multiplikator, als Unterstützer, als Mitgestalter.

# 5 Fazit

Gesundheit ist keine isolierte Funktion, die sich allein innerhalb der Werkstore sichern lässt. Betriebe, die ihre Beschäftigten nachhaltig fördern wollen, müssen deren Lebensrealitäten ganzheitlich betrachten. Die Pflege von Angehörigen, Kinderbetreuung, soziale Benachteiligung oder psychische Belastungen wirken außerhalb der Arbeitszeit, aber sie beeinflussen maßgeblich die Gesundheit im Beruf.

Im Sinne eines Good Corporate Citizen liegt es im Interesse und in der Verantwortung von Unternehmen, sich mit kommunalen Akteuren zu vernetzen und gemeinsam gesundheitsförderliche Rahmenbedingungen zu schaffen. Betriebliches Gesundheitsmanagement, das über die Werkstore hinausblickt, kann so nicht nur zur Gesundheitsförderung beitragen, sondern auch zur sozialen Nachhaltigkeit des gesamten Gemeinwesens.

# 6 Literatur


Buecker, S., Neuber, A. (2024): Einsamkeit als Gesundheitsrisiko: Eine narrative Übersichtsarbeit. Bundesgesundheitsbl. 67, 1095–1102.

Bujard, M., et al. (2020): Eltern in der Corona-Krise. Zur Improvisation gezwungen. BiB, Wiesbaden.

Bujard, M. (2024): Rushhour des Lebens: Familien- und Erwerbsarbeit im Lebensverlauf. In: Bundesinstitut für Bevölkerungsforschung (Hrsg.): Sozialbericht 2024. Ein Datenreport für Deutschland. Reihe Zeitbilder. Bonn: Bundeszentrale für politische Bildung: 172–177.

GKV-Spitzenverband (2025): Leitfaden Prävention – Handlungsfelder und Kriterien nach § 20 Abs. 2 SGB V zur Umsetzung der §§ 20, 20a und 20b SGB V in der Fassung vom 19. Dezember 2024. Unter (Zugriff am 19.05.2025): www.gkv-spitzenverband.de/media/dokumente/krankenversicherung_1/praevention__selbsthilfe__beratung/praevention/praevention_leitfaden/2024–12–19_GKV-Leitfaden_Praevention_barrierefrei.pdf

Hoebel, J., Müters, S. (2024): Sozioökonomischer Status und Gesundheit – Datenlage, Befunde und Entwicklungen in Deutschland. WSI-Mitteilungen/ RKI, 77. Jg. 3/2024, S. 172–179.

Jansen, A., Kümmerling, A., Zink, L. (2024): Spannungsfeld Vereinbarkeit: Arbeitszeit- und Jobpräferenzen von Menschen mit Sorgeverantwortung. Bertelsmann Stiftung (Hrsg.), Gütersloh.

Lampert, T., Hoebel, J. (2023): Soziale Ungleichheit und Gesundheit, in: Richter, M., Hurrelmann, K. (Hrsg.): Soziologie von Gesundheit und Krankheit, Wiesbaden, S. 155–171.

RKI – Robert-Koch-Institut (2025): Public Health – Mehr Gesundheit für alle. Unter (Zugriff am 19.05.2025): www.rki.de/DE/Themen/Gesundheit-und-Gesellschaft/Public-Health/public-health.html

Sitnikov, C. S. (2013): Corporate Citizenship. In: Idowu, SO, Capaldi, N., Zu, L., Gupta, A. Dd (Hrsg.) Enzyklopädie der Corporate Social Responsibility. Springer, Berlin, Heidelberg.

Sperlich, S. & Franzkowiak, P. (2022): Risikofaktoren und Risikofaktorenmodell. In: Bundeszentrale für gesundheitliche Aufklärung (BZgA) (Hrsg.). Leitbegriffe der Gesundheitsförderung und Prävention. Glossar zu Konzepten, Strategien und Methoden. Köln, Berlin.

# Teil X: Zielgruppenspezifisches BGM

# Warum Frauengesundheit im Betrieb? – Bedeutung und Mehrwert

*Ute Wiedemann, Volker Nürnberg*

**Abstract: Frauengesundheit ist ein Schlüsselthema für die Zukunftsfähigkeit von Unternehmen** – und doch wird sie im betrieblichen Alltag oft übersehen oder tabuisiert. Die aktuellen Daten der DAK-Gesundheit (IGES Gesundheitsreport 2025) zeigen eindrücklich: Frauen sind nicht nur häufiger krankgeschrieben als Männer, sie fehlen insbesondere wegen psychischer Erkrankungen deutlich öfter am Arbeitsplatz. Das ist kein individuelles Problem, sondern ein strukturelles – und damit eine zentrale Herausforderung für das Betriebliche Gesundheitsmanagement (BGM).

## 1 Datenlage: Mehr Krankentage bei psychischen Belastungen

Die DAK-Gesundheit (2025) berichtet für das Jahr 2024, dass Frauen in NRW 466 Fehltage je 100 Beschäftigte wegen psychischer Erkrankungen aufweisen, während es bei Männern nur 298 Fehltage sind. Bundesweit liegen die Zahlen ähnlich: Laut IGES-Institut verursachten Frauen 431 Fehltage je 100 Versicherte, Männer lediglich 266. Das bedeutet: Frauen fehlen rund 60 % häufiger wegen psychischer Leiden als Männer. Depressionen sind bei beiden Geschlechtern die Hauptursache, aber Frauen sind besonders betroffen – ein Trend, der sich in den letzten Jahren weiter verstärkt hat (IGES Gesundheitsreport 2025).

Auch insgesamt ist der Krankenstand bei Frauen um etwa 15 % höher als bei Männern, wobei die durchschnittliche Krankheitsdauer pro Fall gleich ist. Die DAK-Analysen zeigen zudem, dass der sprunghafte Anstieg der Fehltage in den letzten Jahren nicht auf „Fehlen ohne Grund", sondern auf strukturelle und gesundheitliche Faktoren zurückzuführen ist – darunter auch die neue elektronische Erfassung der Krankschreibungen und wiederkehrende Erkältungswellen.

# 2 Ursachen: Das Triple Dilemma und die besondere Lebensrealität von Frauen

Frauen stehen im Berufsleben vor einem „Triple Dilemma": Erwerbsarbeit, unbezahlte Sorgearbeit (Kinder, Haushalt, Pflege) und häufig Schwangerschaftsphasen oder Menopause. Diese Mehrfachbelastung führt zu psychischen Belastungsspitzen und damit zu erhöhten Fehlzeiten. Das zeigt sich deutlich in psychischen Erkrankungen, unabhängig von höherer Gesundheitsvorsorge oder Lebenserwartung von Frauen.

# 3 Tabus: Kinderwunsch, Menstruation, Wechseljahre

Die Praxis zeigt: „One size fits all" funktioniert nicht. Frauen nehmen seltener an betrieblicher Gesundheitsförderung teil, sind häufiger in Teilzeit oder gering qualifiziert beschäftigt und erleben spezifische psychosoziale Belastungen (Latza, 2018; Pichler et al., 2020; Beck & Lenhardt, 2016 in Latza, 2018). Tabuthemen wie Menstruation, Endometriose oder Wechseljahre werden im Arbeitsalltag oft verschwiegen, obwohl sie das Wohlbefinden und die Produktivität erheblich beeinflussen können (Wanke, 2024; Blattner & Mayer, 2018; HWR Berlin, 2024).

## 3.1 Kinderwunsch und Fertilitätsbehandlungen

83 % der Frauen verschweigen eine laufende Kinderwunschtherapie aus Angst vor Nachteilen im Job. Dies erschwert wiederum das Angebot betrieblicher Unterstützungsmaßnahmen, da diese ggf. die Anonymität eines Kinderwunsches oder gar einer Kinderwunschtherapie zunichtemachen würden und ein „Outing" voraussetzen.

Dabei profitieren jene, die offen damit umgehen, deutlich häufiger von Unterstützungsangeboten. Einige Unternehmen wie SAP und Bayer bieten interne, anonyme Anlaufstellen mit psychologischer Beratung, flexiblen Arbeitszeiten und Kooperationen mit Kinderwunschzentren. International finanzieren Firmen wie Google Social Freezing – in Deutschland nimmt Merck eine Vorreiterrolle ein.

Hierbei werden Eizellen der Frau eingefroren, um ihr zu einem späteren oder sehr späten Zeitpunkt eine Schwangerschaft zu ermöglichen, sodass sie sich zunächst auf die Karriere fokussieren kann. Bei vielen Frauen kommt es dann jedoch zu keiner Schwangerschaft mehr – ihre Arbeitskraft bleibt dem Unternehmen erhalten. Dies ist eine, sicherlich umstrittene, Randerscheinung des Fachkräftemangels.

Die psychischen Belastungen infolge ungewollter Kinderlosigkeit sind erheblich. Insbesondere während und nach den Therapien treten bei Frauen – die praktisch alle im berufstätigen Alter sind – vermehrt Symptome von Depressionen und Angst auf, die sich nach einem erfolglosen Versuch in Trauerreaktionen und Verlustgefühle wandeln können. Die wiederholte Erfolglosigkeit der Therapie kann zudem das subjektive Gefühl persönlichen Versagens verstärken und depressive Symptomatiken intensivieren.

Den signifikanten Zusammenhang zwischen der Therapie und subklinischen emotionalen Problemen bestätigt ein niederländisches Review, das herausfand, dass die depressiven Verstimmungen mit dem Eintreten einer Schwangerschaft verschwinden.

## 3.2 Menstruation

80 % der Betroffenen fühlen sich durch die Menstruation in ihrer Leistungsfähigkeit eingeschränkt. Präsentismus – also das Arbeiten trotz Beschwerden – ist weit verbreitet. Dennoch bleibt das Thema in vielen Unternehmen und bisherigen Forschungen oft unberücksichtigt und gezielte Maßnahmen zur Unterstützung sind selten oder fehlen gänzlich. Es muss untersucht werden, wie Arbeitsplätze gestaltet werden können, um menstruationsfreundliche Rahmenbedingungen zu schaffen, die das Wohlbefinden der Betroffenen stärken und Herausforderungen reduzieren. Zudem wird deutlich, dass eine offene Kommunikation innerhalb des Unternehmens nicht weniger bedeutsam ist. Hierbei wird den Führungskräften eine zentrale Rolle zugesprochen. Zudem wird vor allem der Aspekt der wahrgenommenen, subjektiven Wertschätzung als zentral beschrieben.

Der „Gamechanger" bei diesem Thema scheinen die Führungskräfte zu sein, die durch ein entsprechendes Betriebsklima für gute Rahmenbedingungen sorgen und mit individuellen Lösungen versuchen, die Arbeit der Betroffenen angenehmer zu gestalten.

Das Berliner Start-up Einhorn bietet Periodenurlaub, kostenlose Periodenprodukte und Rückzugsräume. Auch Unternehmen wie Adidas testen flexible Regelungen für menstruationsintensive Phasen.

## 3.3 Wechseljahre

Symptome wie Erschöpfung, Schlafstörungen und Hitzewallungen beeinträchtigen die Arbeitsfähigkeit vieler Frauen in den Wechseljahren erheblich. Auch psychische Beschwerden wie Reizbarkeit und depressive Verstimmungen treten häufig auf und erschweren den beruflichen Alltag zusätzlich. Die Ergebnisse der MenoSupport-Studie der HTW und HWR, die auf einer breiten Stichprobe von über 2.000 Frauen basiert, belegen diese Zusammenhänge eindrücklich. Die Betroffenen berichten unter anderem von einer eingeschränkten Konzentrationsfähigkeit, einem erhöhten Stressempfinden und einem steigenden Aufwand, alltägliche Arbeitsaufgaben zu bewältigen. In einigen Fällen führten diese

Belastungen dazu, dass Tätigkeiten nicht wie geplant ausgeführt werden konnten oder gar Projekte abgelehnt wurden – aus Unsicherheit über die eigene Belastbarkeit. Häufig reagierten die Frauen darauf, indem sie ihre Arbeitsweise anpassten, etwa durch verändertes Zeitmanagement, regelmäßige Pausen oder die Verlagerung von Aufgaben ins Homeoffice. Dennoch bleibt bei vielen das Gefühl bestehen, mit diesen Herausforderungen allein zu sein.

Trotz der weiten Verbreitung dieser Symptome ist das Thema Wechseljahre in der betrieblichen Realität nach wie vor stark tabuisiert. In der genannten Studie gaben 52,3 % der Frauen an, dass in ihrem Unternehmen kaum oder gar nicht darüber gesprochen werde. Die Angst vor Stigmatisierung und beruflichen Nachteilen hält viele davon ab, ihre Beschwerden offen zu äußern. Diese Zurückhaltung führt nicht nur zu einer zusätzlichen emotionalen Belastung, sondern kann auch das kollegiale Miteinander und das Zugehörigkeitsgefühl beeinträchtigen. Ein möglicher Grund für das Schweigen liegt in der Zusammensetzung vieler Führungsebenen: Da diese häufig männlich oder deutlich jünger sind, fehlen Verständnis, Sensibilität und Erfahrungswerte im Umgang mit diesem Lebensabschnitt. Das führt auf beiden Seiten zu Unsicherheit und vermeidbarer Sprachlosigkeit – sowohl bei den betroffenen Frauen als auch bei Vorgesetzten oder Teammitgliedern.

Die Auswirkungen auf den beruflichen Werdegang sind weitreichend. Ein erheblicher Anteil der Befragten gab an, als Folge ihrer Beschwerden die Arbeitszeit reduziert, die Stelle gewechselt oder sogar einen vorzeitigen Ausstieg aus dem Berufsleben in Betracht gezogen zu haben. Manche Frauen berichteten davon, bewusst auf Beförderungen verzichtet oder sich temporär aus dem Arbeitsalltag zurückgezogen zu haben. In der Konsequenz erlebten viele einen Rückgang ihres Selbstwertgefühls, was sich erneut negativ auf Motivation und Leistungsfähigkeit auswirken kann. Die Studie von Rumler und Memmert (2024) zeigt, dass über 45 % der betroffenen Frauen eine Verschlechterung ihres Selbstbildes durch die Wechseljahre erfahren haben – und dies insbesondere im beruflichen Kontext.

Wissenschaftliche Untersuchungen wie die von Viotti et al. (2020) und Verburgh et al. (2020) unterstreichen den Einfluss psychosozialer Arbeitsbedingungen auf die Gesundheit und Leistungsfähigkeit von Frauen in den Wechseljahren. Ein unterstützendes Betriebsklima, flexible Arbeitsbedingungen, ein gewisses Maß an Autonomie und das Vertrauen in die individuellen Fähigkeiten der Mitarbeitenden erweisen sich als entscheidende Schutzfaktoren. Umgekehrt verstärken mentale Erschöpfung, gesteigerter Stress und ein Gefühl mangelnder Kontrolle die negativen Auswirkungen klimakterischer Beschwerden.

Dass es auch anders geht, zeigt ein Best-Practice-Beispiel aus einem internationalen Unternehmen mit mehreren tausend Beschäftigten. Dort wurde gezielt ein „Midlife-Health"-Programm eingeführt, das die Lebensphase rund um die Wechseljahre enttabuisiert und betriebliche Strukturen entsprechend anpasst. Neben medizinisch begleiteten Check-ups und vertraulichen Beratungsmöglichkeiten stehen den Mitarbeiterinnen flexible Arbeitszeitmodelle, interne Austauschformate und speziell geschulte Führungskräfte zur Seite. Besonders wichtig: Die Teilnahme erfolgt freiwillig und anonym, sodass keine beruflichen

Nachteile befürchtet werden müssen. Erste Evaluationen des Programms zeigen positive Effekte – nicht nur auf das subjektive Wohlbefinden und die Gesundheit der teilnehmenden Frauen, sondern auch auf Teamdynamik, Produktivität und langfristige Bindung an das Unternehmen.

# 4 Betriebswirtschaftlicher Mehrwert

Die gesundheitlichen Belastungen von Frauen wirken sich nicht nur individuell, sondern auch gesamtwirtschaftlich aus – insbesondere im Kontext des demografischen Wandels, der Abwanderung geburtenstarker Jahrgänge in den Ruhestand und des zunehmenden Fachkräftemangels. Die Daten der DAK-Gesundheit zeigen branchenübergreifend, dass Frauen signifikant mehr Fehltage aufweisen als Männer. Besonders auffällig ist dabei der überproportionale Anteil psychischer Erkrankungen, was sich unter anderem durch die anhaltende Mehrfachbelastung erklären lässt: Frauen übernehmen nach wie vor einen Großteil der unbezahlten Sorgearbeit – darunter Kindererziehung, Haushaltsführung und oft auch die Pflege von Angehörigen. Dieser sogenannte „Mental Load" (Pichler et al., 2020; Hofmann, 2014 in Pichler et al., 2020) führt zu chronischer Überforderung und erschwert die langfristige Aufrechterhaltung der eigenen Arbeitsfähigkeit. Paradoxerweise betrifft dies eine Bevölkerungsgruppe, die im Durchschnitt eine höhere Lebenserwartung hat, häufiger an Vorsorgeuntersuchungen teilnimmt und eine grundsätzlich größere Gesundheitsbewusstheit aufweist (DAK-Gesundheitsreport).

Vor diesem Hintergrund ist es nicht nur eine ethische, sondern auch eine ökonomische Notwendigkeit, Frauengesundheit als strategisches Handlungsfeld im Betrieblichen Gesundheitsmanagement (BGM) zu verankern. Unternehmen, die gendersensible Gesundheitsangebote etablieren, profitieren nachweislich von einer höheren Teilnahmequote, einer verbesserten Wirksamkeit gesundheitsfördernder Maßnahmen und einer nachhaltigeren Mitarbeiterbindung (Gansser & Linke, 2013; Niebuhr et al., 2025). Das bedeutet konkret: geringere Fehlzeiten, höhere Produktivität, ein gestärktes Employer Branding und zugleich die Einhaltung rechtlicher Anforderungen – etwa im Rahmen des Präventionsgesetzes oder des Arbeitsschutzgesetzes (Latza, 2018; Blattner & Mayer, 2018).

Studien belegen zudem, dass solche Konzepte besonders dann erfolgreich sind, wenn sie die realen Lebensphasen und Belastungsprofile von Frauen aktiv adressieren – von der Schwangerschaft über die Vereinbarkeit von Familie und Beruf bis hin zu Wechseljahren und psychosozialen Krisenphasen (Lotzmann, 2023; Viotti et al., 2020; Verburgh et al., 2020). Unternehmen, die diese Lebensrealitäten nicht nur anerkennen, sondern strukturell unterstützen, schaffen ein Umfeld, das nicht nur der Gesundheit dient, sondern auch die individuelle Entfaltung fördert – und damit die Zukunftsfähigkeit der Organisation insgesamt stärkt.

# 5 Praktische Umsetzung: Maßnahmen und Best-Practice-Beispiele

Eine wirksame Frauengesundheitsförderung beginnt nicht mit Maßnahmenkatalogen, sondern mit einem Perspektivwechsel: Unternehmen müssen sich der Tatsache bewusst werden, dass Frauen andere gesundheitliche Belastungsprofile und Bedürfnisse haben – je nach Lebensphase, Rolle und sozialem Kontext. Die Übersichtsarbeit von Niebuhr et al. (2025) zeigt deutlich, dass BGM-Maßnahmen oft ins Leere laufen, wenn sie nicht gendersensibel geplant und kommuniziert werden. Als erste Schritte empfehlen sich die Integration von Genderaspekten in bestehende Gesundheitsberichte und Mitarbeiterbefragungen sowie die gezielte Auswertung geschlechtsspezifischer Daten (Senatsverwaltung für Inneres, 2006). Nur so lassen sich Belastungsschwerpunkte erkennen und passgenaue Angebote entwickeln.

Ein Best-Practice-Beispiel bietet das Projekt MenoSupport der Hochschule für Wirtschaft und Recht (HWR) Berlin. Hier wurde ein speziell auf Frauen in der Lebensmitte zugeschnittenes betriebliches Gesundheitsmanagement entwickelt – mit Fokus auf Wechseljahre, hormonelle Umstellungsprozesse und psychische Gesundheit. Das Programm umfasste neben Informationsveranstaltungen auch vertrauliche Einzelcoachings, Workshops mit gynäkologischen Ärztinnen und Ärzten, Yogakurse zur Stressreduktion sowie Führungskräfteschulungen zum Umgang mit klimakterischen Beschwerden im Team. Die Maßnahmen wurden durch interne Kommunikationskampagnen begleitet, um das Tabu um das Thema Wechseljahre aktiv zu brechen. Der Erfolg zeigte sich nicht nur in der hohen Teilnahmequote, sondern auch in der nachweislich verbesserten Arbeitszufriedenheit und reduzierten Fehlzeiten der teilnehmenden Frauen (HWR Berlin, 2024).

Für Unternehmen, die sich dem Thema erstmals nähern wollen, empfiehlt sich ein gestuftes Vorgehen:

1. Sensibilisierung schaffen – etwa durch Schulungen für HR und Führungskräfte zu frauenspezifischen Gesundheitsthemen und Lebensphasen.
2. Daten erheben – z. B. über eine freiwillige, anonymisierte Befragung zur gesundheitlichen Belastungslage nach Geschlecht und Alter.
3. Pilotangebote starten – wie Lunch&Learn-Sessions zu Menstruation, Fertilität oder Wechseljahren, ergänzt durch flexible Arbeitszeitlösungen.
4. Räume und Ressourcen schaffen – z. B. Rückzugsräume, Check-ins zur Belastung oder Kooperationen mit externen Gesundheitsdienstleistern.
5. Kommunikation aktiv gestalten – durch sichtbare Unterstützung der Geschäftsleitung, die signalisiert: Frauengesundheit ist kein Nischenthema, sondern Teil der Unternehmenskultur.

Wie Oertelt-Prigione (2021) betont, zahlt sich dieser Einsatz doppelt aus: Er stärkt nicht nur Chancengleichheit, sondern verbessert auch das betriebliche Klima und die gesundheitliche Prävention für alle Mitarbeitenden – denn gendersensible Gesundheitsförderung wirkt systemisch.

# 6 Gesetzliche und strukturelle Grundlagen für KMU

Das Präventionsgesetz und § 2b SGB V verpflichten Krankenkassen, geschlechtsspezifische Besonderheiten zu berücksichtigen (Bundestag, 2023; Bundesministerium für Gesundheit, 2024). Das Arbeitsschutzgesetz und das Mutterschutzgesetz bieten weitere Schutzmechanismen (VBG, 2024). Die Umsetzung in der Praxis erfordert gendersensible Diagnostik und Maßnahmenplanung (Pieck, 2013 in FGÖ, 2020; Blattner & Mayer, 2018).

# 7 Fazit: Frauengesundheit ist Zukunftsthema – handeln statt abwarten

Frauen sehen sich im Arbeitsleben mit spezifischen gesundheitlichen Belastungen konfrontiert, die oft unsichtbar bleiben – von Kinderwunschbehandlungen über Wechseljahre bis hin zu psychischen Belastungen durch Mehrfachverantwortung (Atkinson et al., 2020; Rumler & Memmert, 2024). Studien zeigen: Unternehmen, die gendersensible Gesundheitsförderung umsetzen, profitieren messbar – durch geringere Fehlzeiten, höhere Motivation und langfristige Mitarbeiterbindung (Lotzmann, 2023; Niebuhr et al., 2025).

Studien belegen, dass bereits einfache Maßnahmen Wirkung entfalten, wenn sie spezifisch und ernst gemeint sind (HWR, 2024). Es braucht nicht die perfekte Lösung, sondern den ersten Schritt.

Frauengesundheit ist kein Randthema – sie ist ein Produktivitäts-, Gerechtigkeits- und Innovationsfaktor. Jetzt ist der richtige Zeitpunkt, Verantwortung zu übernehmen und zu gestalten. Wer heute anfängt, gewinnt morgen – motivierte, gesunde und loyale Mitarbeiterinnen.

Nutzen Sie die folgende Checkliste als Ihren konkreten Fahrplan für den Einstieg in eine frauengesunde BGM-Praxis!

**Checkliste: Einstieg in die Frauengesundheit im Betrieblichen Gesundheitsmanagement (BGM)**

**1. Strategische Verankerung**

- Ist das Thema Frauengesundheit im Leitbild oder in den Unternehmenszielen integriert?
- Wird das „Triple Dilemma" (Schwangerschaft, Teilzeit, Wechseljahre) in der Personalentwicklung und Gesundheitsstrategie berücksichtigt?

**2. Analyse & Monitoring**

- Liegt eine Bestandsaufnahme zu geschlechterspezifischen Belastungen und Ressourcen im Betrieb vor?
- Werden bestehende Maßnahmen regelmäßig evaluiert und gendersensibel ausgewertet?

**3. Führung & Unternehmenskultur**

- Werden Führungskräfte und Teams zu Gender- und Frauengesundheit sensibilisiert und geschult?
- Gibt es eine offene Kommunikation über Erfolge und Herausforderungen in der Frauengesundheitsförderung?

**4. Angebote & Maßnahmen**

- Gibt es flexible Arbeitszeitmodelle und familienfreundliche Angebote für Mitarbeiterinnen?
- Werden gezielte Unterstützungsangebote für verschiedene Lebensphasen (z. B. Schwangerschaft, Pflege, Wechseljahre) bereitgestellt?
- Sind Ansprechpersonen oder Netzwerke zur Frauengesundheit im Unternehmen sichtbar und zugänglich?

**5. Kooperation & Austausch**

- Werden externe Beratungs- und Förderangebote (z. B. durch Krankenkassen) aktiv genutzt?
- Besteht ein regelmäßiger Austausch zu Best Practices mit anderen Unternehmen (z. B. KMU-Netzwerke)?

# 8 Quellen

Atkinson, C., Carmichael, F., & Duberley, J. (2020). The Menopause Taboo at Work: Examining Women's Embodied Experiences of Menopause in the UK Police Service. Work, Employment and Society, 35 (4), 657–676.

Bäcker, G., Bispinck, R., Hofemann, K., & Naumann, R. (2022). Sozialpolitik und soziale Lage in Deutschland. Springer VS.

Beck, M., & Lenhardt, U. (2016). Geschlechterunterschiede in der betrieblichen Gesundheitsförderung. In: Bundesanstalt für Arbeitsschutz und Arbeitsmedizin (Hrsg.), Gesundheit in Deutschland. RKI-Bericht.

Blattner, N., & Mayer, D. (2018). Handbuch Betriebliche Gesundheitsförderung. Springer Gabler.

Bundesministerium für Gesundheit (2024). Unternehmen unternehmen Gesundheit – Betriebliche Gesundheitsförderung in kleinen und mittleren Unternehmen.

Bundeszentrale für politische Bildung (2023). Versichertenrenten von Frauen.

DAK-Gesundheit 2016: DAK-Gesundheitsreport zeigt Unterschiede zwischen Männern und Frauen bei Fehltagen sowie im Umgang mit Krankheit; Online: www.dak.de/presse/landesthemen/niedersachsen/gesundheitsreport/dak-gesundheitsreport-zeigt-unterschiede-zwischen-maennern-und-frauen-bei-fehltagen-sowie-im-umgang-mit-krankheit_50904

DAK-Gesundheit 2025: NRW: Frauen mit deutlich mehr Fehlzeiten wegen psychischer Leiden als Männer. Online: www.dak.de/presse/landesthemen/nordrhein-westfalen/umfragen-studien/nrw-frauen-mit-deutlich-mehr-fehlzeiten-wegen-psychischer-leiden-als-maenner_132754

DAK-Gesundheitsreport: Gesundheitsreport 2024: Arbeitswelt im Klimawandel. Online: www.dak.de/dak/unternehmen/reporte-forschung/gesundheitsreport-2024_66150#rtf-anchor-zentrale-ergebnisse-des-reports

Dörre, K. (2021). Altersarmut und Geschlecht: Ursachen und Handlungsoptionen. WSI-Mitteilungen, 74 (1), 21–29.

FGÖ (2020). Gendersensible Betriebliche Gesundheitsförderung. Wien: Fonds Gesundes Österreich. Online: https://fgoe.org/sites/fgoe.org/files/2020–02/fgoe_gender_bgf_wissen_16_bfrei.pdf

Gansser, O. & Linke, S. (2013). Betriebliches Gesundheitsmanagement in Deutschland – Status quo und Herausforderungen. FOM Hochschule für Oekonomie & Management.

HWR Berlin (2024). Entwicklung innovativer BGM-Maßnahmen für Frauen in der Menopause. Online: www.ifaf-berlin.de/projekte/menosupport/

Hofmann, R. (2014). Gender und Gesundheit. In: Pichler et al. (2020), Handbuch Betriebliche Frauengesundheitsförderung.

IGES: Psychreport 2025. Online: www.iges.com/kunden/gesundheit/forschungsergebnisse/2025/psychreport-2025/index_ger.html

Kolip, P. & Hurrelmann, K. (2016). Geschlechtersensible Prävention und Gesundheitsförderung. Bundesgesundheitsblatt, 59 (11), 1403–1410.

Latza, U. (2018). Frauengesundheit als Thema in der Arbeitsmedizin. Vortrag, Frauengesundheitskonferenz 2018.

Lotzmann, N. (2023). Zukunftsreport Betriebliches Gesundheitsmanagement.

Mercer (2021, Mai 4) 2021 survey on fertility benefits. Online: https://resolve.org/wp-content/uploads/2022/01/2021-Fertility-Survey-Report-Final.pdf

Niebuhr, F. et al. (2025). Diversitätssensibles Betriebliches Gesundheitsmanagement – Herausforderungen und Erfolgsfaktoren. ASU Arbeitsmedizin Sozialmedizin Umweltmedizin.

Okamoto, M., Matsumura, K., Takahashi, A., Kurokawa, A., Watanabe, Y., Nari-matsu, H. et al. (2024). The Association between Menstrual Symptoms and Presenteeism: A Cross-Sectional Study for Women Working in Central Tokyo.

Oertelt-Prigione, S. (2021). Gender-specific aspects in workplace health promotion. BMC Public Health, 21, 1045.

Peaches (2024) Studie Kinderwunsch und Berufsalltag. Online: https://peaches-benefits.com/wp-content/uploads/2024/02/peaches-Studie-Kinderwunsch-Berufsalltag.pdf

Pieck, J. (2013). Gendersensible Analyse in der Betrieblichen Gesundheitsförderung. In: Pichler, B., Korn, K., Münch-Beurle, A., & Wolf, H. (2020). Handbuch Betriebliche Frauengesundheitsförderung. Büro für Frauengesundheit und Gesundheitsziele, Stadt Wien.

Sang, K., Remnant, J., Calvard, T. & Myhill, K. (2021). Blood Work: Managing Menstruation, Menopause and Gynaecological Health Conditions in the Work-place. International Journal of Environmental Research and Public Health, 18(4), 1951. https://doi.org/10.3390/ijerph18041951

Senatsverwaltung für Inneres, Berlin (2006). Geschlechtersensible Gestaltung des Betrieblichen Gesundheitsmanagements.

Springer Medizin (2020). Geschlechtersensible Gestaltung digitaler Gesundheitsförderung.

Stadt Wien (2022). Die 4R-Methode zur Genderanalyse.

VBG (2024). Information zur Umsetzung des Mutterschutzgesetzes im Betrieb.

Verburgh, M., Verdonk, P., Appelman, Y., Brood-van Zanten, M. & Nieuwenhuijsen, K. (2020): "I Get That Spirit in Me" — Mentally Empowering Workplace Health Promotion for Female Workers in Low-Paid Jobs during Menopause and Midlife. International Journal of Environmental Research and Public Health, 17, 6462. https://pdfs.semanticscholar.org/760c/90ba6f5b75499d8d64cb93d312fe410adec4.pdf

Viotti, S., Guidetti, G., Converso, D., & Sottimano, I. (2020). Fostering Work Ability Among Menopausal Women. Does Any Work-Related Psychosocial Factor Help? International Journal of Women's Health, Volume 12, 399–407

# Sexuelle Belästigung am Arbeitsplatz sichtbar machen und wirksam vorbeugen

*Sylvie Vincent-Höper, Doreen Wessels, Mareike Adler*

**Abstract:** Sexuelle Belästigung am Arbeitsplatz ist ein weitverbreitetes, zugleich aber häufig tabuisiertes Problem – insbesondere in Bereichen wie dem Gesundheits- und Sozialwesen, in denen hierarchische Abhängigkeiten und emotionale sowie körperliche Nähe zum Berufsalltag gehören. Dabei belegen zahlreiche Studien, dass sexuelle Belästigung in beruflichen Kontexten keine Randerscheinung ist, sondern ein ernstzunehmendes, weit verbreitetes Phänomen, das vielfältige negative Folgen für die betroffenen Personen haben kann. Trotz dieser klaren Befundlage wird das Thema in vielen Organisationen weiterhin verdrängt, bagatellisiert oder lediglich oberflächlich behandelt. Um dem entgegenzuwirken, ist ein erster zentraler Schritt, das Phänomen messbar zu machen. Nur wenn sexuelle Belästigung sichtbar und greifbar wird, kann sie gezielt thematisiert und wirksam adressiert werden. Dieser Beitrag hebt die Bedeutung einer systematischen Erfassung sexueller Belästigung im Arbeitskontext hervor. Zudem wird dargestellt, welche zentrale Rolle ein organisationsweites Schutzkonzept spielt und welche konkreten Maßnahmen Organisationen im Rahmen des Betrieblichen Gesundheitsmanagements (BGM) ergreifen können, um sexueller Belästigung am Arbeitsplatz wirksam vorzubeugen.

## 1 Sexuelle Belästigung am Arbeitsplatz – ein relevantes, aber oft tabuisiertes Thema

Sexuelle Belästigung am Arbeitsplatz ist ein sensibles Thema – und gerade deshalb wird es häufig übersehen, verharmlost oder totgeschwiegen. Forschungsergebnisse zeigen eindeutig: Erfahrungen sexueller Belästigung gehen mit erheblichen psychischen Beanspruchungsfolgen einher – darunter Depressivität, Ängstlichkeit und posttraumatische Belastungssymptome (z. B. Adler et al., 2021; Hansen et al., 2022; Tang et al., 2024). Insbesondere in sozialen, pflegerischen und medizinischen Arbeitsfeldern, aber auch in Dienstleistungsbranchen, ist das Risiko erhöht, da hier häufig ein enges – teils auch emotional aufgeladenes – Verhältnis zu Klient:innen, Patient:innen oder Kund:innen besteht (Schröttle et al., 2019). Doch auch im kollegialen Miteinander oder in hierarchischen Strukturen können Grenzüberschreitungen auftreten – mit gravierenden individuellen wie organisationalen Konsequenzen.

Sexuelle Belästigung bzw. sexualisierte Gewalt am Arbeitsplatz ist jedes unerwünschte, sexuell bestimmte Verhalten, das die Würde von Beschäftigten verletzt und als anstößig sowie als Bedrohung wahrgenommen wird (Fitzgerald et al., 1997). Besonders entscheidend ist hier, ob die betroffene Person sich belästigt fühlt. Dies ist unabhängig von der Absicht der handelnden Person. Zu sexueller Belästigung zählen zum Beispiel: Gesten und Mimik mit sexuellem Bezug, sexuell herabwürdigende Sprache, anzügliche Bemerkungen, unerwünschter Körperkontakt bis hin zu körperlichen Übergriffen sowie Aufforderungen zu sexuellen Handlungen.

Sexuelle Belästigung ist kein Kavaliersdelikt – sie gilt nach § 3 Abs. 4 AGG als Form der Diskriminierung und stellt eine gravierende Verletzung persönlicher Grenzen dar, die ernst genommen werden muss. Arbeitgeber sind gemäß § 12 AGG verpflichtet, wirksame Schutzmaßnahmen zu ergreifen – insbesondere im präventiven Bereich. Auch das Arbeitsschutzgesetz (ArbSchG) verpflichtet zur gesundheitsgerechten Arbeitsgestaltung: Nach § 4 ArbSchG sind Gefährdungen für Leben sowie physische und psychische Gesundheit zu vermeiden oder so gering wie möglich zu halten. § 5 Abs. 3 ArbSchG nennt ausdrücklich psychische Belastungen als potenzielle Gefährdung – sexuelle Belästigung ist klar als solche zu bewerten.

Sexuelle Belästigung tritt am Arbeitsplatz v. a. in folgenden Formen auf:

- **Sexuelle Belästigung durch Patient:innen, Klient:innen oder Kund:innen**

  Fachkräfte in Gesundheitsberufen, der Sozialen Arbeit oder im Kundenkontakt erleben sexuelle Belästigung häufig durch die Menschen, denen sie helfen oder Dienstleistungen anbieten (Schröttle et al., 2019). Studien zeigen, dass besonders Pflegepersonal, therapeutisches Fachpersonal und Mitarbeiter:innen in der Eingliederungshilfe regelmäßig von übergriffigem Verhalten berichten – z. B. in Form von unangemessenen Kommentaren, exhibitionistischem Verhalten oder körperlichen Grenzverletzungen (z. B. Adler et al., 2021; Bruschini et al., 2023). Da diese Übergriffe häufig im Kontext einer professionellen Beziehung stattfinden, geraten Betroffene in einen Loyalitätskonflikt: Sie wollen professionell bleiben, fühlen sich jedoch gleichzeitig ausgeliefert, beschämt oder ohnmächtig. Oftmals wird das Verhalten als „berufsbedingt" oder „nicht absichtlich" eingeordnet – mit der Folge, dass es nicht thematisiert oder dokumentiert wird. Dies verstärkt das Tabu und erhöht die psychischen Belastungsfolgen.

- **Sexuelle Belästigung durch Kolleg:innen oder Vorgesetzte**

  Wenn sexuelle Belästigung innerhalb der Organisation selbst geschieht – also durch Kolleg:innen oder Führungskräfte –, kommt eine zusätzliche Macht- und Abhängigkeitsdimension hinzu. In diesen Fällen handelt es sich oft nicht um einmalige Grenzverletzungen, sondern um wiederholtes Verhalten, das in einen systematischen Machtmissbrauch münden kann. Gerade wenn Vorgesetzte beteiligt sind, haben Betroffene häufig große Hemmungen, den Vorfall zu melden – aus Angst vor beruflichen Nachteilen, fehlender Glaubwürdigkeit oder Isolation im Team. Das Vertrauen in die Organisation und das Sicherheitsgefühl am Arbeitsplatz können dadurch dauerhaft beeinträchtigt sein.

# 2 Psychische Folgen: Nicht „nur" unangenehm, sondern gesundheitsrelevant

Die psychischen Auswirkungen sexueller Belästigung am Arbeitsplatz sind gut dokumentiert. Wissenschaftliche Untersuchungen belegen, dass Betroffene deutlich häufiger Symptome von Depressionen, Angststörungen, psychosomatischen Beschwerden und sogar posttraumatischer Belastungsstörung (PTBS) entwickeln können (z. B. Adler et al., 2021; Friborg et al., 2017; Willness et al., 2007). Zudem zeigen sie häufiger eine verringerte Arbeitszufriedenheit, ein geschwächtes Selbstwertgefühl und eine höhere emotionale Erschöpfung (Chan et al., 2008; Willness et al., 2007). Nicht selten kommt es infolge sexueller Belästigung zu Arbeitsunfähigkeit, innerer Kündigung oder dem Wunsch, die Arbeitsstelle zu wechseln – mit erheblichen Folgen für die betroffene Person und auch für das Arbeitsumfeld.

Daher ist es essenziell, dass Organisationen das Thema aktiv ansprechen, klar positionieren und wirksame Schutz- und Interventionsmaßnahmen etablieren. Dazu gehört nicht nur ein schriftlich verankertes Leitbild gegen sexuelle Belästigung, sondern auch die Sensibilisierung von Führungskräften, transparente Beschwerdewege, vertrauliche Anlaufstellen und eine Unternehmenskultur, die Betroffenen glaubwürdig Unterstützung anbietet – unabhängig davon, ob die Übergriffe von außen oder aus dem Inneren der Organisation kommen.

# 3 Praxisbeispiele

Im Folgenden werden exemplarisch drei Praxisbeispiele vorgestellt, die die verschiedenen Erscheinungsformen sexueller Belästigung veranschaulichen.

**Praxisbeispiel 1: Wenn Patient:innen Grenzen überschreiten**

Frau M., Pflegefachkraft in einer geriatrischen Einrichtung, betreut regelmäßig Herrn M., einen älteren Patienten mit leichter kognitiver Einschränkung. Wiederholt kommt es zu unangenehmen Situationen: Beim Aufsetzen berührt er „versehentlich" ihre Brust, beim Gehen sucht er engen Körperkontakt, während des Badens onaniert er und später nähert er sich ihrem Oberkörper unter dem Vorwand, den Schriftzug auf ihrem T-Shirt zu lesen. Beim Verabschieden versucht er sie zu küssen, mit den Worten: „Wenn ich jetzt aufstehe, dann müssen Sie mir aber ein Busserl geben."
Frau M. fühlt sich zunehmend unwohl, doch im Team wird das Verhalten verharmlost. Eine Meldung oder Dokumentation erfolgt zunächst nicht – Unsicherheit und Tabuisierung verhindern eine klare Einordnung.
Sie spürt, dass sie im Begriff ist, ihren Beruf trotz langjähriger und qualifizierter Ausbildung aufzugeben – weil sie das Haus nicht mehr betreten kann, ohne Herzrasen zu bekommen.

**Was hätte helfen können:**

Eine klare Haltung der Einrichtungsleitung („ein solches Verhalten wird nicht toleriert"), ein niedrigschwelliger Meldeweg sowie eine vertrauliche Anlaufstelle, der sich Frau M. anvertrauen und wo sie ohne Angst vor Abwertung oder Relativierung über ihre Handlungsmöglichkeiten sprechen und sich informieren kann.

**Praxisbeispiel 2: Sexuelle Belästigung durch Kollegen**

Tim L., Sozialarbeiter in einer Jugendhilfeeinrichtung, erhält regelmäßig anzügliche Nachrichten von einem Kollegen – zunächst vermeintlich harmlos („du siehst heute echt gut aus"), später mit anzüglichem Inhalt. Als Tim das Verhalten zurückweist, wird der Ton aggressiver. Die Leitung zögert, einzugreifen, da der Kollege „schon lange dabei" sei und sich bisher „unauffällig" verhalten habe. Tim fühlt sich zunehmend isoliert, meldet sich krank und erwägt eine Versetzung.

**Was hätte helfen können:**

Eine klar kommunizierte Beschwerdestelle, Schulungen zum Thema Grenzverletzungen und eine konsequente Haltung der Führungsebene – unabhängig von der Position des Täters.

**Praxisbeispiel 3: Sexuelle Belästigung durch eine vorgesetzte Person im Klinikalltag**

Maria K., examinierte Gesundheits- und Krankenpflegerin, arbeitet seit drei Jahren auf einer chirurgischen Station in einer großen Klinik. Ihr neuer Stationsleiter, Herr W., übernimmt die Leitung engagiert, ist präsent und wirkt zunächst unterstützend. Schon nach kurzer Zeit fällt Maria auf, dass Herr W. bei ihr deutlich häufiger die Nähe sucht als bei anderen Kolleg:innen: Er steht bei Übergaben auffallend dicht neben ihr, legt ihr bei kurzen Gesprächen die Hand auf die Schulter und kommentiert wiederholt ihr Aussehen – mal scherzhaft, mal „bewundernd".

Nach einer Spätschicht bittet er sie unter einem Vorwand in sein Büro und spricht plötzlich sehr direkt: „Zwischen uns passt es doch gut – wir könnten es auch mal außerhalb der Klinik versuchen." Maria lehnt deutlich ab. In den folgenden Tagen verändert sich das Verhalten des Vorgesetzten merklich: Sie wird seltener zu Fortbildungen eingeteilt, ihre Dienstpläne werden kurzfristig verändert und sie spürt eine angespannte Atmosphäre im Team.

Als Maria sich an die Pflegedienstleitung wendet, wird sie zunächst gebeten, ihr Anliegen „im Sinne des Teams intern zu klären". Sie fühlt sich alleingelassen, wird zunehmend psychisch belastet und meldet sich schließlich krank.

**Was hätte helfen können:**

Betriebs- oder Dienstvereinbarungen mit Regelungen zu Vorgehen und Sanktionen, ein Schutzkonzept unter Einbeziehung von Führungskräften, unabhängige Ansprechstellen sowie verpflichtende Schulungen zu Machtmissbrauch und Nähe-Distanz-Grenzen – gestützt durch eine Kultur des Hinschauens, in der Betroffene ernst genommen und geschützt werden.

# 4 Messen statt mutmaßen: Der erste Schritt zur Prävention sexueller Belästigung

Diese drei Fallbeispiele verdeutlichen, dass sexuelle Belästigung am Arbeitsplatz in unterschiedlichsten Formen auftreten kann. Ein zentraler Schritt zur Prävention und zum Schutz der Mitarbeitenden besteht darin, sexuelle Belästigung sichtbar – und damit gezielt ansprechbar – zu machen. Das bedeutet: Das Phänomen muss messbar sein. Nur wenn es gelingt, das Ausmaß und die konkreten Erscheinungsformen sexueller Belästigung systematisch zu erfassen, können darauf aufbauend wirksame Maßnahmen entwickelt und evaluiert werden.

Aus diesem Grund hat die Berufsgenossenschaft für Gesundheitsdienst und Wohlfahrtspflege (BGW) zwei Fragebögen zur Erfassung sexueller Belästigung entwickelt: einen zur Messung von Belästigung durch zu betreuende oder zu pflegende Personen (Vincent-

Höper et al., 2020) sowie einen weiteren zur Erfassung von Belästigung durch Vorgesetzte und Kolleg:innen (Vincent-Höper et al., 2025).

Die theoretische Grundlage hierfür bildete die konzeptionelle Einteilung der Europäischen Kommission, die zwischen drei Dimensionen sexueller Belästigung unterscheidet: nonverbale, verbale und körperliche sexuelle Belästigung (European Commission, 1992). An dieser Dreiteilung orientiert sich der Fragebogen zur Erfassung sexueller Belästigung durch zu pflegende oder betreute Personen. Er bildet alle drei Dimensionen systematisch ab. Der Fragebogen zur Erfassung sexueller Belästigung durch Vorgesetzte und Kolleg:innen berücksichtigt zusätzlich zwei weitere Dimensionen, die sich aus Abhängigkeitsverhältnissen am Arbeitsplatz ergeben: sexueller Zwang und sexuelle Diskriminierung (Fitzgerald et al. 1988, 1995).

Studienergebnisse auf Basis dieser Fragebögen zeigen deutlich, dass sexuelle Belästigung am Arbeitsplatz mit erhöhter Depressivität, Ängstlichkeit und somatischen Beschwerden verbunden ist (Adler et al., 2021; Vincent-Höper et al., 2020, 2025). Darüber hinaus zeigen sich klare Zusammenhänge zwischen der Erfahrung sexueller Belästigung und der Absicht, den Arbeitsplatz zu wechseln oder den Beruf ganz aufzugeben (Vargas et al., 2020).

**Hinweis:** Die Fragebögen eignen sich für den Einsatz im Rahmen der gesetzlich verpflichtenden Gefährdungsbeurteilung psychischer Belastungen gemäß § 5 Arbeitsschutzgesetz (ArbSchG), um sexuelle Belästigung am Arbeitsplatz systematisch als Bestandteil arbeitsbedingter Risikofaktoren zu erfassen.

Tabelle 10 zeigt exemplarisch, wie diese verschiedenen Formen sexueller Belästigung konkret erfasst werden. Die Angaben zu Erfahrungen sexueller Belästigung beziehen sich auf einen Zeitraum von zwölf Monaten. Das Antwortformat umfasst folgende Häufigkeitskategorien:

- (1) nie
- (2) einmal in 12 Monaten
- (3) alle paar Monate
- (4) alle paar Wochen
- (5) alle paar Tage
- (6) (fast) täglich

**Tabelle 10: Erfassungsbeispiele sexueller Belästigung nach Quelle und Dimension**

| Belästigende Person | Nonverbale sexuelle Belästigung | Verbale sexuelle Belästigung | Körperliche sexuelle Belästigung | Sexueller Zwang | Sexuelle Diskriminierung |
|---|---|---|---|---|---|
| **Patient:innen/ Klient:innen/ Kund:innen**<br><br>**Frage:** *Welche Erfahrungen haben Sie innerhalb der letzten 12 Monate gemacht?* | Ich war Zeuge sexueller Handlungen (z. B. Selbstbefriedigung). | Ich war sexuellen Anspielungen oder zweideutigen Kommentaren ausgesetzt. | Ich wurde an Körperstellen berührt, an denen es mir unangenehm war. | – | – |
| **Kolleg:innen/ Vorgesetzte**<br><br>**Frage:** *Mein/e Vorgesetzte/r oder mein/e Kolleg:in…* | … hat mir anzügliche Bilder, Videos oder Nachrichten gezeigt, gesendet oder hinterlassen. | … hat mir anzügliche oder unangemessene Komplimente gemacht. | … hat mich auf eine sexuelle Weise gestreichelt oder berührt. | … hat mir berufliche oder persönliche Vorteile für sexuelle Gefälligkeiten in Aussicht gestellt. | … hat mich aufgrund meines Geschlechts benachteiligt oder ausgegrenzt. |

Quelle: Eigene Darstellung

# 5 Schutz vor sexueller Belästigung am Arbeitsplatz: Was Organisationen wirksam tun können

Sexuelle Belästigung am Arbeitsplatz stellt eine gravierende Verletzung der Würde dar und ist in jeder Form inakzeptabel. Um Betroffene wirksam zu schützen, ein sicheres Arbeitsumfeld zu gewährleisten und präventiv tätig zu werden, braucht es sowohl verhältnis- als auch verhaltenspräventive Maßnahmen, die systematisch im Betrieblichen Gesundheitsmanagement (BGM) verankert sind. Entscheidend ist dabei, nicht nur individuelles Verhalten in den Blick zu nehmen, sondern vor allem betriebliche Strukturen zu stärken und klare Prozesse zu etablieren.

# 6 Verhältnisprävention: Rahmenbedingungen gestalten

Verhältnisprävention zielt darauf ab, die strukturellen und organisatorischen Rahmenbedingungen so zu gestalten, dass sexuelle Belästigung am Arbeitsplatz möglichst gar nicht erst entsteht. Zentrale Elemente sind:

- **Klare Positionierung der Organisation:** Eine klare, unmissverständliche Haltung gegen sexuelle Belästigung sollte von Führungskräften aktiv kommuniziert werden – z. B. anhand von Leitbildern, Dienst- und Betriebsvereinbarungen, Informationsschreiben oder Mitarbeitendenversammlungen.
- **Regelwerke verbindlich umsetzen und evaluieren:** Bestehende Richtlinien müssen regelmäßig überprüft, geschärft und verbindlich angewendet werden. Nur so entsteht Verlässlichkeit im Umgang mit Vorfällen.
- **Beschwerdeverfahren nach dem AGG konkret ausgestalten:** Transparente Abläufe – mit klaren Zuständigkeiten, Rückmeldefristen und Dokumentationspflichten – schaffen Sicherheit für alle Beteiligten.
- **Vertrauensvolle Anlaufstellen schaffen:** Interne Beschwerdestellen nach § 13 AGG sollten leicht zugänglich, neutral und professionell geschult sein.
- **Informationen leicht zugänglich machen:** Informationsmaterialien zu Rechten, Meldewegen und Unterstützungsangeboten sollten sichtbar platziert oder digital leicht auffindbar sein.
- **Externe Hilfsangebote sichtbar machen:** Dazu gehören z. B. Frauenberatungsstellen, Opferhilfen, spezialisierte Notrufe oder die Antidiskriminierungsstelle des Bundes.
- **Bestandteil von Gefährdungsbeurteilungen psychischer Belastungen:** Integration des Themas sexuelle Belästigung als Risikofaktor.

# 7 Verhaltensprävention: Handlungskompetenz fördern

Verhaltensprävention fokussiert auf die individuelle Ebene: Ziel ist es, das Bewusstsein für Grenzverletzungen zu schärfen und die Handlungskompetenz von Mitarbeitenden und Führungskräften zu stärken. Wichtige Maßnahmen sind:

- **Pflichtschulungen für Führungskräfte:** Führungskräfte müssen befähigt werden, sexualisierte Grenzverletzungen zu erkennen, sensibel darauf zu reagieren und angemessen zu intervenieren.

- **Qualifizierung kollegialer Erstansprechpersonen:** Vertrauenspersonen aus dem Team sollten geschult werden, um als erste Anlaufstelle zu fungieren und niedrigschwellige Unterstützung zu bieten.
- **Sensibilisierungsformate für alle Beschäftigten:** Bereits in der Ausbildung sollten Themen wie Grenzachtung, Deeskalation und Umgang mit Machtverhältnissen vermittelt werden. Regelmäßige Fortbildungen halten das Thema präsent.

# 8 Fazit: Prävention ist Führungsaufgabe und Organisationsverantwortung

Maßnahmen gegen sexuelle Belästigung müssen über die Einordnung von Vorfällen als ein individuelles Fehlverhalten und das Setzen auf Zivilcourage allein hinausführen. Effektive Prävention braucht strukturelle Verankerung, klare Prozesse und gelebte Werte. Nur so entsteht ein Arbeitsumfeld, das Schutz bietet, Vertrauen stärkt und Betroffenen Handlungssicherheit gibt. Besonders wirksam ist Prävention dann, wenn strukturelle Veränderungen (Verhältnisprävention) mit der Stärkung persönlicher Kompetenzen (Verhaltensprävention) kombiniert werden. Der folgende Aktionsplan zeigt zentrale Schritte, mit denen Organisationen präventiv gegen sexuelle Belästigung am Arbeitsplatz vorgehen können. Die dargestellten Maßnahmen bieten eine praxisnahe Orientierung für ein systematisches Vorgehen.

# 9 Aktionsplan gegen sexuelle Belästigung in Organisationen

Ein wirksames Vorgehen gegen sexuelle Belästigung erfordert eine klare Haltung, strukturierte Prozesse und eine Kultur des Hinschauens. Die folgenden Maßnahmen helfen Organisationen, Betroffene zu schützen und ein sicheres Arbeitsumfeld zu schaffen.

**Aktionsplan gegen sexuelle Belästigung in Organisationen**

**1. Klare Haltung zeigen und eine Kultur der Offenheit fördern**

- Machen Sie deutlich, dass sexuelle Belästigung in keiner Form toleriert wird – unabhängig von Hierarchie oder Kontext.
- Verankern Sie diese Haltung verbindlich in Leitbildern, Vereinbarungen und der internen Kommunikation.
- Fördern Sie eine offene Gesprächskultur im Team, in der Tabus gebrochen und Grenzverletzungen thematisiert werden können.

**2. Verbindliche Schutzkonzepte etablieren**

- Entwickeln Sie ein institutionelles Schutzkonzept, das Machtverhältnisse, Nähe-Distanz-Grenzen sowie die gesetzlich vorgeschriebene Gefährdungsbeurteilung (§ 5 Abs. 3 Nr. 6 ArbSchG) berücksichtigt.
- Thematisieren Sie sexualisierte Übergriffe durch interne wie externe Personen.

**3. Verlässliche Melde- und Interventionswege schaffen**

- Richten Sie niedrigschwellige, vertrauliche und möglichst unabhängige Beschwerdewege ein – im Einklang mit den Vorgaben des Allgemeinen Gleichbehandlungsgesetzes (AGG).
- Legen Sie verbindliche Abläufe für den Ernstfall fest: mit klar definierten Zuständigkeiten, Fristen und Notfallplänen, die ein rasches und faires Handeln ermöglichen.

**4. Führung gezielt befähigen**

- Schulen Sie Führungskräfte verpflichtend zu Machtmissbrauch, Grenzachtung und rechtlichen Pflichten.
- Befähigen Sie sie, frühzeitig und angemessen zu intervenieren – auch bei externem Fehlverhalten.

**5. Mitarbeitende stärken und unterstützen**

- Signalisieren Sie Betroffenen, dass sie nicht allein sind und keine Schuld tragen.
- Bieten Sie psychosoziale Beratung, Supervision oder externe Hilfsangebote an.
- Schaffen Sie regelmäßige Austauschformate und integrieren Sie Schulungen zu Selbstfürsorge, Deeskalation und zum Umgang mit sexueller Belästigung in Aus- und Weiterbildungsprogramme.

**6. Dokumentation und Sichtbarkeit sicherstellen**

- Erfassen Sie auch scheinbar geringfügige Vorfälle systematisch – sie können Teil eines größeren Musters sein.
- Nutzen Sie etablierte Instrumente wie das Verbandbuch, Arbeitsunfallmeldungen oder die Gefährdungsbeurteilung psychischer Belastungen.
- Sichtbar platzierte Informationsmaterialien, klar benannte Ansprechpersonen und eine transparente Kommunikation senden ein klares Signal: „Wir handeln und schützen dich."

# 10 Die Rolle der Führungskraft: Schlüsselposition im Schutz vor sexueller Belästigung

Führungskräfte nehmen eine zentrale Rolle im Schutz vor sexueller Belästigung am Arbeitsplatz ein. Durch ihre Nähe zu den Mitarbeitenden sind sie in der Lage, für Betroffene als erste Anlaufstelle zu dienen oder aktiv nach belastenden Situationen Ausschau zu halten, um diese frühzeitig zu erkennen, professionell zu reagieren und eine Kultur des Respekts aktiv mitzugestalten.

Die folgende Checkliste bietet praxisnahe Orientierung, wie Führungskräfte ihrer Verantwortung gerecht werden und aktiv zur Prävention und Intervention beitragen können.

**Hinweis:** Wenn Führungskräfte selbst in Vorfälle involviert sind oder Beschuldigte in ihrer direkten Verantwortung stehen, ist eine unabhängige Beschwerdestelle außerhalb der Hierarchie besonders wichtig. Nur so kann sichergestellt werden, dass Mitarbeitende sich sicher, geschützt und ernst genommen fühlen – auch gegenüber Vorgesetzten.

**Checkliste für Führungskräfte: Umgang mit sexueller Belästigung am Arbeitsplatz**

**1. Wahrnehmung und Haltung**

- Nehme ich sexuelle Belästigung – auch durch Patient:innen, Klient:innen oder Dritte – als reales und ernstzunehmendes Problem wahr?
- Vermittle ich eindeutig, dass grenzüberschreitendes Verhalten nicht akzeptiert wird – unabhängig von Alter, Krankheit oder kognitiven Einschränkungen?

**2. Ansprechbarkeit und Unterstützung**

- Haben meine Mitarbeitenden das Vertrauen, sich mit Erfahrungen von Übergriffen an mich zu wenden?
- Reagiere ich empathisch und sachlich, ohne zu relativieren oder zu bagatellisieren?

**3. Klare Strukturen schaffen**

- Gibt es in unserer Einrichtung definierte, transparente Meldewege und Verfahren zur Dokumentation von Vorfällen?
- Sind Zuständigkeiten und Abläufe bei Fällen sexueller Belästigung verbindlich geregelt (z. B. feste Ansprechperson, Interventionsplan)?

**4. Prävention und Sensibilisierung**

- Werden Mitarbeitende regelmäßig zu Themen wie Nähe-Distanz-Grenzen, sexualisierter Gewalt und Selbstschutz fortgebildet?
- Spreche ich das Thema aktiv im Team an – etwa im Rahmen von Besprechungen, Supervision oder Einzelgesprächen?

**5. Schutz und Handlung**

- Handle ich bei Vorfällen konsequent, transparent und lösungsorientiert – z. B. durch Anpassung von Arbeitsabläufen, Einsatz von Kolleg:innen oder Klärungsgespräche?
- Sorge ich dafür, dass betroffene Mitarbeitende Zugang zu psychosozialer Unterstützung erhalten (z. B. Supervision, externe Beratung)?

**6. Selbstreflexion und Verantwortung**

- Bin ich mir meiner Vorbildfunktion im Umgang mit Macht, Nähe und Grenzen bewusst?
- Setze ich mich aktiv für eine wertschätzende, offene und unterstützende Arbeitskultur ein?

**7. Organisationale Unterstützung**

- Erhalte ich von meiner Organisation die notwendige Unterstützung, um angemessen auf Fälle sexueller Belästigung zu reagieren (z. B. rechtliche Klarheit, Ressourcen, Beratung)?
- Gibt es klare Regelungen, wie mit Fällen umgegangen wird, in denen Führungskräfte selbst beteiligt oder beschuldigt sind – z. B. durch unabhängige Beschwerdestellen oder externe Vertrauenspersonen?

# 11 Literatur


Adler, M., Vincent-Höper, S., Vaupel, C., Gregersen, S., Schablon, A., & Nienhaus, A. (2021). Sexual Harassment by Patients, Clients, and Residents: Investigating Its Prevalence, Frequency and Associations with Impaired Well-Being among Social and Healthcare Workers in Germany. *International Journal of Environmental Research and Public Health, 18*(10), 5198. https://doi.org/10.3390/ijerph18105198

Bruschini, M. M., Hediger, H., & Busch, A.-K. (2023). Patients' sexual harassment of nurses and nursing students: A cross-sectional study. *International Journal of Nursing Studies Advances, 5*, 100121. https://doi.org/10.1016/j.ijnsa.2023.100121

Chan, D. K.-S., Chow, S. Y., Lam, C. B., & Cheung, S. F. (2008). Examining The Job-Related, Psychological, and Physical Outcomes of Workplace Sexual Harassment: A Meta-Analytic Review. *Psychology of Women Quarterly, 32*(4), 362–376. https://doi.org/10.1111/j.1471-6402.2008.00451.x

European Commission (1992) 92/131/EEC: Commission Recommendation of 27 November 1991 on the protection of the dignity of women and men at work. OJEC L:1-8.

Fitzgerald, L. F., Gelfand, M. J., & Drasgow, F. (1995). Measuring Sexual Harassment: Theoretical and Psychometric Advances. *Basic and Applied Social Psychology, 17*(4), 425–445. https://doi.org/10.1207/s15324834basp1704_2

Fitzgerald, L. F., Shullman, S. L., Bailey, N., Richards, M., Swecker, J., Gold, Y., Ormerod, M., & Weitzman, L. (1988). The incidence and dimensions of sexual harassment in academia and the workplace. *Journal of Vocational Behavior, 32*(2), 152–175. https://doi.org/10.1016/0001-8791(88)90012-7

Fitzgerald, L. F., Swan, S., & Magley, V. J. (1997). But was it really sexual harassment?: Legal, behavioral, and psychological definitions of the workplace victimization of women. In W. O'Donohue (Ed.), *Sexual harassment: Theory, research, and treatment* (pp. 5–28). Allyn & Bacon.

Friborg, M. K., Hansen, J. V., Aldrich, P. T., Folker, A. P., Kjær, S., Nielsen, M. B. D., Rugulies, R., & Madsen, I. E. H. (2017). Workplace sexual harassment and depressive symptoms: A cross-sectional multilevel analysis comparing harassment from clients or customers to harassment from other employees amongst 7603 Danish employees from 1041 organizations. *BMC Public Health, 17*(1), 675. https://doi.org/10.1186/s12889-017-4669-x

Hansen, N. B., Vang, M. L., Lichtenstein, M. B., & Pihl-Thingvad, J. (2022). Workplace sexual harassment increases the risk of PTSD symptoms with higher frequency and harassment coming from a colleague or leader as risk factors. *Scandinavian Journal of Work and Organizational Psychology, 7*(1).

Schröttle, M., Meshkova, K., & Lehmann, C. (2019). *Umgang mit sexueller Belästigung am Arbeitsplatz – Lösungsstrategien und Maßnahmen zur Intervention.* Antidiskriminierungsstelle des Bundes. https://www.antidiskriminierungsstelle.de/SharedDocs/downloads/DE/publikationen/Expertisen/umgang_mit_sexueller_belaestigung_am_arbeitsplatz.pdf?__blob=publicationFile&v=6

Tang, L., Yu, X., Liu, Y., Zhou, J., Zhang, D., Wang, J., & Liu, Q. (2024). Current status and factors associated with sexual harassment among operating room nurses: a multi-center cross-sectional study. *BMC nursing, 23*(1), 951. https://doi.org/10.1186/s12912-024-02606-4

Vargas, E. A., Brassel, S. T., Cortina, L. M., Settles, I. H., Johnson, T. R. B., & Jagsi, R. (2020). #MedToo: A Large-Scale Examination of the Incidence and Impact of Sexual Harassment of Physicians and Other Faculty at an Academic Medical Center. *Journal of Women's Health, 29*(1), 13–20. https://doi.org/10.1089/jwh.2019.7766

Vincent-Höper, S., Adler, M., Stein, M., Vaupel, C., & Nienhaus, A. (2020). Sexually Harassing Behaviors from Patients or Clients and Care Workers' Mental Health: Development and Validation of a Measure. *International Journal of Environmental Research and Public Health, 17*(7), 2570. https://doi.org/10.3390/ijerph17072570

Vincent-Höper, S., Adler, M., Wessels, D., Gregersen, S., & Nienhaus, A. (2025). Measuring Sexual Harassment by Colleagues and Supervisors and the Mental Health of Employees in the Healthcare and Social Welfare Sector. Manuskript eingereicht zur Veröffentlichung.

Willness, C. R., Steel, P., & Lee, K. (2007). A Meta-Analysis of the Antecedents and Consequences of Workplace Sexual Harassment. *Personnel Psychology, 60*(1), 127–162. https://doi.org/10.1111/j.1744-6570.2007.00067.x

# Gesundheitsorientierte Ernährung in Kliniken: Best-Practices-Projekt für eine nachhaltige Pausen- und Genusskultur für Mitarbeitende

*Evelyn Beyer-Reiners, Hanna-Kathrin Kraaibeek*

**Abstract:** Die Ernährungsstrategie der Bundesregierung setzt sich für faire Ernährungsumgebungen ein. Eat@Work ist ein nachhaltiges Konzept in der betrieblichen Gesundheitsförderung, mit verhaltens- und verhältnispräventivem Ansatz. Ziel ist eine gesundheitsorientierte Pausen- und Genusskultur für Mitarbeitende in Kliniken. Im folgenden Text wird der Hintergrund und der Ablauf skizziert.

## 1 Einleitung

Die Ernährungsstrategie des Bundesministeriums für Landwirtschaft, Ernährung und Heimat (BMLEH vormals BMEL) hat sich die Gestaltung fairer Ernährungsumgebungen zum Ziel gesetzt. Die Bundesregierung will im Zusammenspiel mit weiteren Akteuren die Rahmenbedingungen so gestalten, dass eine gesunde, stärker pflanzenbetonte und nachhaltige Ernährung im Alltag ermöglicht wird. Die Gemeinschaftsverpflegung soll dabei eine Vorbildfunktion einnehmen und den Anteil ökologischer und pflanzlicher, saisonal erzeugter Lebensmittel erhöhen.

Als Antwort darauf wurde mit Eat@Work eine neue Herangehensweise für Gesundheitseinrichtungen und deren Mitarbeitende entwickelt. Das Angebot fußt auf einem innovativen, nachhaltig modulartig aufgebauten Ernährungskonzept im Rahmen der Betrieblichen Gesundheitsförderung (BGF). Es berücksichtig verhaltens- und verhältnispräventive Ansätze. Eat@Work hat neben der Betriebskantine alle Versorgungsformen im Blick, so z. B. die Automatenverpflegung für die Nachtschicht, den Kiosk in der Nachbarschaft, den Lieferdienst, die Bäckerei auf dem Arbeitsweg, bis hin zur selbst hergestellten Pausenverpflegung.

Dieses Verpflegungsprogramm wird zurzeit durch die DAK-Gesundheit und die Kraaibeek GmbH in mehreren Kliniken durchgeführt. Derzeit sind vier Kliniken in einem Netzwerk in der Praxis mit dem Projekt verbunden. Im Folgenden wird am Beispiel die Kooperationen mit dem Universitätsklinikum Essen dargestellt.

Mitarbeitende in Gesundheitseinrichtungen tragen täglich eine hohe Verantwortung für das Wohl und die Gesundheit ihrer Patienten – häufig zulasten ihrer eigenen Gesundheit.

Arbeitsverdichtung, Schicht- und Nachtarbeit, Zeitdruck und mangelnde Pausenmöglichkeiten führen nicht nur zu unregelmäßigem Essverhalten, sondern beeinträchtigen langfristig auch die physische und psychische Gesundheit. Schon in der Ausbildung leiden bis zu 20 % der Auszubildenden an Übergewicht (Bomball et al. 2019, S. 1048 ff). Da Pausenzeiten häufig zu kurz ausfallen oder gar nicht eingehalten werden können, sind auch warme Mahlzeiten nicht immer möglich (Wenzel 2018, 2023).

Laut Melzer (Melzer 2020, S. 136–145) werden in der Pflegebranche häufig gesetzliche Mindestpausen nicht eingehalten. Mehr als die Hälfte der Pflegekräfte in Krankenhäusern berichten von häufig ausfallenden Pausen.

Durch den Wegfall der Pausen steigt das Risiko einer ungesunden und einseitigen Ernährung, welches weitere gesundheitliche Risikofaktoren nach sich zieht (Mojtahedzadeh et al. 2021, S. 16–20). Die Gestaltung der Pausenzeiten sowie die Ausstattung der Pausenräume haben einen signifikanten Einfluss auf den Erhalt der Leistungsfähigkeit der Klinikbeschäftigten während des Arbeitstages. Die Gestaltung des Essens und Trinkens im Betrieb hängt maßgeblich von der Gewährleistung ausreichender zeitlicher Ressourcen sowie ungestörter Orte für die Nahrungsaufnahme der Beschäftigten ab.

Die Ernährung nimmt eine zentrale Stellung für den Erhalt der Gesundheit ein (Max Rubner-Institut Bundesforschungsinstitut für Ernährung und Lebensmittel 2021). Eine gesundheitsorientierte Ernährung stärkt nicht nur das Immunsystem, sie kann auch das Risiko für ernährungsabhängige Erkrankungen senken. Bisher sind aus der stationären Pflege ungesunde Essgewohnheiten, wie z. B. der Konsum zuckerhaltiger Lebensmittel, eine zu hohe Kalorienzufuhr, Essen unter Stress, eine vermehrte Kohlenhydrataufnahme, sowie ungesunde Zwischenmahlzeiten bekannt.

Gesundheitsfördernde, bedarfsgerechte Angebote in der Betriebsgastronomie und Angebote zur Ernährungsbildung sind eine gute Voraussetzung zur Förderung der individuellen und planetaren Gesundheit.

# 2 Herausforderungen und Ausgangslage

Beschäftigte im Klinikalltag sind häufig mit multiplen Belastungsfaktoren konfrontiert: Schichtarbeit, psychische Beanspruchung, hoher Krankenstand und Zeitdruck wirken sich negativ auf das Essverhalten aus. Typische Folgen sind unregelmäßige Mahlzeiten, Stressessen oder der übermäßige Konsum koffein- und zuckerhaltiger Getränke (Eat@Work-Projektunterlagen, 2024). Die daraus resultierenden Gesundheitsfolgen reichen von Schlafstörungen über Leistungseinbußen bis hin zu ernährungsassoziierten Krankheiten wie Typ-2-Diabetes oder Herz-Kreislauf-Erkrankungen (Nürnberg 2022, S. 6).

Ein Mensch arbeitet durchschnittlich etwa 40 Jahre in seinem Arbeitsleben. Dies ist eine grobe Schätzung. Die tatsächliche Dauer kann je nach Ausbildungsweg, Geschlecht, individuellen Entscheidungen und der Art der Beschäftigung (Vollzeit oder Teilzeit) variieren. In diesen 40 Jahren macht der Mitarbeitende geschätzt ca. 550 Tage Pause. Ein Zeitraum, in dem er mit großer Wahrscheinlichkeit ca. 8.800 Mahlzeiten einnimmt. Es kann angenommen werden, dass die Gestaltung der Pausen, die Qualität der angebotenen Speisen sowie die Möglichkeit, diese in angenehmer Atmosphäre zu konsumieren, einen signifikanten Einfluss auf die Lebensqualität haben.

# 3 Projektbeschreibung: Was ist das Projekt Eat@Work?

Das Verpflegungsprogramm ist ein interdisziplinäres, systemisches Projekt im Bereich der Betrieblichen Gesundheitsförderung, das sich auf präventive Ernährungsinterventionen in Gesundheitseinrichtungen spezialisiert hat. Das Konzept umfasst sowohl verhaltens- als auch verhältnispräventive Ansätze. Neben Maßnahmen für die Mitarbeitenden wird auch das Verpflegungsmanagement berücksichtigt.

Ziel ist es, Mitarbeitende durch eine gesundheitsförderliche Verpflegungsumgebung zu motivieren, aus eigenem Antrieb gesunde Entscheidungen zu treffen – nicht, weil sie es müssen, sondern weil sie es möchten (DAK, 2024).

Zentrale Säulen des Programms sind:

- **Info@Work:** Internes Kommunikationsmanagement und Projektmarketing
- **Learn@Work:** Mitarbeitendenbefragung und verhaltenspräventive Schulungsangebote
- **Eat@Work:** Verhältnisprävention durch gezielte Optimierung der Gemeinschaftsverpflegung

**Abbildung 21: Darstellung der Inhalte beim Verpflegungsprogramm Eat@Work**

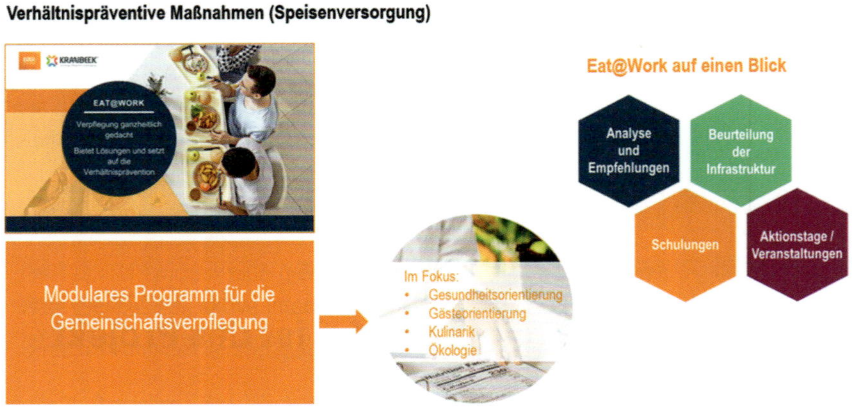


Quelle: Eigene Darstellung

**Abbildung 22: Darstellung der Analyse und möglicher Folgemaßnahmen beim Verpflegungsprogramm Eat@Work**

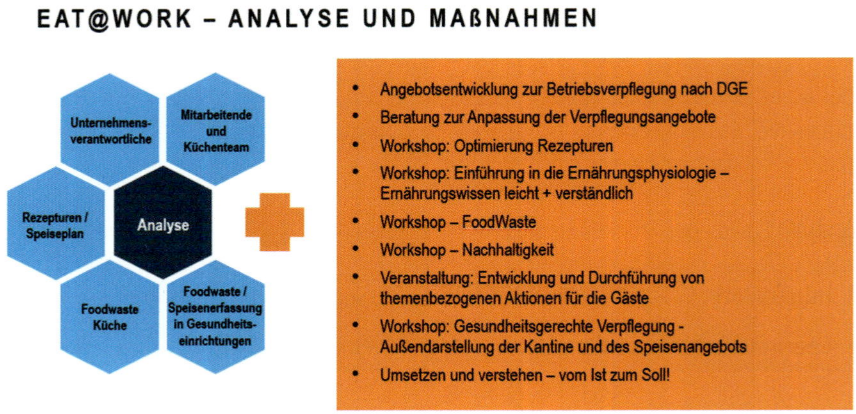


Quelle: Eigene Darstellung

# 4 Intervention: Umsetzung in der Klinikpraxis

Die Implementierung von Eat@Work folgt einem mehrstufigen, partizipativen Prozess:

1. **Bedarfserhebung:** Über eine anonyme Mitarbeitendenbefragung werden Bedürfnisse und Barrieren erfasst. Erhoben werden die individuelle Ernährungskompetenz, das Ernährungsverhalten sowie die Gestaltung von Pausen im Hinblick auf Lebensmittel- und Mahlzeitenauswahl. Zudem wird das Nutzungs- und Zufriedenheitsverhalten hinsichtlich des Kantinenangebots (Speisen und Getränke) analysiert. Ein besonderer Fokus liegt auf den Beschäftigten im Nachtdienst, welche sich häufig eigenständig oder über Snackautomaten versorgen. Nach Abschluss der Mitarbeitendenbefragung erhalten die Kliniken einen ausführlichen Bericht über den erfassten Sachstand, ergänzt mit abgeleiteten Fazits und empfohlenen Maßnahmen.
2. **Interne Koordination und Beteiligung:** Im Projekt werden neben den wirtschaftlichen Entscheidungsträgern auch das Betriebliche Gesundheitsmanagement, der Betriebsärztliche Dienst, die Personalabteilung, der Betriebsrat, das Küchenteam sowie ärztliche und pflegerische Repräsentant:innen integriert. Qualifizierte Multiplikator:innen übernehmen die interne Kommunikation und Projektverbreitung. Eingesetzte Gesundheitslotsen unterstützen die zielgruppenspezifische Ansprache und tragen wesentlich zur Akzeptanz und Inanspruchnahme der Maßnahmen bei. Sie entstammen dem jeweiligen beruflichen Setting und verfügen über fundierte Kenntnisse der Bedarfe und Bedürfnisse ihrer Kolleg:innen.
3. **Angebote für Mitarbeitende:** Die Konzeption der angebotenen Formate orientiert sich thematisch an der Zielgruppe. Angebote können sich an Abteilungen, einzelne Berufsgruppen, Menschen mit Behinderungen, Frauen oder Männer, Auszubildende, Menschen in besonderen Lebensphasen richten. Die Interventionen wurden in unterschiedlichen Formaten angeboten: z. B. Vorträge, individuelle Ernährungsberatung, Bioelektrische Impedanz-Analysen, Challenges, Gesundheitstage, Podcasts, Workshops, Praxisforum Küche, Seminare, Genussübungen, Workbooks, E-Learning-Tool. Über 80 Themen kommen zum Einsatz, die unter anderem das Thema Ernährung und Wechseljahre, Immunsystem, „Hydration is Key", Ernährung und Stress, BrainFood, Ernährung und Resilienz, Mental Health, Meal Prep und die Ernährung für ein gutes Bauchgefühl bedienen. Nicht nur die Jahreszeiten und die Lebensphasen finden Berücksichtigung, sondern auch die Nationalitäten und kulturellen Hintergründe der Mitarbeitenden.
4. **Angebotsoptimierung im Verpflegungsmanagement:** Zur Einführung gesundheitsförderlicher und nachhaltiger Speisenangebote erfolgt zunächst eine umfassende Analyse der bestehenden Verpflegungssituation. Diese umfasst die Bewertung der Speisepläne, die Analyse der infrastrukturellen Gegebenheiten, eine betriebswirtschaftliche Betrachtung der Rahmenbedingungen sowie Befragungen des Küchenteams und relevanter Klinikverantwortlicher. Auf Basis der Analyseergebnisse werden bedarfsgerechte Interventionen entwickelt. Die Maßnahmen zielen auf die Erweiterung der fachlichen Kompetenzen des Küchenteams, die Optimierung des bestehenden

Verpflegungsangebotes, eine verbesserte Gastkommunikation, die Unterstützung während der DGE-Zertifizierung sowie die Umsetzung nachhaltigkeitsbezogener Anforderungen ab.

5. **Nachhaltigkeit als Schlüsselkomponente**

   Nachhaltigkeit ist integraler Bestandteil des Projekts. So folgt Eat@Work den Empfehlungen des DGE-Qualitätsstandards für Kliniken (DGE 2020, S. 25 ff), u. a. durch:

   - **Saisonale und regionale Produkte**
   - **Reduktion tierischer Lebensmittel**
   - **Vermeidung von Food Waste** (z. B. durch optimierte Portionsgrößen, Resteverwertung)
   - **Förderung pflanzenbasierter Ernährung**
   - **ReCup-Systeme und nachhaltige Verpackungen**

   Die Orientierung an der *Planetary Health Diet* zeigt, dass gesunde Ernährung und planetare Grenzen nicht im Widerspruch stehen müssen (Whitmee et al 2015, S. 1973–2028).

   Ein Praxisbeispiel hierfür ist die Einführung der *Planetary Health Diet* am Universitätsklinikum Essen. Hier wurden u. a. vegetarische und vegane Gerichte in die tägliche Menülinie integriert und erfolgreich DGE-zertifiziert (Whitmee et al 2015, S. 1973–2028).

6. **Kommunikation und Nudging:** Einsatz zielgruppenspezifischer Kommunikationsstrategien mit Humor, einfachen Botschaften und emotionaler Ansprache in der Kantine (UKE, 2025, S. 7). Mit Blick auf die Nutrition Literacy (Ernährungs- und Gesundheitskompetenz) soll diese durch geeignete Maßnahmen bei den Klinikmitarbeitenden gesteigert werden. Gezielte Nudging-Maßnahmen helfen dem Tischgast, sich für eine gesunde Wahl zu entscheiden.
7. **Evaluation:** Die Evaluierung aller Maßnahmen erfolgt über den gesamten Projektzeitraum von drei Jahren. Neben der Mitarbeitendenbefragung erfolgt eine regelmäßige Evaluation der angebotenen Formate und Angebote, wobei eine kontinuierliche Anpassung vorgenommen wird.

# 5 Kommunikation und Beteiligung: Erfolgsfaktor Mensch

Ein zentrales Erfolgskriterium liegt in der aktiven Einbindung der Mitarbeitenden. Die Kommunikationsstrategie des Projekts, z. B. am Universitätsklinikum Essen, zeigt, wie durch niedrigschwellige, humorvolle Inhalte eine hohe Akzeptanz erzeugt werden kann. Es wurden Maßnahmen ergriffen, um auf das Projekt aufmerksam zu machen und für die

Mitarbeitendenbefragung zu werben. Zudem wurden Rezeptkarten und der „Health-Tipp der Woche" in der Kantine implementiert, um die Identifikation und Wirkung zu erhöhen.

In diesem Kontext ist die persönliche Ansprache von besonderer Relevanz. Die Küchenteams kennen ihre Gäste, die regionalen Essgewohnheiten, die Vorlieben aber auch die Sprache, die vor Ort gesprochen wird. Im Rahmen eines intensiven Austauschs mit den Verantwortlichen konnten spezifisch für die Tischgastkommunikation maßgeschneiderte Materialien entwickelt werden, die auf Interesse stießen. Weiterführende Informationen konnten über einen QR-Code abgerufen und in Ruhe gelesen werden. Der Gast hat die Möglichkeit, eigenständig zu bestimmen, zu welchem Zeitpunkt er welchen Input in Anspruch nehmen möchte.

**Abbildung 23: Tischgastkommunikation: Gesund Essen und Trinken**

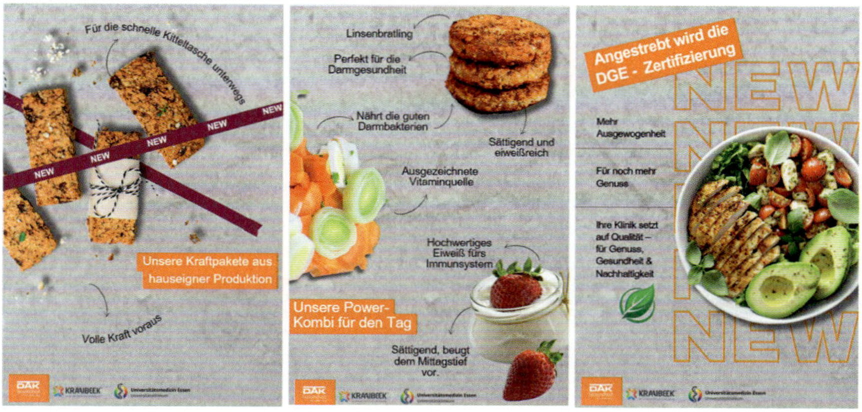


Quelle: DAK-Gesundheit/Kraaibeek

Den Projekt- und Klinikverantwortlichen ist es wichtig, nicht mit erhobenem Zeigefinger zu agieren, sondern Wahlmöglichkeiten transparent, attraktiv und genussvoll zu präsentieren. So werden gesunde Alternativen zur Normalität – ohne Zwang, aber mit Wertschätzung.

# 6 Ergebnisse und Nutzen

Frühe Evaluationen zeigen eine gesteigerte Zufriedenheit der Mitarbeitenden mit dem Speisenangebot, verbesserte Pausenkultur sowie eine höhere Identifikation mit der Einrichtung.

**Nutzen für die Einrichtungen:**

- Employer Branding durch modernes BGM
- Prävention krankheitsbedingter Ausfälle

- Förderung der Leistungsfähigkeit
- Alle Berufsgruppen werden mitgedacht

**Nutzen für Mitarbeitende:**

- Stärkung der alltagsnahen, ernährungsbezogenen Gesundheitskompetenz durch eine partizipative Gesundheitsförderung
- Erhöhung der Lebensmittelauswahl mit niedriger Energiedichte wie beispielsweise von Gemüse, Obst sowie die Auswahl an hochwertigen Fetten
- Langfristige Gesundheitsförderung – auch im Privatleben

**Nutzen für die Gesellschaft:**

- Beitrag zu nachhaltiger Ernährungskultur im Gesundheitswesen
- Entlastung des Gesundheitssystems durch Prävention

# 7 Fazit

Eat@Work ist ein gelungenes Praxisbeispiel für ein ganzheitliches und nachhaltiges betriebliches Gesundheitsmanagement. Das zeigen die unterschiedlichen Projektmaßnahmen und Meilensteine:

1. Informationsstrategie – Information der Mitarbeitenden zum Projekt sowie angebotenen Maßnahmen
2. Mitarbeitendenbefragung – Erhöhung der Responserate durch direkte Mitarbeitendenansprache
3. Report – detaillierte Auswertung der Mitarbeitendenbefragung, als Grundlage für die zu planenden Maßnahmen
4. Lotsenkonzept – damit alle Mitarbeitenden von den Maßnahmen erfahren, zur Erhöhung der Teilnehmerquote
5. Kommunikationsstrategie in der Betriebsgastronomie – zur besseren Erreichbarkeit der Tischgäste
6. Nachhaltige Verpflegungskonzepte – für eine gesundheitsorientierte und nachhaltige Speisenverpflegung
7. Angebote für die Mitarbeitenden – digital und in Präsenz
8. Digitale Tools – zur Steuerung des Projektes sowie der Seminarverwaltung

Durch die Kombination aus evidenzbasierter Ernährungsintervention, partizipativer Umsetzung und kreativer Kommunikation wird ein Gesundheitsangebot geschaffen, das wirkt – nachhaltig, ganzheitlich und genussvoll.

# 8 Literaturverzeichnis (Auswahl)


Bomball, J., Schwanke, A., Stöver, M., Görres, S., & Schmitt, S. (2019). Gesundheitsförderung –Gesunde Pflege beginnt in der Pflegeausbildung. Die Schwester Der Pfleger, 11(10), S. 1048–1054. www.pflegeportal.ch/pflegeportal/pub/Gesunde_Pflege_beginnt_in_der_Pflegeausbildung_Schw_Pfl_11_10_2019_1.pdf [Zugriff am 16.03.2023].

DAK-Gesundheit (2024): Projektunterlagen Eat@Work. Interner Projektbericht.

DGE – Deutsche Gesellschaft für Ernährung (2020): DGE-Qualitätsstandard für die Verpflegung in Kliniken. [Online] Verfügbar unter: www.dge.de/fileadmin/dok/gemeinschaftsgastronomie/dge-qualitaetsstandards/DGE-Qualitaetsstandard_Kliniken.pdf [Zugriff am 12.06.2025].

Max Rubner-Institut Bundesforschungsinstitut für Ernährung und Lebensmittel (Hg.) (2021): Definition von Ernährungsverhalten. Karlsruhe. Online verfügbar unter www.mri.bund.de/de/institute/ernaehrungsverhalten/, zuletzt geprüft am 15.06.2025.

Melzer, M., 2020. Arbeitssituation und Gesundheit beruflich Pflegender. In: Bundesanstalt für Arbeitsschutz und Arbeitsmedizin (Hrsg.), Stressreport Deutschland 2019: Psychische Anforderungen, Ressourcen und Befinden, S. 136–145. Dortmund.

Mojtahedzadeh, Natascha; Neumann, Felix Alexander; Augustin, Matthias; Zyriax, Birgit-Christiane; Harth, Volker; Mache, Stefanie (2021): Das Gesundheitsverhalten von Pflegekräften – aktueller Forschungsstand, Potenziale und mögliche Herausforderungen. In: *Präv Gesundheitsf 16* (1), S. 16–20. DOI: 10.1007/s11553-020–00792-y.

Nürnberg, V. (2022): Prävention in der Klinik. In: Betriebliches Gesundheitsmanagement. Springer.

Universitätsklinikum Essen (2025): Kommunikationskonzept NutriCare. Projektunterlagen.

Wenzel, K. (2018, Mai 23). Gesund essen im Pflegealltag. von Pflegemagazin Rheinland-Pfalz. www.pflegemagazin-rlp.de/gesund-essen-im-pflegealltag [Zugriff am 16.03.2023].

Whitmee S. et al. (2015): Safeguarding human health in the Anthropocene epoch. The Lancet 386, S. 1973–2028.

# Teil XI: Branchenbetrachtung und Beispiele

# Ortsunabhängiges Gesundheitsscreening für Marktmitarbeitende der REWE Group

*Bianca von Wijnen, Pia Preuß*

**Abstract:** Das REWE Group-Projekt **„gesund to go by mesana"**, in Zusammenarbeit mit der DAK-Gesundheit, der topfit GmbH, der corvolution GmbH und der BG prevent GmbH bietet einen ganzheitlichen Ansatz. Mitarbeitende bekommen einen Sensor mit einer einfachen Anleitung zur Anwendung nach Hause geschickt. Nach einer 48-stündigen Messung physiologischer Parameter mittels der mesana Sensorik sowie einer ausführlichen Befragung, erhalten Mitarbeitende einen persönlichen Ergebnisbericht inkl. spezifischen Empfehlungen zu Interventionsmaßnahmen aus dem großen Gesundheitsangebot der REWE Group über die Gemeinsam.topfit-App.

## 1 Ausgangslage

Gesunde, leistungsfähige Mitarbeitende sind die Basis für den wirtschaftlichen Erfolgs eines Unternehmens. Aus diesem Grund hat die REWE Group bereits vor vielen Jahren in ein umfassendes Betriebliches Gesundheitsmanagement (BGM) investiert, das auf strategische Maßnahmen zur Verhaltens- und Verhältnisprävention setzt. Im BGM bezeichnet Verhaltensprävention Maßnahmen zur Änderung individueller Verhaltensweisen, um die Gesundheit zu fördern, während Verhältnisprävention sich auf die Gestaltung gesundheitsförderlicher Arbeitsbedingungen und organisatorischer Strukturen konzentriert. Dabei arbeitet das Unternehmen u. a. eng mit der DAK-Gesundheit sowie dem betriebsärztlichen Dienst der BG prevent GmbH zusammen.

Die Deutschen sind „Vorsorgemuffel": Aus diesem Grund belohnt die REWE Group Mitarbeitende mit einer Zeitgutschrift, wenn sie in ihrer Freizeit an Krebsvorsorgeuntersuchungen teilnehmen. Das Ärzteblatt zitiert aus einer Umfrage des Direktversicherers DA Direkt, wonach die Gesundheits-Check-Ups beim Hausarzt nur von 37 Prozent der Befragten regelmäßig wahrgenommen werden (Deutsche sind Muffel bei der Früherkennung, 2025).

Geringe Teilnahmequoten stehen in Zusammenhang mit z. B. einem niedrigen sozialen Status (Hoebel et al, 2013), Migrationshintergrund, niedrigem Bildungsgrad (Schaeffer et al., 2016) und einer schlechten Gesundheitskompetenz (Schaeffer et al., 2017). Dabei ist die frühzeitige Diagnose und Behandlung von Erkrankungen wichtig für die individuelle Gesundheitsprognose.

Die REWE Group, als Handels- und Touristik-Konzern, vereint eine vielfältige Belegschaft mit rund 165 verschiedenen Nationalitäten mit unterschiedlichen Bildungsniveaus und Tätigkeitsprofilen. Diese Heterogenität spiegelt sich auch in der individuellen Gesundheitskompetenz und der Teilnahme an Vorsorgemaßnahmen wider. Die dezentrale Struktur mit über 10.000 Standorten stellt eine zusätzliche Herausforderung dar, wenn es darum geht, allen Mitarbeitenden arbeitsplatznahe Gesundheitsangebote zu ermöglichen. Hinzu kommt die Komplexität der unterschiedlichen Schichtarbeitszeiten in den Märkten und der Logistik. In diesem Kontext erweist sich eine Gesundheitsförderung am Arbeitsplatz bzw. arbeitsplatznah als besonders wirksam, um „unterrepräsentierte, risikoexponierte und schwer erreichbare Gruppen zu erreichen" (Gerbing und Mess, 2019). Aus diesem Grund hat die REWE Group mit der topfit GmbH vor einigen Jahren die Online-Gesundheitsplattform und App *Gemeinsam.topfit* entwickelt, die Gesundheitsförderung orts- und zeitunabhängig ermöglicht. Die Beschäftigten können zu jeder Zeit auf verschiedene Inhalte aus den Bereichen „Mental.Fit", „Job.Fit", „Ernährung" und „Bewegung" zugreifen. Zusätzlich wurden mit Förderung der DAK-Gesundheit Gesundheitsmultiplikator:innen ausgebildet, die sogenannten *topfit-Macher*. Sie tragen dazu bei, die Gesundheitsförderungsangebote in ihren Abteilungen bzw. Märkten bekannter zu machen und zur Teilnahme zu motivieren. Die Erfahrungen der letzten Jahre verdeutlichen, dass sich insbesondere die Beschäftigten aus der Verwaltung für digitale Angebote interessieren. Gleichwohl schätzen Mitarbeitende aus Logistik und Vertrieb, die in der Regel keinen Arbeits-PC haben, dass sie auf *Gemeinsam.topfit* alle Informationen und Ansprechpersonen rund um das Thema Gesundheit in der REWE Group abrufen können.

Regelmäßige Aktionen an den Verwaltungs- und Logistikstandorten ergänzen das digitale Angebot, z. B. Gesundheitsscreenings oder arbeitsmedizinische Vorsorgen. Aufgrund der dezentralen Strukturen sind Vor-Ort-Angebote in den Märkten deutlich schwerer zu realisieren. Um auch den Marktmitarbeitenden eine Möglichkeit zu geben, an einem attraktiven Präventionsangebot teilnehmen zu können, wurde im Sommer 2024 das Pilotprojekt „gesund to go by mesana" ins Leben gerufen.

# 2 Ablauf von „gesund to go by mesana"

Im Zentrum des Projekts steht der mesana-Sensorbrustgurt der corvolution GmbH für einen persönlichen Check-up. Der Sensor wurde am Karlsruher Institut für Technologie speziell für das Screening konzipiert und integriert jahrzehntelange Forschung in Kardiologie, Stress, Bewegung und Schlaf. Mehr als 60 Personenjahre an Forschung und Entwicklung sind in ihn geflossen.

Der Sensor wird im Alltag über 48 Stunden lang durchgehend getragen und misst dabei das Atemmuster, die Herzfrequenzen, den Schlaf-Wach-Rhythmus und das Aktivitätslevel. Die Messung wird kombiniert mit einer umfangreichen Befragung zum subjektiven Gesundheitsempfinden.

Die Marktmitarbeitenden von REWE, PENNY und toom wurden über zahlreiche Kommunikationskanäle zur Teilnahme eingeladen. Hierzu gehören zum Beispiel Plakate in den Märkten, Beiträge im In-Store-Radio und in den Mitarbeitenden-Apps, Hinweise auf der Gesundheitsplattform *Gemeinsam.topfit* oder einem Info-Flyer, der mit der Lohnabrechnung verschickt wurde. Die Teilnahme war leicht gemacht: Durch das Scannen des QR-Codes, der auf den kommunizierten Medien enthalten war, konnten sich die Mitarbeitenden die Sensorik kostenlos über eine extra eingerichtete Projekt-Website direkt nach Hause bestellen.

**Abbildung 24: Die mesana-Versandbox**

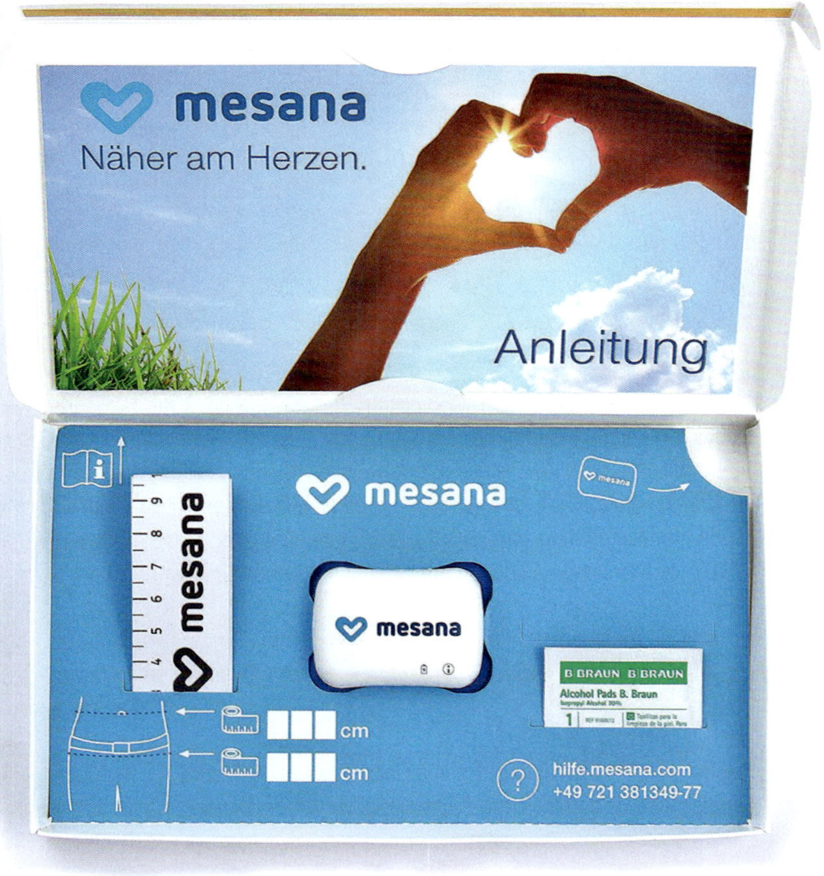


Quelle: Corvolution GmbH (2024): Unternehmensbericht REWE Group

Das Feedback der Mitarbeitenden machte deutlich: Der Bestellvorgang lief unkompliziert und das Tragen des Sensors wurde auch während der Arbeit weder als einschränkend noch als unangenehm empfunden.

Durch die Unterstützung des Kooperationspartners DAK-Gesundheit konnten im Rahmen des 4-monatigen Pilotprojekts rund 4.600 Marktmitarbeitende von REWE, PENNY und toom das Angebot wahrnehmen.

# 3 Ergebnisse

Nachdem der Sensor 48 Stunden lang am Körper getragen und für die Auswertung an mesana zurückgeschickt wurde, erhielten Mitarbeitende innerhalb von 14 Tagen ihre Ergebnisse. Diese bestehen aus einem individuellen Bericht, der auf den Messdaten sowie der Gesundheitsbefragung basiert. Eine Visualisierung zeigt die tatsächliche Schlaferholung, das Stresslevel, die Alltagsaktivität, das Essverhalten sowie das Schlafapnoe-, Herzkreislauf- und Schlaganfallrisiko.

Das besondere im Projekt „gesund to go by mesana" war die Erweiterung des Ergebnisberichts durch Einbindung von Angeboten externer Kooperationspartner und REWE Group internen Angeboten. Auf diese Art erhielten die Beschäftigten nicht nur einen persönlichen Gesundheitsbericht, sondern direkt auch individuelle Empfehlungen für bedarfsorientierte Angebote.

So wurden z. B. über den betriebsärztlichen Dienst, die BG prevent GmbH Einzelcoachings zu den Themen Stressreduktion, Schlafverhalten, Aktivitätslevel und Ernährung angeboten. Auf der Plattform *Gemeinsam.topfit* gab es zudem Lernpfade zu diesen Themen. Diese enthielten unter anderem Hilfestellungen zur Verbesserung der Schlafhygiene, zur Erkennung von Stressoren sowie zum besseren Verständnis von Nährwerten. Durch tägliche Aufgaben boten die Lernpfade ein niedrigschwelliges Angebot zur Förderung eines gesünderen Lebensstils, basierend auf den individuellen Messdaten.

**Abbildung 25: Lernpfad zum Thema „Schlaf" auf *Gemeinsam.topfit***

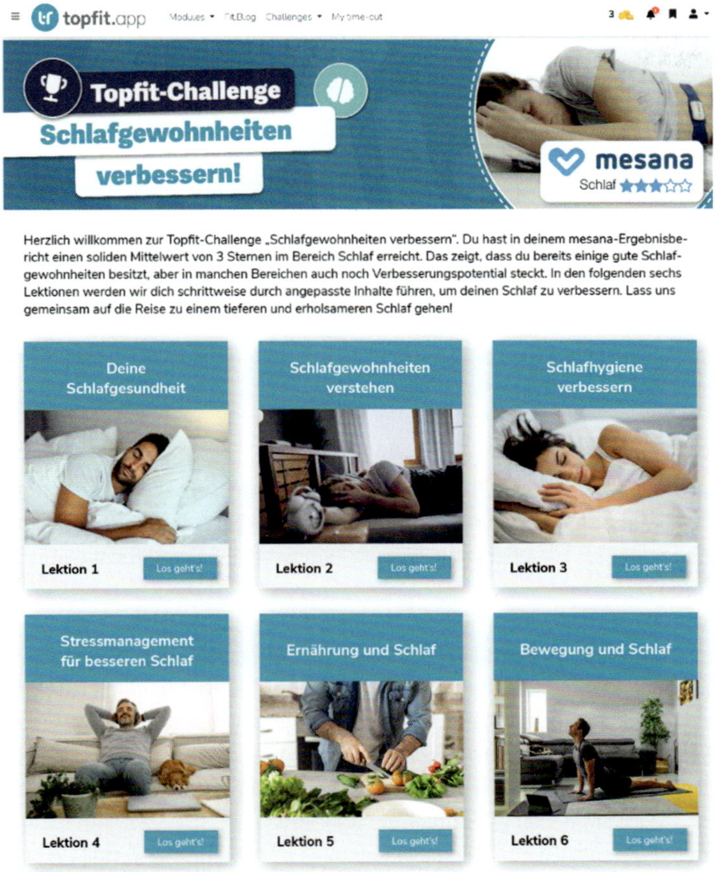


Quelle: Eigener Screenshot aus der Topfit.App (2025). Fotos: © corvolution GmbH (Mesana Bild); PeopleImages/gettyimages (Lektion 1); South_agency/gettyimages (Lektion 2); andresr/gettyimages (Lektion 3); zGel/gettyimages (Lektion 4); KucherAV/shutterstock (Lektion 5); Justin Paget/gettyimages (Lektion 6).

# 4 Unternehmensbericht

Nachdem die teilnehmenden Mitarbeitenden ihre individuelle Ergebnisanalyse erhalten haben, wurde durch die corvolution GmbH zusätzlich ein umfassender Unternehmensbericht für die REWE Group basierend auf den anonymisierten Ergebnissen der Mitarbeitenden angefertigt. Die Ergebnisse setzen sich zusammen aus der mesana-Check-up-Messung und der Befragung zum Gesundheitsempfinden (T1) sowie der Befragung vier Wochen nach dem Check-up (T2). Für beide Befragungen wurde u. a. der Work Productivity and Activity Impairment Questionnaire (Reilly et al, 1993) eingesetzt.

Aus den Check-up-Messungen und der T1-Befragung zu Projektbeginn wird deutlich, dass bei den Teilnehmenden insbesondere Handlungsbedarfe in den Bereichen Entspannung, Schlaf, Ernährung und Schmerz bestehen.

Aus der T1- und T2-Befragung zeigen sich im Unternehmensbericht für die REWE Group folgende Ergebnisse: Im Bereich der **betriebswirtschaftlichen Wirksamkeit** wurde eine Produktivitäts-Steigerung von 1,3 Prozent festgestellt sowie ein Return of Invest von 1:5. Konkret heißt das: Für jeden eingesetzten Euro werden 5 Euro Produktivität verfügbar gemacht.

Beim Thema **Gesundheitskompetenz** ist bei der Befragung vor bzw. vier Wochen nach dem Check-up eine deutliche Verbesserung festzustellen. Der Anteil der Befragten, die angaben, dass sie die Folgen ihres Gesundheitsverhaltens gut bzw. sehr gut abschätzen können, stieg von 45 Prozent auf 70 Prozent, während der Anteil derjenigen, die die Folgen eher schlecht bzw. schlecht abschätzen können, von 10 auf 1 Prozent sank. Vor der Teilnahme am Programm gaben 20 Prozent an stark bzw. sehr stark auf ihre Gesundheit zu achten. Vier Wochen nach der Teilnahme waren es 49 Prozent. Der Anteil derjenigen, die wenig bzw. überhaupt nicht auf ihre Gesundheit achten, sank von 15 Prozent auf 7 Prozent.

Insgesamt zeigt sich, dass 77 Prozent der Teilnehmenden vier Wochen nach der Messung mindestes eine relevante Gesundheitskompetenz in den Handlungsfeldern Schlaf, Stress, Bewegung, Risiko (für einen Schlaganfall, Herzinfarkt oder Diabetes Typ 2) oder Ernährung aufgebaut haben.

**Abbildung 26: Ausschnitt aus dem mesana Unternehmensbericht zur Entwicklung der Gesundheitskompetenz**

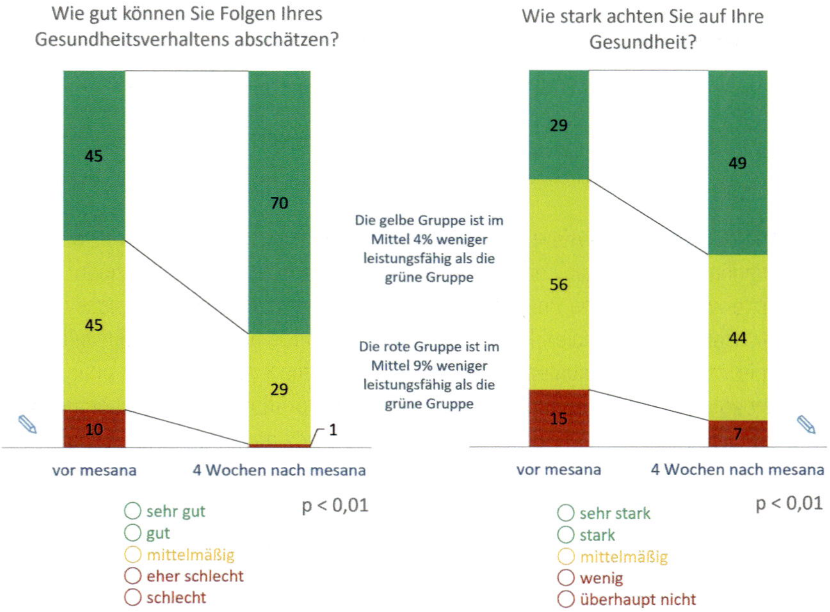


Quelle: Corvolution GmbH (2024): Unternehmensbericht REWE Group

Das Projekt hat damit einen klaren positiven Einfluss auf das Gesundheitsverhalten der Mitarbeitenden sowie die betriebliche Produktivität.

# 5 Fazit

Die Ergebnisse der Mitarbeitenden im Rahmen des Projekts „gesund to go by mesana" verdeutlichen Diskrepanzen zwischen ihrem aktuellen Gesundheitsverhalten und den idealen gesundheitlichen Empfehlungen. Stressbedingte Schlafprobleme, ein mangelhaftes Verständnis für ausgewogene Ernährung und häufig auftretende Schmerzen, zeigen einen Bedarf an gezielten Interventionen. Diese sollten sowohl die mentale als auch die physische Gesundheit der Mitarbeitenden stärken, um langfristig ihre Lebensqualität und Leistungsfähigkeit zu steigern.

Das Projekt eröffnete die Chance für die REWE Group, wertvolle Erkenntnisse für die zukünftige Ausrichtung des Gesundheitsmanagements zu gewinnen. Im Hinblick auf die Planung der Maßnahmen für die Jahre 2025/2026 werden die Schwerpunkte Ernährung, Stress, Schlaf und Schmerzen in den Fokus gerückt. Eine Fortsetzung des Projektes ist innerhalb der Logistik für das Jahr 2025 vorgesehen.

Das Projekt hat auch positiv auf das interne Employer Branding eingewirkt. Die Teilnehmenden zeigten sich erfreut und dankbar über das Engagement ihres Arbeitgebers für ihre Gesundheit, was ihre Bindung und Zufriedenheit deutlich förderte (s. Abbildung 27). So trägt „gesund to go by mesana" nicht nur zur Gesundheitsförderung bei, sondern stärkt auch das Vertrauen und die Loyalität innerhalb der Belegschaft.

**Abbildung 27: Ergebnisse im Bereich Employer Engagement**

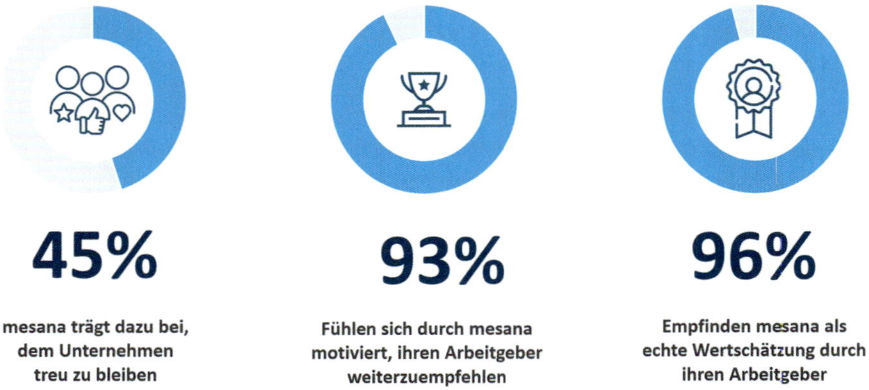


Quelle: Corvolution GmbH (2024): Unternehmensbericht REWE Group

# 6 Quellen

Deutsche sind Muffel bei der Früherkennung. (2025, 07. Januar). Deutsches Ärzteblatt. www.aerzteblatt.de/news/deutsche-sind-muffel-bei-der-frueherkennung-938fe350-b1e9-4682-9fee-3b2bdd7ffcbc [abgerufen am 22.05.2025].

Gerbing, K., Mess, F. (2019). Flexible Beschäftigungsformen und aufsuchende Gesundheitsförderung im Betrieb. iga.Report 39. Unter Mitarbeit von Katrin Andre und Friederike Kalkmann. Hg. v. Initiative Gesundheit und Arbeit (iga). Dresden. Online verfügbar unter www.iga-info.de/veroeffentlichungen/igareporte/igareport-39

Hoebel, J., Richter, M. & Lampert, T. (2013). Sozialer Status und Teilnahme am Gesundheits-Check-up von Männern und Frauen in Deutschland. Deutsches Arzteblatt international, 110 (41), 679–685. https://doi.org/10.3238/arztebl.2013.0679

Reilly, M. C., Zbrozek, A. S., & Dukes, E. M. (1993). The validity and reproducibility of a work productivity and activity impairment instrument. PharmacoEconomics, 4 (5), 353–365.

Schaeffer, D., Berens, E. M. & Vogt, D. (2017). Health Literacy in the German Population. Deutsches Ärzteblatt international, 114 (4), 53–60. https://doi.org/10.3238/arztebl.2017.0053

Schaeffer, D., Vogt, D., Berens, E. M. & Hurrelmann, K. (2016). Gesundheitskompetenz der Bevölkerung in Deutschland: Ergebnisbericht. Universität Bielefeld, Fakultät für Gesundheitswissenschaften. https://doi.org/10.2390/0070-PUB 29081112

# Digital, kollegial, professionell und vereinbar: Die vier Säulen für mentale Gesundheit am Arbeitsplatz in der REWE Group

*Julia van der Land*

**Abstract:** Laut der Bundesanstalt für Arbeitsschutz und Arbeitsmedizin (BAuA) führen gerade in Verwaltungsberufen Dauerstress, ständige Erreichbarkeit und kognitive Überlastung zunehmend zu psychischen Belastungen (BAuA, 2020). Die REWE Group hat bereits früh erkannt, dass psychische Belastungen am Arbeitsplatz und im Privatleben in den vergangenen Jahren spürbar zugenommen haben. Aus diesem Grund hat die REWE Group bereits vor vielen Jahren im Rahmen ihres ganzheitlichen und zielgruppenspezifischen betrieblichen Gesundheitsmanagement zahlreiche Maßnahmen entwickelt, die dem Entgegenwirken: Durch eine digitale Gesundheitsapp, individuelle professionelle Beratung für Mitarbeitende und Führungskräfte, Peer-to-Peer- sowie resilienzfördernde Formate wird mentale Gesundheit nachhaltig gestärkt und der allgemeinen gesellschaftlichen Entwicklung entgegengewirkt.

## 1 Warum mentale Gesundheit im Arbeitskontext so wichtig ist

Mentale Gesundheit ist ein Schlüssel für Wohlbefinden, Zufriedenheit und Leistungsfähigkeit. Da psychische Erkrankungen eine der Hauptursachen für Langzeitausfälle in Deutschland sind, ist es wichtig, dass Unternehmen analog der REWE Group Maßnahmen und Angebote entwickeln, um ihre Mitarbeitenden nicht nur körperlich, sondern auch mental gesund zu erhalten.

Aktuellen Erhebungen zufolge ist etwa jede:r vierte Erwachsene in Deutschland innerhalb eines Jahres von einer behandlungsbedürftigen psychischen Erkrankung betroffen (Deutsche Gesellschaft für Psychiatrie und Psychotherapie, Psychosomatik und Nervenheilkunde e. V., 2024). Besonders gravierend ist dabei die durchschnittliche Dauer der Arbeitsunfähigkeit bei psychischen Erkrankungen in Deutschland – diese lag im Jahr 2024 bei 33 Tagen pro Fall und damit deutlich über dem Durchschnitt anderer Krankheitsbilder (DAK Psychreport, 2025).

Die Folgen für Unternehmen sind erheblich: Neben den direkten Kosten durch Fehlzeiten entstehen Produktivitätseinbußen sowie ein erhöhter Bedarf an Vertretung und Unterstützung im Team. Investitionen in die mentale Gesundheit von Mitarbeitenden sind deshalb nicht nur ein Ausdruck von Wertschätzung und Fürsorge, sondern auch eine strategisch sinnvolle Entscheidung.

Das betriebliche Gesundheitsmanagement der REWE Group zielt u. a. im Verwaltungsumfeld darauf ab, strukturelle Belastungen zu erkennen, psychologische Sicherheit zu erhöhen und eine gesunde Team- und Führungskultur zu etablieren. Besonderheiten wie eine hohe digitale Affinität und die häufige Arbeit im Homeoffice werden dabei gezielt berücksichtigt, um Maßnahmen wirksam und bedarfsgerecht zu gestalten.

Damit Beschäftigte die Maßnahmen und Angebote annehmen, bedarf es einer offenen und guten Unternehmenskultur. Es ist ein Vorteil für die REWE Group, dass wir die psychische Gesundheit bereits seit vielen Jahren aktiv im Unternehmen thematisieren. Wir möchten aber auch anderen Unternehmen Mut machen sich auf den Weg zu machen, Entlastungen zu schaffen und/oder ihre Angebote weiter zielgruppengerecht auszubauen.

# 2 Unsere Best Practices – Vier Säulen für mentale Gesundheit

Die REWE Group setzt auf ein integriertes und praxisnahes Konzept zur Förderung der mentalen Gesundheit. Dieser Ansatz basiert auf vier zentralen Säulen, die sich gegenseitig ergänzen und unterschiedliche Bedarfe abdecken – vom schnellen digitalen Impuls bis hin zur persönlichen Beratung.

## 2.1 Niedrigschwelliger digitaler Zugang

Die digitale Gesundheitsplattform *Gemeinsam.topfit* bietet allen Mitarbeitenden rund um die Uhr unkomplizierten Zugang zu kompakten und alltagstauglichen Impulsen für mehr Gesundheit und Wohlbefinden. Auf dieser Plattform finden REWE Group Mitarbeitende unter der Kategorie „Mental.Fit" eine Vielzahl unterschiedlicher Angebote – von geführten Meditationen und Achtsamkeitsübungen über hilfreiche Tools und wertvolle Informationen rund um das Thema Schlaf, wie Videos, Podcasts und informative Artikel, bis hin zu Selbsttests, mit denen sie ihr Stresslevel oder Schlafverhalten ganz einfach einschätzen können. Das Besondere dabei: Die Inhalte und Angebote lassen sich je nach Geschäftseinheit flexibel und passgenau auf die jeweiligen Anforderungen und Bedürfnisse der Zielgruppe zuschneiden. So können Themen zielgerichtet ausgespielt werden – für eine noch individuellere und wirksamere Gesundheitsförderung. So unterstützt *Gemeinsam.topfit* dabei, mentale Gesundheit leicht in den Alltag zu integrieren (Abbildung 28).

**Abbildung 28: Angebote die unter der Kategorie „Mental.Fit“ auf *Gemeinsam.topfit* zu finden sind**

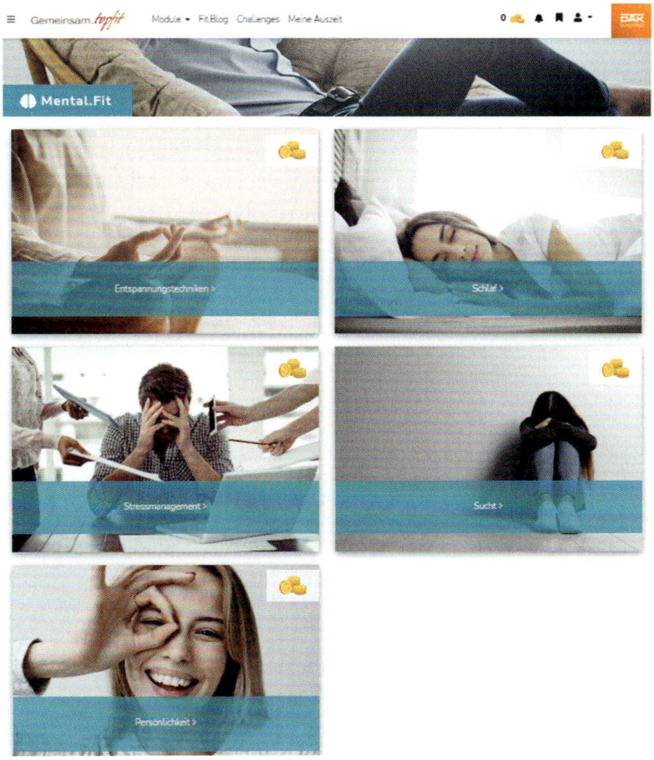


Quelle: Gemeinsam.topfit, https://topfit.app/modules/mentalfit. Fotos: © G-Stock Studio/shutterstock (Header); Kite_rin/shutterstock (Entspannungstechniken); My Ocean Production/shutterstock (Schlaf); wavebreakmedia/shutterstock (Stressmanagement); New Africa/shutterstock (Sucht); Cookie Studio/shutterstock (Persönlichkeit).

Die digitale Verfügbarkeit dieser Inhalte ermöglicht es Mitarbeitenden, individuell und bedarfsgerecht Unterstützung zu erhalten – unabhängig von Ort oder Zeit. Die momentane Forschungslage legt nahe, dass digitale Interventionen zur mentalen Gesundheit eine vergleichbare Wirksamkeit wie klassische Präsenzangebote entfalten können. Allerdings sind digitale Interventionen nicht mit der persönlichen Begleitung durch geschulte Therapeut:innen gleichzusetzen (Fuhr et al., 2024).

## 2.2 Kollegiale Unterstützung

Ein zentraler Bestandteil unseres Präventionsansatzes ist zudem das Peer-to-Peer-Programm „LoS! Multiplikator:innen“ – kurz für *Lebensphasenorientierte Selbsthilfekompetenz*. Dabei handelt es sich um speziell geschulte Mitarbeitende, die als erste Ansprechpersonen bei (psychischen) Belastungen zur Verfügung stehen. In herausfordernden Lebensphasen bieten sie vertrauliche Gespräche auf Augenhöhe, zeigen Unterstützungswege auf und helfen, passende professionelle Angebote zu finden.

Das LoS!-Multiplikator:innen-Netzwerk ist fest in der Kultur der REWE Group verankert. Mit mittlerweile fast 300 engagierten Kolleg:innen bietet es ein flächendeckendes, niedrigschwelliges und vertrauensvolles Unterstützungsangebot direkt im Arbeitsumfeld.

Auf unserer digitalen Plattform *Gemeinsam.topfit* finden alle Mitarbeitenden eine Übersicht der LoS!-Multiplikator:innen – geschäftseinheits- und regionsübergreifend. Die Profile sind mit persönlichen Schwerpunkten und Motivationen versehen, sodass jede:r gezielt eine passende Ansprechperson auswählen kann (Abbildung 29).

**Abbildung 29: Profil einer LoS!-Multiplikatorin innerhalb der REWE Group**

**LoS!-Multiplikator:in seit:** 2018

**1.) Warum engagierst du dich als LoS!-Multiplikator:in?**
Mir ist es wichtig für Menschen da zu sein, die in eine schwierige Lebenslage geraten sind. Ich hoffe, dass ich Menschen in einer Notlage helfen kann, wieder den Boden unter den Füßen zurückzubekommen. Manchmal reicht es aber auch einfach nur, zuzuhören und für jemanden da zu sein.

**2.) Hast du einen Themenbereich, der dir besonders am Herzen liegt – vielleicht aus persönlichen Erfahrungen?**
Ich habe keine speziellen Themenbereiche, man kann mit jedem Thema auf mich zukommen.

**3.) Was dürfen Kolleg:innen erwarten, wenn sie sich an dich wenden?**
Ein hohes Maß an Empathie, Verständnis, respektvolles Miteinander, Wertschätzung und Vertraulichkeit

**4.) Auf welchen Sprachen kannst du beraten?**
Deutsch/Englisch

Quelle: Gemeinsam.topfit, https://topfit.app/client/content/categories/28/pages/238

Peer-to-Peer-Formate wie LoS! senken erwiesenermaßen die Hemmschwelle, sich Hilfe zu suchen, und fördern eine offene Gesprächskultur. Sie stärken den sozialen Zusammenhalt im Team und erhöhen die individuelle Resilienz. So zeigt beispielsweise eine Untersuchung von Peterson et al., dass Peer-Support das subjektive Stressempfinden messbar reduziert und langfristig zur Verbesserung der psychischen Gesundheit am Arbeitsplatz beiträgt (Peterson et al., 2008).

Ergänzt wird das Angebot durch weitere von Kolleg:innen initiierte Formate – etwa regelmäßige, durch Mitarbeitende geleitete Meditationen. Auch sie schaffen geschützte Räume für mentale Entlastung und stärken das gegenseitige Vertrauen im Arbeitsalltag.

## 2.3 Professionelle Beratung

Neben digitalen und kollegialen Formaten bietet die REWE Group ihren Mitarbeitenden jederzeit den Zugang zu professioneller psychosozialer Unterstützung.

Dazu zählen u. a.:

- Individuelle Beratungsangebote durch Psycholog:innen unseres betriebsärztlichen Dienstleisters „BG prevent". Im Fokus dieses Angebotes steht eine frühzeitige Auseinandersetzung mit mentalen Krisen und beinhaltet eine diagnostische Ersteinschätzung und eine kurzzeittherapeutische Intervention durch eine:n Psychologin oder Psychologen von „BG prevent". Die Beratungsangebote sind für die Mitarbeitenden vertraulich, kostenfrei und richten sich sowohl an einzelne Mitarbeitende als auch an Teams und Führungskräfte.
- Maßgeschneiderte Workshops und Webinare zur Förderung von mentaler Stärke, Resilienz und Stressbewältigung – begleitet von unseren Psycholog:innen von BG prevent. Die Inhalte der Workshops und Webinare werden passgenau auf aktuelle Bedarfe der Zielgruppe abgestimmt – ob im Rahmen von Veränderungsprozessen, akuten Belastungssituationen oder zur allgemeinen Stärkung der psychischen Gesundheit.

Professionelle psychosoziale Angebote bieten qualifizierte Unterstützung in belastenden Situationen, wirken präventiv und senken das Risiko einer langfristigen Erkrankung.

Laut der Bundesanstalt für Arbeitsschutz und Arbeitsmedizin führt der frühzeitige Zugang zu professioneller Hilfe zu kürzeren Ausfallzeiten (Wrage et al., 2021). Damit unterstützen wir unsere Mitarbeitenden schnell und professionell. Während man auf dem freien Markt im Durchschnitt 142 Tage auf eine professionelle Beratung wartet, bekommen unsere Mitarbeitenden innerhalb von 48 Stunden einen Termin mit ausgebildeten Psychologen.

## 2.4 Unterstützung bei der Vereinbarkeit von Beruf, Familie und Privatleben

Mentale Gesundheit hängt eng mit der Lebensrealität außerhalb der Arbeit zusammen. Denn niemand gibt seelische Belastungen aus dem Privatleben an der Büro- oder Markttüre ab. Deshalb unterstützt die REWE Group ihre Mitarbeitenden gezielt bei der Vereinbarkeit von Beruf, Familie und Privatleben – mit folgenden Angeboten:

- individuelle Beratungen und Vermittlungen zu Pflege, Kinderbetreuung und Elternschaft (z. B. durch externe Partner wie die awo lifebalance),
- sowie Maßnahmen zur Flexibilisierung von Arbeitszeit und Arbeitsort, etwa über mobiles Arbeiten oder individuelle Teilzeitlösungen.

Ein ausgewogenes Verhältnis zwischen Berufs- und Privatleben reduziert chronischen Stress, fördert die emotionale Stabilität und erhöht die Arbeitszufriedenheit. Eine gute Vereinbarkeit von Beruft, Familie und Privatleben trägt signifikant zur psychischen Gesundheit bei – insbesondere bei Mitarbeitenden mit familiären Pflegeverpflichtungen oder kleinen Kindern (Wöhrmann, 2016).

# 3 Kommunikation als Schlüssel im betrieblichen Gesundheitsmanagement

Die beste Gesundheitsmaßnahme wirkt nur, wenn sie wahrgenommen und genutzt wird. Deshalb ist Kommunikation im betrieblichen Gesundheitsmanagement kein Nebenaspekt, sondern ein zentraler Erfolgsfaktor – insbesondere bei so sensiblen Themen wie der mentalen Gesundheit. Hierbei arbeitet das Gesundheitsmanagement unter anderem eng mit der Unternehmenskommunikation zusammen.

Dabei ist es wichtig, darauf zu achten, nicht nur ohnehin gesundheitsaffine Mitarbeitende zu erreichen, sondern gezielt auch diejenigen anzusprechen, die schwerer zugänglich sind. Gerade bei männlichen Mitarbeitenden mittleren Alters hält sich oft noch das stereotype Bild: *Ein Mann muss stark sein – Schwäche zeigt man nicht.* Solche kulturell geprägten Vorstellungen führen dazu, dass Themen wie mentale Gesundheit in dieser Zielgruppe häufig stärker tabuisiert sind (WHO, 2022).

Um diese Hürden zu überwinden, setzt die REWE Group auf spielerische Formate, die auch bei männlichen Mitarbeitenden gut ankommen. So beinhalten unsere „Mental Health Weeks" auf der Gesundheitsplattform *Gemeinsam.topfit* alltagsnahe Challenges zu Themen wie Schlaf oder Resilienz. Durch Preise für aktive Teilnehmer:innen wird Gesundheit erlebbar und motivierend zugleich gemacht.

Darüber hinaus legt die REWE Group großen Wert auf ein positives Wording. Anstelle von Begriffen wie „Burnout-Risiken" wird bewusst davon gesprochen, Resilienz zu stärken, und statt „Psyche" wird der Begriff „mentale Gesundheit" oder „Mental Health" verwendet. Ein weiterer zentraler Baustein des Kommunikationsansatzes der REWE Group ist das Erzählen echter Geschichten. Denn Zahlen schaffen Fakten, aber Geschichten schaffen Nähe. Persönliche Erfahrungsberichte aus der Belegschaft – etwa von LoS!-Multiplikator:innen – machen mentale Gesundheit greifbar und glaubwürdig. Sie berichten offen und ehrlich darüber, warum sie sich engagieren, wie sie anderen helfen und was sie selbst aus ihren Erfahrungen mitnehmen. Diese authentischen Einblicke fördern Identifikation, senken die Hemmschwelle zur Inanspruchnahme von Angeboten und schaffen Vertrauen – insbesondere dann, wenn die Erzählenden aus dem eigenen Arbeitsumfeld oder der Region stammen.

So gelingt es der REWE Group, mentale Gesundheit zu enttabuisieren und nachhaltig im Unternehmen zu verankern.

# 4 Mentale Gesundheit als Teil der Arbeitgeberattraktivität

Ein konsequentes Engagement für mentale Gesundheit ist heute ein zentraler Erfolgsfaktor für Unternehmen. Besonders die Generationen Y (Geburtsjahrgänge 1980–1995) und Z (Geburtsjahrgänge 1996–2012) legen großen Wert auf ein gesundes Arbeitsumfeld, in der der Arbeitgeber mentale Gesundheit fördert (Deloitte, 2025). Laut einer Studie von Deloitte, ist für über 50 Prozent der Befragten die Unterstützung der mentalen Gesundheit ein entscheidendes Kriterium bei der Arbeitgeberwahl und ein wichtiger Bindungsfaktor (Deloitte, 2025).

# 5 Fazit

Mentale Gesundheit am Arbeitsplatz ist heute mehr denn je ein entscheidender Erfolgsfaktor – sowohl für die individuelle Leistungsfähigkeit und das Wohlbefinden der Mitarbeitenden als auch für die wirtschaftliche Stabilität von Unternehmen. Gerade in einem Umfeld, das häufig von hoher Komplexität, dem Gefühl, ständig erreichbar sein zu müssen und schnellen Innovationszyklen geprägt ist, gewinnt ein systematisches Gesundheitsmanagement an Bedeutung (Isaca, 2025). Die REWE Group zeigt mit ihrem ganzheitlichen, digitalen und kollegial verankerten Ansatz, wie betriebliches Gesundheitsmanagement und Förderung in der Praxis wirkungsvoll gestaltet werden kann. Durch die Kombination aus niedrigschwelligen digitalen Angeboten, persönlicher Unterstützung im Team, professioneller Beratung und flexibler Vereinbarkeit von Beruf und Privatleben schafft die REWE Group ein Arbeitsumfeld, das mentale Belastungen vorbeugt und Resilienz stärkt.

Damit trägt das Unternehmen nicht nur zur Enttabuisierung mentaler Gesundheit bei, sondern positioniert sich zugleich als attraktiver Arbeitgeber für die Fachkräfte von morgen. Investitionen in mentale Gesundheit sind somit nicht nur ein Ausdruck von Wertschätzung und Fürsorge, sondern eine nachhaltige Investition in die Zukunftsfähigkeit der Organisation.

# 6 Quellenangaben

Hünefeld, L. (2020). *Öffentlicher Dienst: hohe Arbeitsintensität, starke Belastung.* Dortmund: Bundesanstalt für Arbeitsschutz und Arbeitsmedizin (BAuA). doi:10.21934/baua:fakten20200211. Verfügbar unter www.baua.de/DE/Angebote/Publikationen/Fakten/BIBB-BAuA-32.pdf?__blob=publicationFile&v=5

Bundesanstalt für Arbeitsschutz und Arbeitsmedizin (2023). *Volkswirtschaftliche Kosten durch Arbeitsunfähigkeit.* BAuA – Zahlen, Daten, Fakten. [Online] Verfügbar unter: www.baua.de/DE/Angebote/Publikationen/Fakten/Volkswirtschaftliche-Kosten.html [Zugriff am 06.06.2025].

Bundesanstalt für Arbeitsschutz und Arbeitsmedizin (2024). *Mentale Gesundheit.* [Online] Verfügbar unter: www.baua.de/DE/Themen/Arbeitswelt-und-Arbeitsschutz/Psychische-Belastung/Mentale-Gesundheit.html [Zugriff am 10.06.2025].

Bundeszentrale für politische Bildung (2024). *Gesundheitsrisiken und Prävention in der digitalen Arbeitswelt.* [Online] Verfügbar unter: www.bpb.de/themen/gesundheit-und-digitalisierung/ [Zugriff am 13.06.2025].

DAK-Gesundheit (2025). *DAK-Psychreport 2025: Fehltage wegen Depressionen.* [Online] Verfügbar unter: www.dak.de/dak/gesundheit/psychreport-2025–2558810.html [Zugriff am 22.05.2025].

Deloitte (2025). *2025 Gen Z and Millennial Survey: Growth and the pursuit of money, meaning, and well-being.* [Online] Verfügbar unter: www.deloitte.com/global/en/issues/work/2025-genz-millennial-survey.html [Zugriff am 13.06.2025].

DGPPN – Deutsche Gesellschaft für Psychiatrie und Psychotherapie, Psychosomatik und Nervenheilkunde e. V. (2024). *Factsheet: Kennzahlen.* [Online] Verfügbar unter: www.dgppn.de/_Resources/Persistent/factsheet-kennzahlen.pdf [Zugriff am 13.06.2025].

Fuhr, D. C., Wolf-Ostermann, K., Hoel, V. et al. (2024). Digitale Technologien zur Verbesserung der psychischen Gesundheit. *Bundesgesundheitsblatt – Gesundheitsforschung – Gesundheitsschutz, 67,* S. 332–338. DOI: https://doi.org/10.1007/s00103-024–03842–4

ISACA (2025). *73 percent of European IT Professionals Suffer Burnout Amid Rising Workloads and Skills Shortages.* [Pressemitteilung] [Online] Verfügbar unter: www.isaca.org/resources/news-and-trends/newsletters/2025-press-release [Zugriff am 13.06.2025].

Peterson, U., Bergström, G., Samuelsson, M., Åsberg, M. & Nygren, Å. (2008). Reflecting peer-support groups in the prevention of stress and burnout: randomized controlled trial. *Journal of Advanced Nursing, 63* (5), S. 506–516. DOI: 10.1111/j.1365–2648.2008.04743.x

Wrage, W. & Schröder, U. (2021). *Psychosomatische Sprechstunde im Betrieb (PSIB) – Ein flexibles Angebot für Beschäftigte.* Dortmund: Bundesanstalt für Arbeitsschutz und Arbeitsmedizin. [Online] Verfügbar unter: www.baua.de/DE/Angebote/Publikationen/Bericht-kompakt/PSIB.html [Zugriff am 13.06.2025].

World Health Organization Regional Office for Europe (2020). *Mental health, men and culture: How do sociocultural constructions of masculinities relate to men's mental health help-seeking behaviour in the WHO European Region?* [Online] Verfügbar unter: www.who.int/europe/publications/i/item/9789289058332 [Zugriff am 13.06.2025].

Wöhrmann, A. M. (2016). *Psychische Gesundheit in der Arbeitswelt. Work-Life-Balance.* Bundesanstalt für Arbeitsschutz und Arbeitsmedizin. [Online] Verfügbar unter: www.baua.de/DE/Angebote/Publikationen/Bericht-kompakt/Work-Life-Balance.html [Zugriff am 13.06.2025].

# BGM im Pflegedienst – von der Kunst, das Richtige zu tun

*Jasmin Arbabian-Vogel*

Unser Betrieb ist seit 1996 in Hannover am Markt und versorgt mit ungebrochener Leidenschaft und mit dem Anspruch auf Professionalität pflegebedürftige Menschen. Eine Besonderheit unseres Pflegedienstes liegt in seinem Schwerpunkt auf Interkulturalität. Von den 180 Mitarbeitenden des Betriebes haben knapp 80 % zwei „Rucksäcke" auf der Schulter, sind also noch in einer anderen Kultur als der Deutschen beheimatet.

Zwei Herausforderungen muss unser Betrieb derzeit meistern: zum einen sind wir – so wie fast alle Betriebe in Deutschland – ebenfalls vom demografischen Wandel betroffen. Dieser Wandel macht leider auch nicht vor unserer Belegschaft halt, was konkret bedeutet, dass unsere Mitarbeitenden älter werden.

Die zweite Herausforderung korrespondiert mit unserem Schwerpunkt, der kultursensiblen Pflege. Denn unsere Belegschaft ist wie bereits erwähnt multikulturell. Die hohe Diversität des Teams zu „managen" gehört daher zu den Kernaufgaben des Führungsteams. Und um es bereits zu Beginn vorweg zu nehmen: genau diese Diversität ist unsere Stärke und wir bekennen uns uneingeschränkt zu den Chancen von Vielfalt im Betrieb.

Das erste Mal, als wir mit dem Thema BGM in Berührung kamen, war im Jahr 2008 und erfolgte in einem Projekt mit der Leibniz Universität Hannover. Ich erinnere mich an unglaublich lange Workshops zum Thema, an Fragebögen für Mitarbeitende und an umfangreiche Maßnahmenpapiere. Umgesetzt haben wir davon zwar wenig, aber drei Erkenntnisse haben sich eingebrannt:

1. Das Thema Gesundheit im Betrieb zu ignorieren ist angesichts des demografischen Wandels in der Belegschaft nicht klug.
2. Betriebliches Gesundheitsmanagement ist nichts anderes als das Gesundbleiben der Mitarbeitenden nicht dem Zufall zu überlassen.
3. BGM ist kein Buch mit sieben Siegeln, sondern viele kleine Schritte und Maßnahmen, die in Summe der Gesundheit der Mitarbeitenden zugutekommen.

Die größte Schwierigkeit beim Implementieren von BGM im Betrieb ist aus unserer Sicht den ersten Schritt zu machen und zu beginnen. Was banal klingt, ist eine echte Hürde. Denn oftmals denken die Verantwortlichen, dass nur ein sehr umfangreiches BGM-Programm funktioniert. Und da Betriebe oftmals personell oder strukturell am Limit sind, erscheint das Beginnen als ein Berg, den es zu bezwingen gilt. Das Ergebnis dabei ist oftmals, das nicht einmal angefangen wird, der Berg als zu hoch und nicht erklimmbar erscheint.

Dabei sind es gerade kleine Maßnahmen, die effektiv sind. Warum? Weil sie umsetzbar sind. Denn nichts verhindert BGM so sehr wie das Nicht-Beginnen aus Furcht vor der Größe der Aufgabe, vor der Höhe des Berges. Und ganz egal, welche Maßnahmen zum BGM im Betrieb eingeführt werden, eines werden sie sicher erreichen: dass Mitarbeitende realisieren, dass sie dem Betrieb wichtig sind. Nichts ist für Unternehmen so essenziell wie Mitarbeitende, die sich als Teil eines großen Ganzen sehen und die sich wertgeschätzt fühlen. Und es sind oftmals die kleinen Maßnahmen, die diese Wirkung entfalten und dem Mitarbeitenden signalisieren: Du bist uns wichtig.

Für uns stand daher seit 2008 fest: wir wollen die Mitarbeitenden für ihre Gesundheit sensibilisieren und sie darin unterstützen, mit Hilfe von Maßnahmen gesünder zu bleiben und sich buchstäblich wohler in der eigenen Haut zu fühlen.

Wir haben uns im ersten Schritt gemeinsam mit den Leitungen Gedanken darüber gemacht, welche negativen Faktoren, auf die wir betrieblich Einfluss haben, Auswirkungen auf die Gesundheit unserer Mitarbeitenden haben. Im zweiten Schritt haben wir uns Maßnahmen überlegt, um entweder die negativen Faktoren zu beseitigen oder die Mitarbeitenden im Umgang mit ihnen besser zu unterstützen. Im letzten Schritt haben wir die Maßnahmen eingeführt und das Führungsteam in der Phase der Einführung eng begleitet.

Ich bin überzeugt, dass die Benennung des größten negativen Faktors auf die Gesundheit unserer Mitarbeitenden die Leser*innen dieses Beitrags nicht überraschen wird. Es ist selbstverständlich der Faktor „Stress am Arbeitsplatz". Besonders Pflegekräfte sind stark von den Folgen des Fachkräftemangels betroffen. Die Auswirkungen dieses Personalmangels sind enorm: eine sehr hohe Arbeitsdichte gepaart mit permanenten außerplanmäßigen Einsätzen zur Kompensation erkrankter Kolleg*innen sowie Schicht- und Wochenend-Dienste zur Aufrechterhaltung der pflegerischen Versorgung sind Stressoren, die zu Überlastung, Erschöpfung und im schlimmsten Fall zum Rückzug aus dem Beruf führen. Was wäre also naheliegender als die Implementierung von Maßnahmen, die den Faktor Stress in der Pflege minimieren? Unsere bis heute wirksamste BGM-Maßnahme war somit die Einführung eines vollkommen neuen Arbeitszeitmodells, das den Mitarbeitenden ermöglicht, eine bessere Balance zwischen Beruf und Freizeit zu halten und ihnen ermöglicht, nicht jedes zweite Wochenende Dienst zu haben. Kurzum: die Mitarbeitenden unseres Betriebes arbeiten nicht – wie in der Gesundheitsbranche üblich – an jedem zweiten Wochenende, sondern nur an einem Wochenende im Monat. An den restlichen Wochenenden des Monats haben sie frei und das wissen sie nicht nur sehr zu schätzen, weil es ihnen eine bessere Work-Life-Balance oder eine bessere Vereinbarung von Beruf und Familie ermöglicht, dieses besondere Arbeitszeitmodell hält die Mitarbeitenden länger gesund und länger im Betrieb. Das ist aufwendig, erfordert eine sehr intensive Planung und funktioniert nur, weil wir glücklicherweise quantitativ genug Mitarbeitende und Aushilfskräfte für dessen Umsetzung haben. Aber andererseits ist dieses besondere Modell auch der Grund, warum unser Betrieb als Arbeitgeber in der Pflege attraktiv ist und wir nach wie vor Bewerbungen von Interessenten und Auszubildende erhält.

Erstaunlicherweise erleben wir aber nach wie vor, dass unser Betrieb mit diesem Arbeitszeitmodell eher eine Ausnahme darstellt und eine Mehrzahl an Unternehmen immer noch am Schichtsystem mit „Schaukel-Dienst" und starrem Schichtplan festhält mit Verweis, dass alles andere nicht umsetzbar sei oder der Betriebsfrieden durch ein zu hohes Entgegenkommen an die Belegschaft bei der Arbeitszeit gefährdet sei. Dabei verstehe ich durchaus, dass derartige Wege, die noch nicht gegangen wurden, als nicht gangbar betrachtet werden. Das liegt in der Natur der Sache. Und deshalb wäre es so wichtig, dass Betriebe, die neue Wege gehen und wirksame Maßnahmen implementiert haben, darüber berichten und somit als Vorbilder agieren, die zeigen: Es gibt sie, die Maßnahmen, die man für unmöglich hielt, und die sich trotzdem umsetzen lassen.

Dass diese Maßnahme in unserem Betrieb seit vielen Jahren nicht nur funktioniert, sondern auch direkten Einfluss auf die Gesundheit unserer Mitarbeitenden hat, lässt sich sehr gut an einer Zahl verdeutlichen: Während statistisch gesehen in 2024 die Krankheitstage von Krankenpflegekräften bei 28,5 und von Altenpflegekräften bei 33,1 Tagen lag, war sie in unserem Betrieb bei unter 10 Tagen. Und das macht nicht nur uns und unsere Mitarbeitenden zufrieden, sondern auch die von uns betreuten Menschen.

Die Implementierung dieses besonderen Arbeitszeitmodells in ein Pflegeunternehmen gehört sicherlich zu denjenigen Maßnahmen, die umfangreich, planerisch aufwendig und für das Führungsteam herausfordernd sind. Es gibt jenseits dieser größeren Maßnahmen jedoch auch jene, die leicht umsetzbar sind und manchmal als so „banal" erscheinen, dass sie oft nicht mal im Bewusstsein als BGM-Maßnahme verankert sind. Eine derartige Maßnahme haben wir ebenfalls in unserem Betrieb eingeführt und möchten sie nicht missen: die Vorhaltung von Yoga- und Pilates-Kursen und die vollständige Bezuschussung durch uns als Arbeitgeber, so dass die Kurse für unsere Mitarbeitenden zu 100 % kostenfrei sind. Als Partner im Verbund eines Firmen-Fitness-Anbieters können unsere Mitarbeitenden aus einem großen Angebot an Yoga- und Pilates-Kursen wählen und erhalten sowohl von ihrer Krankenkasse wie auch von uns Zuschüsse, die die Kurse für sie kostenfrei halten. Dass Mitarbeitende diese Möglichkeit haben, ist der deutschen Gesetzgebung zu verdanken, die vorsieht, dass Arbeitgeber ihren Mitarbeitern steuerfreie Zuschüsse für Betriebliche Gesundheitsförderung (BGF) bis zu 600 Euro pro Jahr gewähren können. Diese Zuschüsse sind zusätzlich zum ohnehin geschuldeten Arbeitslohn und unterliegen nicht der Lohnsteuer und den Sozialversicherungsbeiträgen, wenn sie den Anforderungen des § 3 Nr. 34 Einkommensteuergesetz (EStG) entsprechen. Dass Yoga- und Pilates-Kurse eine gesundheitsfördernde Wirkung haben, ist unbestritten. Die größte Wirksamkeit haben sie allerdings aus diesen simplen Gründen: sie sind als Trendsport sehr gefragt, sind quantitativ ausreichend verfügbar und durch ihre Niedrigschwelligkeit (es ist kein teures Equipment zur Ausübung notwendig) sehr praktikabel. Die wirksamste Maßnahme für ein BGM ist nicht jene, die im Betrieb existiert, sondern jene, die von den Mitarbeitenden tatsächlich in Anspruch genommen wird.

Wenn sie also bis heute noch keine Berührung mit dem Thema hatten oder noch keine Maßnahmen eingeführt haben, denken Sie bitte an uns in Hannover: So ging es uns auch, bis wir den ersten Schritt gemacht haben. Wir haben ihn bis heute nicht bereut!

# Betriebliches Gesundheitsmanagement und Gesunde Führung im Krankenhaus

*Sabine Brase*

## 1 Einleitung

Gesunde Führung im Unternehmen beginnt mit den verantwortlichen Führungspersonen. In der heutigen Zeit des stetigen Wandels sind Zuversicht und Resilienz im Top-Management nicht länger nur wünschenswerte Eigenschaften, sondern unverzichtbare Kernkompetenzen. Führungsverantwortliche an der Spitze von Organisationen stehen kontinuierlich vor komplexen Herausforderungen, disruptiven Veränderungen und unter immensen Druck, Höchstleistungen zu erbringen. Sie müssen in der Lage sein, sich schnell auf neue Gegebenheiten einzustellen, innovative Lösungen zu entwickeln, sich kurzfristig bietende Chancen zu nutzen und starre Denkweisen zu überwinden. Die Fähigkeit, Widrigkeiten nicht nur standzuhalten, sondern gestärkt daraus hervorzugehen, entscheidet maßgeblich über den langfristigen Erfolg des Unternehmens und das persönliche Wohlergehen der Führungsperson (Brase 2025, S. 515). Das Verhalten von Vorgesetzten wirkt sich direkt und indirekt auf die Arbeitsinhalte, Arbeitsorganisation und die sozialen Bedingungen am Arbeitsplatz aus (Sonntag et al. 2012, S. 361). Zahlreiche Studien zeigen den Zusammenhang zwischen Führungsverhalten und Fehlzeiten, Fluktuation, Absentismus oder Zuspätkommen.

Problematisch für Organisationen sind Führungspersonen, die wenig an ihre eigene Einflussnahme glauben, pessimistisch sind, Ziele oft für unerreichbar halten und lange brauchen, um sich von Rückschlägen zu erholen. Erschwerend kommt hinzu, dass sie gleichzeitig ein starkes Bedürfnis haben, ihre Mitarbeitenden von ihren eigenen Ansichten und Einstellungen zu überzeugen. Studien belegen es: diese Kombination ist für das Arbeitsklima in einem Unternehmen äußerst schädlich und schwächt die Mitarbeitenden tendenziell (Ebner 2024, S. 71).

Führungspersonen sind durch ihr Gesundheitshandeln in der Rolle als Gesundheits- und Leistungsförderer bei ihrer Mitarbeitenden. So sind sie verpflichtet, Gesundheitsrisiken zu minimieren, indem sie die gesetzlichen Vorschriften umsetzen und Organisationspathologien vermeiden. Vorgesetzte verantworten weiterhin die Gesundheitsförderung durch Ressourcenentwicklung in ihrem Team, indem sie die Handlungsfähigkeit ihres Teams stärken, Gesundheitsbedingungen gestalten sowie Sinn stiften und Orientierung geben – vor allem in Zeiten des Wandels (Schmidt und Wilkens 2009, S. 596). Die strategische Verzahnung von Arbeits- und Gesundheitsschutz, Betrieblichem Eingliederungsmanagement (BEM) und Betrieblicher Gesundheitsförderung innerhalb der Unternehmensstruktur ist entscheidend für eine erfolgreiche und nachhaltige Gesundheitspolitik. Diese integrierte Herangehensweise schafft eine solide Basis, um die Gesundheit der Mitarbeitenden optimal zu fördern und zu schützen (Meissner und Schmidt 2023, S. 235).

Durch die demografischen Entwicklungen unserer Gesellschaft zeichnet sich ein deutlich zunehmender Bedarf an Versorgungs-, Pflege- und Gesundheitsdienstleistungen ab, dem gegenüber steht ein zunehmender Fachkräftemangel in allen Gesundheitsberufen, aber insbesondere von Pflegefachpersonen. Der Pflegeberuf ist auch aktuell von hoher Arbeitsbelastung geprägt, da trotz aller politischer Bemühungen nicht ausreichend Berufsnachwuchs nachrückt. Eine Vielzahl an Ausbildungsabbrüchen und frühzeitiger Ausstieg aus dem Pflegeberuf verschärfen den stetigen Mangel und stellen zu Pflegende und ihre Zugehörigen sowie Pflegeteams und Führungsverantwortliche in Kliniken und Gesundheitseinrichtungen gleichermaßen unter Druck.

# 2 Megatrends – Lawinen in Zeitlupe

Diese Entwicklung kommt nicht überraschend. Schon seit Längerem weisen alle demografischen Prognosen auf einen besorgniserregenden Trend hin. Dessen Auswirkungen sind jetzt deutlich spürbar und zwingen selbst die letzten Zögerer im Gesundheitswesen zum Handeln. Der demografische Wandel, Future of Work, Wissenskultur und Gesundheit sind Megatrends, die uns weiterhin über Jahrzehnte begleiten. Megatrends wirken ganzheitlich auf die Gesellschaft, auf Institutionen wie Krankenhäuser und auf uns alle individuell. Dabei sind Megatrends keine kurzfristigen Anpassungen, sondern vielmehr langfristige, komplexe, mehrdimensionale und globale Veränderungsdynamiken. Sie sind wie Lawinen in Zeitlupe (Gatterer & Tewes 2023, S. 78). Megatrends sind branchenübergreifend spürbar und haben die Kraft, ganze Gesellschaften neu zu formen und einen umgreifenden Wertewandel mit sich zu bringen. Und trotzdem schaffen sie Stabilität in turbulenten Zeiten (Gatterer & Tewes 2023, S. 77). Für Organisationen sind Megatrends und die damit verbundenen Erkenntnisse und Muster bei mittel- und langfristigen strategischen Ausrichtungen von erheblicher Bedeutung. Werden diese Veränderungen zu spät erkannt, werden Organisationen von den Folgen überrascht. Das Top Management muss deshalb die Arbeit mit Megatrends erlernen und in die betriebliche Anwendung bringen.

Organisationen sind demnach enorm mächtigen und langanhaltenden Veränderungsdynamiken ausgesetzt. Durch kulturell oder strukturell determinierte Handlungen konstruieren Organisationen aus ihrer Situation heraus ihre eigenen Wirklichkeiten (Gatterer & Tewes 2023, S. 39). Ihr Anpassungsvermögen ist wichtige Voraussetzung für die eigene Zukunftsfähigkeit und den wirtschaftlichen Erfolg. Und Mitarbeitende sind der Schlüssel für jede erfolgreiche Transformation.

Doch Menschen reagieren unterschiedlich auf den Wandel. Veränderungen bereiten vielen Mitarbeitenden Unbehagen, da sie Neues als Identitätsbedrohung erleben. Der Ausbruch aus Erfahrungswelten und der Verzicht auf die Bisherigkeit ängstigt ebenfalls (Löhner 2005, S. 41) Viele Probleme in Organisationen sind hausgemacht. Sie leiden unter Strukturen, die effizientes Wirtschaften nahezu unmöglich machen und starren Zuständigkeitsdenken, die eher abgrenzend funktionieren statt gemeinsamen Teamworks. Komplizierte Dienstwege führen zu einer misstrauischen Grundstimmung im Unternehmen, v. a. bei strategischen Kurswechseln (ebd.). Viele Krankenhäuser sind noch immer traditionell bürokratisch, hierarchisch und behördlich wie eine Verwaltung strukturiert, was sie vor allem im „War for Talents", insbesondere bei Nachwuchskräften, aber auch hinsichtlich einer modernen, menschenzentrierten Prozessorganisation und effizienten Zusammenarbeit deutlich benachteiligt.

# 3 Neue Formen der Zusammenarbeit

Im Gesundheitswesen gehen erfolgreiche Organisationen mutig neue Wege: Ihre Führungspersonen wissen, dass die dauerhafte Bindung und Gewinnung von Talenten ihre Kernaufgaben sind. Deshalb implementieren sie eine bindungsorientierte Führung. Ihr Schwerpunkt liegt auf „Gesunde Führung" und der engen Verzahnung mit dem betrieblichen Gesundheitsmanagement (BGM). Sie verstehen, dass gesunde Führung das BGM maßgeblich prägt und umgekehrt. Das Konzept des gesunden Führens kann im Betrieblichen Gesundheitsmanagement konzeptionell verankert werden und ergänzt dadurch das gesetzlich verpflichtende und das darüber hinaus gehende Gesundheitsmanagement der Unternehmen.

Fortschrittliche Krankenhäuser in der Gesundheitsbranche setzen auf moderne Konzepte wie „Positive Leadership" und „Human Hospital", um eine individuelle, menschliche und beziehungsorientierte Führung zu realisieren sowie Empowerment der Mitarbeitenden zu fördern. Durch den chronifizierten Fachkräftemangel in der Pflege, musste sich das Pflegemanagement bereits über längeren Zeitraum mit Bindungskonzeptionen beschäftigen. So zeigen viele Studien, dass die Führungsqualität der Pflegeleitung positiv mit der Arbeitszufriedenheit der Beschäftigten und mit deren affektive Bindung an die Einrichtung assoziiert. Sie korreliert auch negativ mit der Absicht den Beruf zu verlassen (Stordeur et al. 2005, S. 37). Um dem Personalmangel in der Pflege und weiterer Berufsflucht wirksam zu begegnen, sollte der strategische Fokus in Krankenhaus auf der richtigen Personalauswahl für die Übernahme von Führungsverantwortung, dem stetigen Wissenserwerb/-zuwachs von Führungs- und Commitment-Konzepten für das mittlere Management in der Pflege und dem nachhaltigen Transfer in den Stationsalltag liegen. Diese Führungsebene ist entscheidend für das Gelingen der angestrebten Veränderungsprozesse, da sie durch direkte personale, gesundheitsförderliche Führungspraktiken zum aktiven Gesundheitsmanagement der Teams beiträgt.

Denkweisen, Kultur und Verhalten prägen eine Organisation und die Menschen, die in ihr arbeiten. Hierarchische Strukturen und nicht-hierarchische Kultur beschreibt der Vordenker der neuen Arbeitswelt Laloux wie Wasser und Öl. Sobald nicht mehr in die Entwicklung der Organisationskultur investiert wird, gewinnt die traditionelle und tief in der Organisation verankerte Hierarchie wieder Oberhand (Laloux 2024, S. 290). Es reicht deshalb nicht, wenn Vorstand und Geschäftsführung evolutionäre Perspektiven der Unternehmenskultur verstehen. Sie erreichen dadurch nicht automatisch bewusstere Organisationen. Es ist vielmehr nötig, die herkömmliche Machtverteilung durch neue Strukturen und Praktiken zu verändern und die gesamte Organisation zu durchdringen, um die Verwirklichung des Sinnes der Organisation zu fokussieren. Das zeigt, dass Organisationsentwicklung einen langen Atem braucht, bis neues Denken, Überzeugungen und Verhalten dauerhaft etabliert sind (Laloux 2024, S. 325).

Wenn einer Organisation die notwendige Energie zur Veränderung fehlen, folgt das Verharren in starren, gewohnten Strukturen. Diese Krankenhäuser sind durch eine mangelnde organisationale Anpassungsfähigkeit gekennzeichnet (Rödel 2023, S. 102). Insbesondere im Gesundheitswesen sind aktuell katalytisch statt verhindernde Kulturwandel notwendig (Lederer 2022, S. 208). Die vorhandenen dysfunktionalen, pathologischen Verhaltensmuster des Managements und damit in der gesamten Organisation verstärken sich in dieser stagnierenden Phase der Organisationsreife. Schwelende Konflikte und Machtkämpfe brechen auf oder manifestieren sich. „Innovationen werden verhindert und die ursprüngliche Beständigkeit kann sich zur Rigidität entwickeln" (Rödel 2023, S. 102). Negative Auswirkungen zeigen sich weiterhin in sinnloser Administration, unzureichendem Zugriff auf relevante Kennzahlen, in mangelnder Transparenz bei Daten und Entscheidungswegen, destruktiven Beziehungen und der sturen Einhaltung bürokratischer Antragsverfahren sowie dem Festhalten an gescheiterten Methoden. Dieses dysfunktionale Vorgehen wirkt gleichermaßen gesundheitsschädigend auf Führungspersonen und die Mitarbeitenden.

# 4 Gesund im Wandel der Organisation

Durch das betriebliche Gesundheitsmanagement (BGM) kann auf die Organisations- und Führungskultur Einfluss genommen werden. Ein gesundes Miteinander im Team ist nicht selbstverständlich. Es ist vor allem eine Führungsaufgabe, die es wahrzunehmen gilt, um aus Individuen mit unterschiedlichen Fähigkeiten, Zielen und Werten ein effizientes und gesundes Team zu formen (Kemter-Hoffmann, 2023, S. 131). Es braucht auch im Gesundheitswesen endlich eine bewusste Neuausrichtung der Führungskultur, die auf Empathie und Vertrauen basiert (Werner 2025, S. 153).

Das Betriebliche Gesundheitsmanagement (BGM) wird auch in diesem Praxisbeispiel eines kommunalen Krankenhauses als systematische und nachhaltige Förderung der Gesundheit und des Wohlbefindens der Mitarbeitenden im Unternehmen verstanden. Längst ist BGM zu einem wichtigen Wettbewerbsfaktor avanciert und die Verantwortlichen der

Klinik haben dies erkannt. Es verfolgt auch in unserer Beispielklinik mehrere Ziele. Das BGM bezweckt, die Arbeitsbedingungen für die Beschäftigten zu verbessern und gleichzeitig gesundheitliche Risiken im Arbeitsprozess zu minimieren. Darüber hinaus fördert es das allgemeine Wohlbefinden der Mitarbeitenden, was zu einer Steigerung der Produktivität und Wettbewerbsfähigkeit des Unternehmens führt. Von einem Unternehmen und dessen Geschäftsführung ist nicht zu erwarten, dass ausschließlich sie für die Gesundheit ihrer Beschäftigten verantwortlich sind. Dennoch können organisationale Rahmenbedingungen im Betrieb geschaffen werden, die der Gesundheit auf allen Ebenen förderlich sind (Steffen 2019, S. 219). Durch eine gezielte Organisationsdiagnostik, die das Erleben und Verhalten der Mitarbeitenden hinsichtlich Gesundheit und Gesundheitsförderung beleuchtet und misst, lässt sich präzise feststellen, inwieweit eine systemische Anpassung der Organisation notwendig ist. Dies ermöglicht es Unternehmen, Handlungsfelder zu identifizieren und die Weichen für eine nachhaltig gesunde und leistungsfähige Arbeitsumgebung zu stellen (Felfe und Liepmann 2008, S. 14).

# 5 Gesundheitsmanagement als Führungsverantwortung

Viele Führungspersonen erleben ihren Arbeitsalltag sehr belastend, denn sie wissen, wie die vorhandenen Probleme zu lösen wären, aber das Unternehmensumfeld die Umsetzung nicht zulässt. Dies führt oft zu einem Gefühl der Vergeblichkeit, besonders ausgeprägt im mittleren Management. Um in solchen Situationen Hoffnung und Zuversicht entwickeln können, müssen potenzielle Pläne – auch wenn sie ambitioniert sind – bereits bei ihrer Erarbeitung an die realen Gegebenheiten der Organisation angepasst werden (Starker und Roos 2025, S. 50). Zuversichtlich zu sein ist die Kompetenz, mit klarem Blick auf die Realität zu schauen – also nicht in die Vermeidung zu gehen – und trotz großer Herausforderungen Handlungsoptionen auf ein Ziel hinzuentwickeln, die dann Gestaltung ermöglichen. Der Begriff der Zuversicht beschreibt hier nicht nur ein Kernvertrauen, sondern spiegelt sich in vier entscheidenden Aspekten wider:

- **Handlungsorientierung:** Zuversicht entsteht vor allem durch Tun. Zuversichtliche Menschen finden heraus, was und wie etwas zu tun ist.
- **Aktives Streben:** Sie verbinden damit nicht nur den Wunsch, dass das Erstrebte eintritt, sondern arbeiten aktiv daran.
- **Selbstwirksamkeitsüberzeugung:** Sie entwickeln die Überzeugung, bestimmte Aufgaben sicher bewältigen zu können.
- **Resilienz:** Sie haben eine positive Perspektive auf die Ergebnisse einer Unternehmung und kommen sehr schnell wieder auf die Beine, wenn etwas schiefläuft (Starker und Roos 2025, S. 48).

Es sind die Führungspersonen, nicht die Organisation, die über Gesundheit und Wohlbefinden der Mitarbeitenden entscheiden und wirken. Gesund ist, was die Führung durch ihr Handeln oder Unterlassen fördert oder verhindert. Diese Verantwortung aktiv und regelmäßig ins unternehmerische Handeln einzubeziehen, ist gelebte Führungsverantwortung und somit Gesundheitsmanagement (Jancik 2002, S. 16). Führungspersonen auf nachgeordneten Ebenen prägen die Führungskultur und die Mitarbeiterinteraktion in einer Organisation maßgeblich. Ihre Bedeutung zeigt sich besonders deutlich, wenn das Top-Management „auf Zeit" eingestellt ist. In solchen Fällen trägt dieses Führungsteam die Hauptverantwortung dafür, Kontinuität und Stabilität in den Führungsgrundsätzen zu gewährleisten und die langfristige Entwicklung der Unternehmenskultur aktiv mitzugestalten. Sie sind die konstante Klammer in Zeiten des Wechsels an der Spitze und sichern im besten Fall die nachhaltige Ausrichtung und das Engagement der Belegschaft. Wenn traditionelle Führungsstile bereits gesundheitsfördernd sind, kann der Einfluss nachgeordneter Führungskräfte positive Effekte verstärken.

Sind die tradierten Stile jedoch gesundheitsgefährdend, stellt dies ein Risiko für die Vitalität der Organisation und ihrer Mitarbeitenden dar. Ein erfolgreiches Gesundheitsmanagement erfordert eine umfassende Systemanalyse. Diese muss nicht nur Strukturen und Prozesse berücksichtigen, sondern auch Machtstrukturen, Beziehungsgeflechte, Führungsverhalten und -strategien auf allen Ebenen. Die Fähigkeit, unterschiedliche Führungsstrategien und -stile zu erkennen, ist entscheidend für ein effektives Gesundheitsmanagement (Jancik 2002, S. 84).

# 6 BGM als Strukturierungsinstrument im Wandel

Indem Unternehmen in die Gesundheit ihrer Belegschaft investieren, legen sie das Fundament für nachhaltigen Erfolg. Im Beispielkrankenhaus arbeitete das Top-Management an einem Wandel der Führungs- und Teamkultur und nahm deshalb die Gesundheit der Mitarbeitenden als strategische Priorität aus Unternehmenssicht in den Fokus. So wurde auf Initiative des Top-Managements ein digitales Betriebliches Gesundheitsmanagement (dBGM) in enger Kooperation mit einer Krankenkasse geplant. Durch die digitale Anwendung ist eine Personalisierung der Gesundheitsförderung sowie eine zeit- und ortsunabhängige Angebotsnutzung möglich (Kaiser und Matusiewicz 2018, S. 3). Auch die Digitalkompetenzen der Mitarbeitenden wird durch die Einführung dieses Tools gestärkt. Das Projekt hat eine Laufzeit von drei Jahren. Zur Analyse physischer und psychischer Gefährdungen gemäß Arbeitsschutzgesetz wird ein digital unterstützter, automatisierter und wissenschaftlich fundierter Ansatz verfolgt. Dieser ermöglicht nicht nur eine effiziente Bewertung, sondern liefert auch sofortige Vorschläge für verhaltens- und verhältnispräventive Maßnahmen. Der von dieser Klinik gewählte Prozess zeichnet sich durch einen Mehrebenen-Ansatz aus, der sowohl die Perspektive der Mitarbeitenden als auch der Führungskräfte sowie der Organisation einbezieht, um ein umfassendes Bild der Belastungen zu erhalten und zielgerichtete Interventionen zu ermöglichen.

Grundsätzlich kann das dBGM wie folgt aufgefasst werden: „[...] Hierzu werden verschiedene Methoden und Instrumente (wie beispielsweise Online-Coaching, Gesundheitsplattformen, Employee Assistance Programs [EAP], BGM Komplettsysteme, Gesundheits-Apps und Wearables) zur Unterstützung des klassischen Betrieblichen Gesundheitsmanagements eingesetzt." Das dBGM ermöglicht dem Krankenhaus, die Verbindung von privater und beruflicher Gesundheitsförderung der Belegschaft zu gewährleisten und die Kosten für das BGM zu reduzieren (Kaiser und Matusiewicz 2018, S. 2 f).

Die Geschäftsführung und Aufsichtsgremien des Krankenhauses erwarteten sich durch das Gesundheitsförderprogramm „Gesunde Pflege – Gesunde Arbeit" mit Implementierung einer Gesundheits-App (GesA-App) einen umfassenderen Überblick über die gesamten Gesundheitsleistungen des Betriebs im Rahmen des BGM sowie transparente Daten zur Inanspruchnahme, die die Entwicklung neuer Angebote ermöglichen. Weiterhin sollte die Gesundheitskompetenz des Pflegepersonals gestärkt und dessen Umgang mit digitalen Instrumenten gefördert werden. Ein weiterer Schwerpunkt lag auf der gesunden Führung, die durch gezielte Schulungen der Führungskräfte und Teamworkshops erreicht werden sollte.

Die Organisation von umfänglichen BGM-Projekten in Krankenhäusern ist durch den Schichtbetrieb in der Pflege, die diverse Zielgruppe und den erhöhten Aktivierungsaufwand des Pflegefachpersonals besonders aufwendig (Roßbach et al. 2024, o. S.).

Das Projekt wurde deshalb kontinuierlich durch eine externe Prozessbegleitung durch mehrere PsychologInnen und durch die enge Kooperation mit einer Hochschule mit dem Schwerpunkt Arbeits-, Organisations- und Sozialpsychologie unterstützt und evaluiert. Dadurch war ein bedarfsorientiertes und evidenzbasiertes Vorgehen gewährleistet.

# 7 Gesunde Pflege – Gesunde Arbeit

Das Projekt „Gesunde Pflege – Gesunde Arbeit" begann mit der Bestandsaufnahme und Konzeption. Hier startete ein Kick-Off mit dem Steuerkreis, der die Grundlage legte. Es folgte ein Workshop zur Definition des Zielbilds für das betriebliche Gesundheitsmanagement (BGM) und eine Bestandsaufnahme bestehender Angebote. Daraufhin wurde ein Konzept für die Rolle der Führungsverantwortlichen im Bereich der Pflege entwickelt. Parallel dazu entstand ein Kommunikationskonzept für die App, inklusive Vorstellungsterminen für alle involvierten Teams. Eine Auftaktveranstaltung für alle Führungspersonen der Pflege klärte Erwartungen, und relevante Inhalte wurden für die App aufgenommen und eingepflegt.

Ein benannter Steuerkreis aus Pflegedirektion, Arbeitsmedizin, Stationsleitungen, Pflegefachpersonen, Personalabteilung, BGM-Verantwortliche und betrieblicher Interessenvertretung überarbeitete die bisherigen Vorlagen zum BGM, überarbeitete das Leitbild und entwickelte eine unternehmensspezifische Definition und Zielsetzung für das BGM. Das neue „Leitbild für Gesundheit" des Klinikums legt einen ganzheitlichen Fokus auf Gesundheit und sieht diese als zentrale Säule sowohl für die Belegschaft als auch für die PatientInnen. Es betont, dass nur gesunde Mitarbeitende eine optimale Versorgung für Patientinnen gewährleisten können.

# 8 Ganzheitliches Gesundheitsverständnis und Führung als Multiplikator

Das neue BGM-Leitbild geht über die reine Heilung hinaus und integriert Prävention und Gesundheitsförderung in alle Handlungsbereiche. Dabei werden sowohl verhaltensbezogene Aspekte (z. B. individuelle Gesundheitskompetenzen) als auch verhältnisbezogene Dimensionen (z. B. Arbeitsbedingungen) berücksichtigt. Gesundheit wird explizit als Führungsthema verstanden. Führungspersonen sind nicht mehr nur MultiplikatorInnen, sondern auch WegbereiterInnen, die das Thema aktiv in ihren Teams voranbringen und die Mitarbeitenden dabei unterstützen, ihre eigene Gesundheit zu stärken. Ein weiterer Kernpunkt des Leitbilds ist die bedarfsorientierte Gesundheitsförderung für und von Mitarbeitenden. Es werden niedrigschwellige und leicht zugängliche Angebote geschaffen, die sich an den konkreten Bedürfnissen der Belegschaft orientieren. Die aktive Beteiligung der Mitarbeitenden ist dabei von grundlegender Bedeutung. Gegenseitige Unterstützung, Respekt und Rücksichtnahme innerhalb der Teams bilden die Basis für ein gesundes Arbeitsumfeld.

Im Beispielkrankenhaus wird Gesundheit als ein dynamischer Zustand verstanden, der sowohl durch persönliche als auch durch äußere Faktoren ständigen Veränderungen unterliegt. Um dem gerecht zu werden, sollen die Gesundheitsangebote bedarfsorientiert, nachhaltig und evaluiert sein. Es braucht dynamische Gesundheitskonzepte, um zu gewährleisten, dass sowohl das physische als auch das psychische Wohlbefinden der Mitarbeitenden kontinuierlich unterstützt und gefördert wird. Bei der Umsetzung der GesA-App sollten diversitätssensible, personenzentrierte und partizipative Aspekte in diesem Krankenhaus berücksichtigt werden. Der eingesetzte Steuerkreis identifizierte die folgenden Schwerpunkte für das Krankenhaus:

- Gesundheitsgerechte Unternehmenskultur
- Arbeits- und Gesundheitsschutz
- Gesundheitsförderung
- Personalmanagement

- Personalentwicklung
- Organisationsentwicklung
- Mitarbeiterbeteiligung
- Gesunde Führung
- Work Life Balance
- Förderung von Vielfalt.

Für die praktische Einführung der „GesA-App" konzentrierte sich der Steuerkreis im ersten Schritt der Umsetzung auf die Berufsgruppe Pflege. Stationsleitungen und Pflegeteams der Klinik wurden in Open Space Meetings bereits intensiv in die Projektvorbereitung einbezogen. Zusätzlich vermittelten vertiefende „Leadership"-Workshops Methoden für die eigene gesunde Führungspraxis.

Anschließend folgte Projektbaustein Verhaltensprävention mit der GesA-App. Dieser umfasst den Einsatz des GesA-Tools inklusive technischem Support und Ergebnisrückmeldung an die Mitarbeitenden, welche dann die vorgeschlagenen Maßnahmen umsetzen. Die Anwendung der GesA-App bietet Mitarbeitenden individuelle Gesundheitsanalysen, Feedback und personalisierte Tipps. Dazu werden Fragen zum Belastungserleben am Arbeitsplatz individuell in der App beantwortet. Diese Antworten können den nächsten Vorgesetzten anonymisiert zur Verfügung gestellt werden. Das Führungsteam profitiert vom jeweiligen Team-Ergebnis-Dashboard inklusive Handlungsempfehlungen und einem Maßnahmen-Wiki. Die Geschäftsführung erhält ein umfassendes, ebenfalls anonymisiertes Ergebnis-Dashboard mit Filteroptionen. Die regelmäßige Übersicht der Gesamt- und bereichsspezifischen Ergebnisse hilft bei der Priorisierung und Konkretisierung der Maßnahmen, um gezielte betriebliche Gesundheitsförderungsprogramme für spezifische Zielgruppen zu identifizieren und anzubieten. Ein besonderer Vorteil ist die Möglichkeit, maßgeschneiderte Angebote für spezielle Gruppen von Mitarbeitenden zu entwickeln (beispielsweise Nachtdiensttätige).

Der Projektbaustein 3 „Gesunde Führungs- und Teamkultur" konzentrierte sich auf die Unterstützung von Führungspersonen durch Schulungsvideos und begleitende Materialien. Workshops für alle Führungskräfte in der Pflege vertieften das Thema „Gesund Führen" mit praktischer Anwendung der Befragungsergebnisse und der Klärung des Rollenverständnisses der Führungsverantwortlichen aller Ebenen im Pflegedienst. Dieser Baustein beinhaltete zudem die Unterstützung von Führungskräften und Teams bei der Maßnahmenumsetzung und dem Transfer, etwa durch Coaching, Teamworkshops, Teamentwicklungen und regelmäßige kollegiale Beratungen sowie digitale Sprechstunden. Gesund Führen heißt im Beispielkrankenhaus: nicht sportliche Höchstleistung oder Missionieren, sondern zwischenmenschliches Wohlbefinden fördern.

Projektbaustein 4 widmetet sich der bedarfsgerechten Umsetzung von BGM-Maßnahmen als Reaktion auf Teambefragungsergebnisse. Regelmäßige Einsicht in Gesamt- und bereichsspezifische Ergebnisse dient der Ableitung von Maßnahmen, die gegebenenfalls angepasst werden. Zudem wird ein Konzept zur Prozessverstetigung entwickelt. In dieser Phase der Umsetzung befindet sich das Beispiel-Krankenhaus.

Anschließend ist der Projektbaustein 5 vorgesehen: die begleitende Projektevaluation und Verstetigung, die Vorbereitung des Roll-Outs durch Aufbereitung von Evaluationsdaten. Die Auswertung erfolgt im Steuerkreis und mit den Kooperationspartnern, gefolgt von einer begleitenden Projektevaluation und Maßnahmenverstetigung. Der gesamte Projektverlauf wird durch regelmäßige Projekttreffen und eine umfassende Projektdokumentation begleitet.

Welchen positiven Einfluss könnte dieses Projekt auf die Führungsqualität des Pflegepersonals in unserem Klinikum haben? Im Gegensatz zur strukturellen Führung in der Organisation wird der nächste Abschnitt auf die personale Führung näher eingehen.

# 9 Gesunde Führungspraxis für Lust auf Leistung

Erfolgreiche Teams benötigen psychologische Sicherheit. Sie macht Lust auf Leistung, Lernen, Kreativität, persönliche Initiative und Innovation. Psychologische Sicherheit fördert die Fehlervermeidung, da sich Mitarbeitende stärker engagieren und zum Erfolg ihres Unternehmens beitragen. Im Krankenhaus bedeutet dies, dass sie eine optimale Patientenversorgung anstreben und Fehler oder Beinahe-Fehler offen ansprechen, um daraus zu lernen. Eine erfolgreiche Zusammenarbeit hängt maßgeblich davon ab, wie die Interaktion gestaltet wird. Führungspersonen sind in allen Organisationen Vorbilder. Das zeigt sich vor allem in ihrer Haltung und ihrem erlebbaren Verhalten. Die Bereitschaft, die eigene Unfehlbarkeit zu offenbaren und damit ein interpersonelles Risiko im Team einzugehen, ist der erste Schritt, um als Vorbild wirken zu können. Vorgesetzte können viel für die Gesundheit ihrer Mitarbeitenden tun, indem sie soziale Unterstützung geben.

Führungspersonen sollten ihren Teams die Arbeit auch als Lernaufgabe begreifbar machen und zur Zusammenarbeit mit anderen inspirieren (Goller und Laufer 2018, S. 32). Durch personale Führung werden das Verhalten und die Erfahrungen anderer durch Kommunikationsprozesse mit Vorgesetzten beeinflusst. Die Führungsperson koordiniert dabei Einzelaktivitäten ihrer Teammitglieder, um Gruppen- oder Organisationsziele zu erreichen. Dies gelingt ihr, indem sie bei Problemen ansprechbar ist, Feedback gibt, Konflikte moderiert und Rahmenbedingungen schafft, die Mitarbeitenden Empowerment an ihrem Arbeitsplatz erleben lassen (Schermuly 2019, S. 182).

Gesundes Führen umfasst also Führungsverhalten und -strategien, die das Wohlbefinden und die Gesundheit der Mitarbeitenden fördert. Eine gesunde Führung zeichnet sich durch mehrere Schlüsselelemente aus. Zunächst ist, wie oben beschrieben, die Vorbildfunktion entscheidend, indem Führungsverantwortliche gesundheitsförderliches Verhalten aktiv vorleben. Damit eng verbunden ist eine offene und wertschätzende Kommunikation, welche das Vertrauen und die Motivation im Team maßgeblich stärkt. Des Weiteren gehört zur gesunden Führung die aktive Unterstützung der Mitarbeitenden bei ihrer Gesundheitsförderung und der Bewältigung von Stress. Ein weiterer wichtiger Aspekt ist die Förderung einer ausgewogenen Work-Life-Balance, die durch flexible Arbeitszeitmodelle und die Berücksichtigung individueller Bedürfnisse erreicht werden kann. Schließlich sind die Anerkennung und Wertschätzung der Leistungen der Mitarbeitenden unerlässlich, um ein positives Arbeitsumfeld zu schaffen und zu erhalten.

Auch für Unternehmen sind positive Emotionen von zentraler Bedeutung. Sie treiben die Motivation an und ermöglichen es Mitarbeitenden, sich positive Zukunftsszenarien auszumalen und diese mit Zuversicht und Fokus zu verfolgen (Rose 2019, S. 104).

Gesunde Führung bringt eine Reihe bedeutender Vorteile mit sich. Sie steigert die Motivation und Zufriedenheit der Mitarbeiter und trägt dazu bei, Stress und gesundheitliche Beschwerden zu reduzieren. Dies führt wiederum zu einer höheren Teamleistung und Produktivität. Insgesamt verbessert sich das Betriebsklima spürbar, was eine positive Arbeitsumgebung schafft.

In einer Zeit, in der Unternehmen zunehmend nach Wegen suchen, um die Leistung und das Wohlbefinden ihrer Mitarbeitenden zu steigern, rückt ein Ansatz immer stärker in den Fokus: Positive Leadership. Dieser Führungsstil, der seine Wurzeln in der Positiven Psychologie hat, stellt die gängige Praxis der Defizitorientierung in Frage und plädiert für eine bewusste Konzentration auf Stärken und Ressourcen. Nach Martin Seligman, Begründer der Positiven Psychologie, benötigen Menschen für ein glückliches Leben positive Emotionen, Engagement und Sinn (Rose 2019, S. 67). Im Verlauf weiterer Forschung wurden diese um die Aspekte der gelungenen Beziehung und Zielerreichung erweitert. Seligman entwickelte daraus das PERMA- Modell:

- **P**ositive Emotionen
- **E**ngagement
- **R**elationship
- **M**eaning
- **A**ccomplishment

Positive Leadership stellt den konkreten Beitrag einer Führungskraft zur Steigerung der PERMA- Faktoren der Mitarbeitenden dar. Ein Positive Leader ist demzufolge eine Führungsperson, deren Führungsverhalten das PERMA der Mitarbeitenden positiv beeinflusst. Sämtliche Studien belegen die hohe Relevanz (Ebner 2024, S. 87). Neben der wichtigen Analyse und Behebung von Problemen fokussiert Positive Leadership nach dem Organisationspsychologen Ebner 2024 bewusst auf Gelingendes und Stärken bei den Mitarbeitenden. Analog zur Positiven Psychologie, die erforscht, was Menschen aufblühen lässt, analysiert die Organisationsforschung sogenannte High-Performance-Bereiche. Hier wird nicht nur nach Fehlern gesucht, sondern intensiv erforscht, warum bestimmte Teams oder Abteilungen überdurchschnittlich erfolgreich sind. Durch Positive Leadership werden gezielt positive Beziehungen im Team aufgebaut, was dann ebenfalls zur Ressource der Führungsperson wird. Nachweislich steigen durch dieses Führungsverhalten Resilienz, Zuversicht, Kreativität und Gesundheitsempfinden im Team, aber auch bei der Führungsperson selbst. Alles beginnt mit der Haltung der Vorgesetzten, dann ändert sich ihr Verhalten (Ebner 2024, S. 112).

Mitarbeitende, die positiv geführt werden, haben dadurch nachweislich mehr Vorteile für ihre Gesundheit. Sie lassen sich weniger leicht aus der Fassung bringen, wenn etwas nicht nach Plan läuft, und sind weniger misstrauisch. Auch empfinden sie lange Arbeitstage als weniger stressig und haben signifikant mehr Freude an der Arbeit. Sie können besser entspannen und abschalten. Im Gegensatz dazu weisen Mitarbeitende, die von Führungskräften mit einem nicht-positiven Führungsverhalten geleitet werden, eine höhere Infektanfälligkeit auf. Sie machen sich zudem allgemein mehr Sorgen um ihre Gesundheit und leiden unter einer signifikant schlechteren Schlafqualität. (Ebner 2024, S. 123). Besonders erwähnenswert ist der Vorbildeffekt. Je positiver Führungspersonen von ihren Vorgesetzten geleitet werden, umso eher führen sie ihr Team ebenfalls positiv. Praktische Beispiele für eine positive Führungspraxis aus dem PERMA Lead-Modell (Ebner 2024, S. 228) sind u. a.

- Für **P**ositive Emotionen:

  Mehr Zeit für Smalltalk, kleine Aufmerksamkeiten zum Geburtstag schenken, Kennlern-Frühstück mit dem Team zum Einstieg, externes Lob weitergeben, Freizeit akzeptieren …

- Für **E**ngagement:

  Neue Aufgaben nach Stärken verteilen, Expertenkarrieren eröffnen, Vielfalt fördern, gezieltes Einholen von Ideen der Mitarbeitenden, vermitteln, dass auch ausprobiert werden darf und dabei Fehler zulassen …

- Für **R**elationship:

  Sozialräume gut gestalten, Rotationsmöglichkeiten, offene Gesprächskultur, Familientage im Betrieb anbieten, gemeinsames Mittagessen oder Pausen, gemeinsame, kurzer Kaffee als Morgenritual, Teamentwicklungsevents …

- Für **M**eaning:

  Austausch zwischen Abteilungen, die zusammenarbeiten, gemeinsames Erarbeiten von Teilzielen in der Abteilung, in Rundschreiben immer die Begründung für die Maßnahme angeben, Unternehmensphilosophie und daraus resultierende Entscheidungen sichtbar machen …

- Und für **A**ccomplishment:

  Visualisieren des Erreichten, kleine Erfolge loben – große Erfolge feiern, Auszeichnung für besondere Leistungen, Wochenziele gemeinsam planen, Zertifikate für Weiterbildungsmaßnahmen, Feedback zeitnah geben ....

# 10 Fazit

Zusammenfassend kann festgehalten werden, es gibt eine Fülle von wissenschaftlich belegten Erkenntnissen über die Einflussmöglichkeiten von Führungspersonen auf die Gesundheit im Unternehmen. Um Gesundheitsmanagement als gelebte Führungspraxis zu etablieren, ist es unerlässlich, diese Erkenntnisse durch Qualifizierungsmaßnahmen im Betrieb zu vermitteln und zu verankern (Schmidt und Wilkens 2009, S. 598). Positive Leadership ist mehr als ein Trend. Es ist ein echter Paradigmenwechsel in der Führung, der das Potenzial hat, Unternehmen, Teams und einzelne Mitarbeitende gleichermaßen zu stärken und zu Spitzenleistungen zu führen.

Alles beginnt mit der richtigen Auswahl der Führungspersonen mit einer positiven Haltung gegenüber ihren Mitarbeitenden. Führungspersonen müssen heutzutage konkrete Handlungsempfehlungen aus wissenschaftlichen Erkenntnissen ableiten können, um auch Gesundheitsverantwortung in ihrem Führungsalltag zu übernehmen.

Gesunde Führung zeigt sich dann in der erlebbaren Führungskultur und im Gesundheitsverständnis des Unternehmens. In einem Großteil der Krankenhäuser wurden erfolgsversprechende Initiativen gestartet, um für die eigene Belegschaft gesundheitsförderliche Arbeitsbedingungen, gesunde Führung und mehr Mitarbeiterzufriedenheit zu erreichen.

# 11 Quellenverzeichnis

Brase, S. (2025) „Resilienz ist der Schlüssel" in: Führen und wirtschaften im Krankenhaus, Bibliomed Verlag, Heft 2025/6, S. 515.

Ebner, M. (2024) „Positive Leadership- Mit PERMA-Lead erfolgreich führen" (1. Auflage) Facultas Verlags- und Buchhandels AG Wien.

Felfe, J.; Liepmann, D. (2008) „Organisationsdiagnostik" (1. Auflage) Hogrefe Verlag Göttingen.

Gatterer, H.; Tewes, S. (2023) „Megatrend Research- die besten Werkzeuge und Methoden, selbst die Zukunft zu gestalten" Murmann Publisher GmbH Hamburg.

Goller, I.; Laufer, T. (2018) „Psychologische Sicherheit in Unternehmen- wie Hochleistungsteams wirklich funktionieren" (1. Auflage) Springer Gabler Wiesbaden.

Jancik, J. (2002) „Betriebliches Gesundheitsmanagement- Produktivität fördern, Mitarbeiter binden, Kosten senken" (1. Auflage). Gabler Verlag Wiesbaden.

Kaiser, L.; Matusiewicz, D. (2018) „Digitales Betriebliches Gesundheitsmanagement – Theorie und Praxis" (1. Auflage). Springer Gabler Wiesbaden.

Kemter- Hoffmann, P. (2023) „Symptome und Risikofaktoren kranker Teams", in Moser, M.; Häring, K. (Hrsg.) „Gesund bleiben in kranken Organisationen" (1. Auflage) Springer Verlag Wiesbaden.

Laloux, Fr. (2024) „Reinventing Organizations- Ein Leitfaden zur Gestaltung sinnstiftender Formen der Zusammenarbeit" Verlag Franz Vahlen München.

Laufer, T.; Goller, I. (2018) „Psychologische Sicherheit in Unternehmen- Wie Hochleistungsteams wirklich funktionieren" (1.Auflage) Springer Gabler Wiesbaden.

Lederer, D. (2022) „Der Change Code – Wie Menschen sich für Veränderungen begeistern und Unternehmen damit gewinnen" (1.Auflage) Wiley VCH GmbH Weinheim.

Löhner, M. (2005) „Führung neu denken – Das Drei- Stufen-Konzept für erfolgreiche Manager und Unternehmen" (1. Auflage) Campus Verlag Frankfurt/Main.

Meissner, M., Schmidt, M. (2023) „Das betriebliche Gesundheitsmanagement- was bleibt nach Corona? In Plugmann, P.; Plugmann, J. (Hrsg.)" Innovationen in der Gesundheitsversorgung – Neue Ansätze und Impulse für Prävention, Gesundheitsförderung und Homecare" (1. Auflage) Springer Gabler Verlag.

Rödel, S. (2023) „Symptome und Risikofaktoren kranker Organisationen", in Moser, M.; Häring, K. (Hrsg.) „Gesund bleiben in kranken Organisationen" (1. Auflage) Springer Verlag Wiesbaden.

Rose, N. (2019) „Arbeit besser machen – Positive Psychologie für Personalarbeit und Führung" (1. Auflage) Haufe-Lexware GmbH & Co. KG Freiburg.

Roßbach, C. N., Haeger, J., Hartung, S. et al. (2025) „Das ist ein Fünftel meiner Arbeit. Ich habe noch vier Fünftel andere Sachen" – Herausforderungen für Gesundheitsförderung in der Pflege. Präv Gesundheitsf (online) https://doi.org/10.1007/s11553-024–01194–0 [abgerufen am 20.06.2025].

Roos, K.; Starker, V. (2025) „Zuversicht die neue Führungskraft – Wie Führung in unsicherer Zeiten gelingt" (1. Auflage) Franz Vahlen GmbH München.

Schermuly, C. (2019) „New Work – Gute Arbeit Gestalten" (2. Auflage) Haufe-Lexware GmbH & Co. KG Freiburg.

Schmidt, A.; Wilkens, U. (2009) „Betriebliches Gesundheitsmanagement im Aufgabenfeld von Führungskräften", in: von Rosenstiel, L.; Regnet, E.; Domsch, M. (Hrsg.) „Führung von Mitarbeitern – Handbuch für erfolgreiches Personalmanagement" (6. Auflage) Schäffer-Poeschel Verlag Stuttgart.

Sonntag, K.; Frieling, E.; Stegmaier, R. (2012) „Lehrbuch Arbeitspsychologie" (3. Auflage) Hans Huber Verlag Bern.

Steffen, A. (2019) „Menschen und Organisationen im Wandel – Ein interdisziplinärer Werkzeugkasten für Veränderungsprozesse" Springer Gabler Berlin.

Stordeur, S.; D'hoore, W.; van der Heijden, B.; Di Bisceglie, M.; Laine, M.; van der Schoot; E. und die NEXT-Studiengruppe (2005) „Führungsqualität, Arbeitszufriedenheit und berufliche Bindung von Pflegekräften"; in: Hasselborn, H., Müller, B.; Tackenberg; Kümmerling, A.; Simon, M. „Berufsausstieg bei Pflegepersonal- Arbeitsbedingungen und beabsichtigter Berufsausstieg bei Pflegepersonal in Deutschland und Europa". Ü 15 Schriftenreihe der Bundesanstalt für Bundesschutz und Arbeitsmedizin, Wirtschaftsverlag NW Verlag für neue Wissenschaft GmbH Bremerhaven, (online) www.baua.de/DE/Angebote/Publikationen/Schriftenreihe/Uebersetzungen/Ue15 [abgerufen am 20.06.2025].

Werner, J. (2025) „Krankenhaus geht besser – Vier Bausteine für eine effiziente und menschliche Versorgung" (1. Auflage) medhochzwei Verlag, Heidelberg.

# Perspektivwechsel BGM in der Energiewirtschaft: Außergewöhnliche Einblicke und Best Practices für eine zukunftsfähige Belegschaft

*Janina Grix*

## 1 BGM als strategischer Erfolgsfaktor in der Energiewirtschaft

Das Betriebliche Gesundheitsmanagement (BGM) hat sich von einer rein reaktiven Maßnahme zu einer proaktiven und strategischen Managementdisziplin entwickelt. Es zielt darauf ab, gesundheitsgefährdende Einflussfaktoren gezielt zu verringern und das Wohlbefinden sowie die Gesundheit der Beschäftigten systematisch zu fördern. Diese umfassende Strategie verzahnt die personenzentrierte Sicht auf Gesundheit mit der situationsbezogenen Betrachtung gesunder Arbeitsbedingungen. Ein effektives BGM ist in drei zentrale Säulen gegliedert: den Arbeitsschutz, das Betriebliche Eingliederungsmanagement (BEM) und die Betriebliche Gesundheitsförderung (BGF) (Pfannstiel, BGM – Ein Erfolgsfaktor für Unternehmen, S. 21).

Es umfasst Maßnahmen zur Stärkung der individuellen Gesundheitskompetenz der Beschäftigten und zur Verbesserung des Arbeitsumfelds. Die Implementierung eines BGM ist somit nicht nur eine gesetzliche Pflicht, sondern eine strategische Investition in die Leistungsfähigkeit und Wettbewerbsfähigkeit eines Unternehmens. Die Erkenntnis, dass Gesundheit ein Werttreiber ist, der unternehmerische Ziele unterstützt, stellt einen fundamentalen Paradigmenwechsel dar, der über die bloße Kostenreduktion hinausgeht.

Die Energiewirtschaft, als eine der kritischsten Infrastrukturen, befindet sich in einem tiefgreifenden Transformationsprozess, der sogenannten Energiewende. Dieser Wandel ist gekennzeichnet durch die Einführung neuer Technologien, beschleunigte Produktionsabläufe und einen stetig steigenden Leistungsdruck. Diese Dynamiken führen zu neuen und komplexen gesundheitlichen Belastungen für die Beschäftigten, insbesondere im psychischen Bereich (Struhs-Wehr, Betriebliches Gesundheitsmanagement und Führung, S. 61 ff.). In diesem Sektor ist ein robustes BGM von besonderer Relevanz, da die Sicherheit der Energieversorgung direkt von der Gesundheit und Leistungsfähigkeit der Belegschaft abhängt. Die Fähigkeit, die Infrastruktur im Krisenfall, vor Anschlägen, Beschädigungen oder Cyberangriffen zu schützen, erfordert eine widerstandsfähige Belegschaft, die durch ein proaktives BGM gestärkt wird. Folglich wird BGM zu einem integralen Bestandteil der Risikominimierung und der Zukunftsfähigkeit von Energieversorgungsunternehmen.

# 2 Spezifische Belastungen und Herausforderungen in der Energieversorgung

Die Energiewirtschaft ist ein Sektor, der traditionell mit hohen physischen Anforderungen und Risiken verbunden ist. Durch die fortschreitende Energiewende und die Digitalisierung kommen jedoch neue, oft psychische Belastungen hinzu, die ein angepasstes Gesundheitsmanagement erfordern. Der Umgang mit elektrischen Betriebsmitteln stellt ein erhebliches Risiko dar, das oft unterschätzt wird. Diese Tätigkeiten erfordern den Einsatz persönlicher Schutzausrüstung (PSA) sowie regelmäßiger Unterweisungen und Schulungen. Die psychischen Belastungen am Arbeitsplatz nehmen in der gesamten Arbeitswelt zu, was sich in einem Anstieg der Krankheitstage aufgrund psychischer Probleme von bis zu 50 % in den letzten Jahren widerspiegelt. In der Energiewirtschaft sind hohe Verantwortung, Zeit- und Termindruck sowie starke Konzentration und Anspannung zentrale Stressoren. Besondere Herausforderungen ergeben sich aus der Schicht- und Rufbereitschaft, die in vielen Bereichen der Energieversorgung unerlässlich ist. Studien zeigen, dass Schichtarbeiter häufiger über Schlafprobleme, allgemeine Müdigkeit, Bauchschmerzen und Reizbarkeit berichten als Tagarbeiter (Bühn, Klimawandel und Gesundheit – Auswirkungen auf die Arbeitswelt, S. 11 ff.).

Ein zukunftsfähiges BGM in der Energiewirtschaft muss ganzheitlich, flexibel und datengestützt sein, um den spezifischen und sich ständig weiterentwickelnden Herausforderungen der Branche gerecht zu werden. Ein erfolgreiches BGM zeichnet sich durch die Kombination von verhältnis- und verhaltenspräventiven Maßnahmen aus. Verhältnisprävention konzentriert sich auf die Gestaltung gesunder Arbeitsbedingungen und -organisation, während Verhaltensprävention das individuelle Gesundheitsverhalten der Mitarbeitenden fördert. Wissenschaftliche Studien belegen, dass eine Kombination beider Ansätze die höchste Wirksamkeit in der Gesundheitsförderung erzielt. Diese umfassende Herangehensweise stellt sicher, dass BGM nicht nur punktuelle Angebote bereitstellt, sondern eine tiefgreifende kulturelle Verankerung im Unternehmen erfährt.

Ein Grundpfeiler hierfür ist die gesunde Führung. Führungskräfte sind eine tragende Säule für das Funktionieren des BGM und sollten einen gesunden Lebensstil vorleben. Sie müssen in der Lage sein, berufliche Stressoren zu erkennen und effektiv mit Arbeitsverdichtung umzugehen. Eine offene Feedback-Kultur und die Wertschätzung der Mitarbeitenden sind essenziell für das mentale Wohlbefinden und die Motivation der Belegschaft. Die Qualifizierung von Führungskräften in diesen Bereichen ist ein entscheidender Hebel für die nachhaltige Wirkung des BGM, da sie das Betriebsklima maßgeblich prägen und als Vorbilder dienen (Badura, Betriebliche Gesundheitspolitik, S. 51 ff.).

Die physische Gesundheitsförderung in der Energiewirtschaft erfordert eine maßgeschneiderte Herangehensweise, die über allgemeine Büroergonomie hinausgeht und die spezifischen, oft gefährlichen Arbeitsumfelder berücksichtigt. Die ergonomische Arbeitsplatzgestaltung ist dabei ein zentraler Aspekt. Dies umfasst nicht nur höhenverstellbare

Schreibtische und ergonomische Stühle, sondern auch eine gute Beleuchtung und die Reduzierung von Lärm.

Zur gezielten Prävention von Muskel-Skelett-Erkrankungen werden Maßnahmen wie Rückenschulen, Lauftrainings, aktive Pausen und kurze Bewegungseinheiten im Arbeitsalltag angeboten. Die richtige Arbeitskleidung, angepasste Hebe- und Tragetechniken sowie der Einsatz von Hilfsmitteln sind ebenfalls entscheidend, um Belastungen zu minimieren und Verletzungen vorzubeugen.

Angesichts der steigenden psychischen Belastungen in der Energiewirtschaft muss BGM eine Kultur der psychologischen Sicherheit schaffen, in der Mitarbeitende offen über ihre Herausforderungen sprechen können und niedrigschwellige, vertrauliche Unterstützungsangebote erhalten.

# 3 Best Practice: Stromnetz Berlin GmbH

„Als Eigentümer des Stromverteilungsnetzes und der dazugehörigen Netzanlagen sorgt Stromnetz Berlin für die sichere und zuverlässige Stromversorgung der Hauptstadt Berlin. Das landeseigene Unternehmen ist zuständig für den Anschluss der Stromabnehmer und -einspeiser im Stadtgebiet. Kurzum: Die Mitarbeiterinnen und Mitarbeiter errichten und betreiben das Stromnetz, warten es, halten es instand und betreuen alle Kunden und Geschäftspartner bei der Nutzung des Stromnetzes." (Stromnetz Berlin, 2025, S. 1). Und damit dies täglich zuverlässig umgesetzt wird, ist die Gesunderhaltung der Beschäftigten seit Jahrzehnten großgeschrieben. Die solide Basis des Gesundheitsmanagements bildet die strukturelle Verankerung im Unternehmen. Analog des gesetzlich vorgeschriebenen Arbeitssicherheitsausschusses (ASA) hat sich mit dem vor einem Jahrzehnt gefassten Geschäftsführungsbeschluss der Steuerungskreis Gesundheit gebildet und bis heute etabliert. Eine kontinuierliche Weiterentwicklung der strategischen Verankerung führte zur Aufnahme von Gesundheitsfragen in die jährliche Mitarbeitendenbefragung. Hier erfolgt eine Verzahnung der Evaluation von Unternehmenskultur und Gesundheitsbewusstsein der Belegschaft. Ebenso auf strategischer Ebene erfolgt die Verknüpfung von BGM mit der übergeordneten Nachhaltigkeitsstrategie. Die zukunftsorientierte Unternehmensführung betrachtet Gesundheit als Teil der Unternehmens-DNA und des Wertschöpfungsprozesses.

Doch wie werden diese Themen nun konkret in der Organisation sichtbar und gelebt? Ein konkreter Baustein zur Entwicklung der Gesundheitskultur ist in den Meetingstrukturen verankert. Als Einstieg in eine Besprechung wird ein Gesundheitsimpuls geteilt. Dieser gilt als Anker im Tagesgeschäft und sensibilisiert zu diversen Gesundheitsthemen und schärft so das Bewusstsein. Mit Gesundheitsimpulsen ist der Beginn eines Meetings für ein Gesundheitsthema reserviert. Dies kann ein aktueller Anlass (z. B. Sonnenschutz) oder ein spezielles Thema (Optimismus als eine der sieben Säulen der Resilienz) sein, ebenso wie ein Denkanstoß (regelmäßig Pausen machen) oder als Diskussionsgrundlage dienen („Welche positiven Seiten bringt die Pandemiesituation mit sich?"). Gemeinsam werden Gesundheitsthemen im Team angesprochen, diskutiert und manchmal auch die Perspektive gewechselt und der ein oder andere AHA-Moment erlebt. Zunächst erleichtert es die Akzeptanz, wenn eine zentrale Stelle Gesundheitsimpulse erstellt, auf welche die Beschäftigten Zugriff erhalten. Im Verlauf können diese sukzessive auch von anderen Personen erstellt werden. Gerade zu Beginn sind Führungskräfte gefragt, die Gesundheitsimpulse auch aktiv in der Meetingkultur zu leben.

Gesunde Führung ist ein Schlüssel für ein gesundes Unternehmen. So werden in der Stromnetz Berlin GmbH die Führungskräfte regelmäßig flächendeckend zu Gesundheitsthemen geschult. Sie lernen spezielle sensible Formen von gesundheitsorientierter Gesprächsführung mit Mitarbeitenden, zuletzt mit der Einführung sogenannter Fürsorgegespräche. Mit dieser Philosophie wird weit vor einem gesetzlich geregelten Betrieblichen Eingliederungsmanagement (BEM) angesetzt und es können frühzeitig gemeinsam Maßnahmen entwickelt und umgesetzt werden, um einer längerfristigen Arbeitsunfähigkeit vorzubeugen.

Eine enge Verzahnung von Intervention und Prävention wirken zusammen auf die Gesunderhaltung der Beschäftigten. So greifen die klassischen Gesundheitsförderung (Screening-Angebote sind auch nach Jahren noch der Renner und innerhalb von Minuten ausgebucht) mit der internen betrieblichen Sozialberatung, dem eigenen medizinischen Dienst sowie einem Disability Management ineinander und ergänzen die klassischen Angebote der Arbeitssicherheit (Erste-Hilfe-Kurse, Stolpern-Rutschen-Stürzen Kampagnen u. a.).

Doch was nützen die besten Angebote, wenn diese nicht bekannt sind? Um die verschiedenen internen Zielgruppen zu erreichen, heißt es zielgruppenspezifische Kommunikation zu leben. Hier leistet das Team der Gesundheitsbeauftragten einen entscheidenden Beitrag. Kolleginnen und Kollegen mit einer Hauptttätigkeit in verschiedensten Gruppen im Unternehmen bringen die Nähe zur Belegschaft mit, teilen aktuelle Themen und Bedürfnisse und tragen die Maßnahmen dorthin, wo sie benötigt werden. Viele sind auf eigenen Wunsch zusätzlich ausgebildet als Lots*in für mentale Gesundheit, um so mit einem äußerst niederschwelligen Angebot Unterstützung zu leisten – ein wichtiger Schritt zur Entstigmatisierung psychischer Gesundheit, insbesondere in einem geschlechterspezifisch dominierten Umfeld im technisch gewerblichen Bereich. Speziell für diese große interne Zielgruppe ist der „Maßnahmenkatalog für den Außendienst" entwickelt worden. Er beinhaltet sowohl mehrwöchige Programme, welche direkt mit Trainern zu individuellen Bedürfnissen am Arbeitsplatz durchgeführt werden, als auch Schulungen zu gesunder Ernährung wie „Essen aus dem Kofferraum", wenn eben keine regelmäßigen Mahlzeiten in einer Kantine eingenommen werden können.

Mehrfache Zertifizierung mit der höchsten Stufe Gold im Rahmen des Deutschen Siegels für Unternehmensgesundheit bestätigen die Erfolge und geben eine wertvolle Bestätigung von unabhängigen Dritten. Nicht zuletzt wird somit auch nach außen sichtbar, welche großartigen Mechanismen nach innen wirken und ganz nebenbei findet sich so ein zusätzliches Argument auf dem umkämpften Bewerbungsmarkt.

Hilfreich ist hier ebenso der Blick über den Tellerrand und die Kooperation mit Krankenkassen, die Vernetzung mit anderen Infrastrukturbetreibern über Organisationen wie der InfraLab Berlin e. V. oder auch branchenübergreifend über Verbände wie dem Bundesverband der Personalmanager (BPM) und die dortige Fachgruppe Gesundheitsmanagement.

# 4 Fazit und Ausblick

Das Betriebliche Gesundheitsmanagement in der Energiewirtschaft ist weit mehr als eine Sammlung von Gesundheitsangeboten. Es hat sich zu einer strategischen Managementdisziplin entwickelt, die sich den spezifischen physischen und psychischen Belastungen der Branche, den Auswirkungen des demografischen Wandels und den tiefgreifenden Anforderungen der Energiewende stellt. Durch ganzheitliche, präventive und zunehmend digitale Ansätze wird die Gesundheit der Belegschaft als entscheidender Erfolgsfaktor für die Zukunftsfähigkeit des Unternehmens erkannt und gefördert. Für Unternehmen der Energiewirtschaft (und darüber hinaus), die ihr BGM zukunftsfähig gestalten wollen, ergeben sich folgende Empfehlungen:

- **Strategische Verankerung:** Das BGM sollte als integraler Bestandteil der Unternehmensstrategie und des Nachhaltigkeitsmanagements etabliert werden. Dies bedeutet, dass Gesundheitsziele eng mit den übergeordneten Unternehmenszielen verknüpft und in allen relevanten Entscheidungsprozessen berücksichtigt werden.
- **Ganzheitlicher Ansatz:** Eine ausgewogene Kombination aus Verhältnis- und Verhaltensprävention ist unerlässlich. Maßnahmen sollten sowohl die Gestaltung gesunder Arbeitsbedingungen und -organisation als auch das individuelle Gesundheitsverhalten adressieren, um maximale Wirksamkeit zu erzielen.
- **Führungskräfteentwicklung:** Investitionen in die Schulung von Führungskräften in gesunder Führung und im Umgang mit psychischen Belastungen sind entscheidend. Führungskräfte sind Multiplikatoren für eine unterstützende Unternehmenskultur und tragen maßgeblich zur Akzeptanz und zum Erfolg von BGM-Maßnahmen bei.
- **Anpassungsfähigkeit:** Das BGM muss kontinuierlich an die dynamischen Veränderungen der Energiewende und neue Arbeitsformen angepasst werden. Dies beinhaltet die proaktive Qualifizierung der Belegschaft für neue Technologien und das Management der psychischen Belastungen, die mit dem Wandel einhergehen.

Durch die konsequente Umsetzung dieser Empfehlungen können Energieunternehmen nicht nur die Gesundheit und Leistungsfähigkeit ihrer Belegschaft nachhaltig sichern, sondern auch ihre Position als attraktive und zukunftsfähige Arbeitgeber in einer sich ständig wandelnden Branche stärken und proaktiv auf die mit der Dynamik der Energiewirtschaft einhergehenden Trends reagieren, um den Anforderungen einer sich wandelnden Arbeitswelt gerecht zu werden.

# 5 Literatur

Badura, B., Walter, U., Hehlmann, T. (2010): Betriebliche Gesundheitspolitik, Berlin, Springer-Verlag.

Dr. Bühn, S. (2023): Gutachten Klimawandel und Gesundheit – Auswirkungen auf die Arbeitswelt, abgerufen am 02.06.2025 von 20230602_BMAS-Gutachten_01.indd

Stromnetz Berlin, 2025: Faktenblatt Stromnetz Berlin, abgerufen am 02.06.2025 von Faktenblatt_Stromnetz-Berlin_05–2025.pdf

Struhs-Wehr, K. (2017): Betriebliches Gesundheitsmanagement und Führung – Gesundheitsorientierte Führung als Erfolgsfaktor im BGM, Wiesbaden: Springer Fachmedien.

Pfannstiel, M., Mehlich, H. (2018): BGM – Ein Erfolgsfaktor für Unternehmen: Lösungen, Beispiele, Handlungsanweisungen, Wiesbaden: Springer Fachmedien.

# Betriebsärztliche Frühberatung als Teil des Gesundheitsmanagements bei AbbVie Deutschland

*Andreas Erb*

**Abstract:** Gesunde und motivierte Beschäftigte sind für Unternehmen nicht zuletzt in Zeiten des demografischen Wandels von großer Bedeutung. Daher investieren sie in betriebliche Gesundheitsmaßnahmen und erheben eine breite Palette von Kennzahlen, zu denen auch Daten zum Arbeitsunfähigkeitsgeschehen gehören. Betriebsärztliche Beratung und Unterstützung von erkrankten Beschäftigten kann neben einer Beteiligung am Betrieblichen Eingliederungsmanagement und der Begleitung von stufenweisen Wiedereingliederungen auch bei kürzeren Krankheitsphasen zur Reduzierung von Ausfallzeiten beitragen.

AbbVie ist ein globales, forschendes BioPharma-Unternehmen, das in verschiedenen Therapiegebieten tätig ist: Immunologie, Onkologie, Neurologie, Augenheilkunde, Virologie sowie in der ästhetischen Medizin. In Deutschland, auf den sich der nachfolgende Bericht bezieht, sind über 3000 Mitarbeitende für AbbVie tätig.

## 1 Das Gesundheitsmanagement bei AbbVie Deutschland

AbbVie betreibt seit 2010 ein betriebliches Gesundheitsmanagement (BGM), alle Aktivitäten werden unter dem Markennamen gesund@abbvie zusammengefasst und kommuniziert. Wichtiges Kernelement des BGM ist der interdisziplinär besetzte **Arbeitskreis Gesundheit**, der über Strategie, Ziele, Maßnahmen und Budget entscheidet. Operativ ist das Gesundheitsmanagement beim Betriebsärztlichen Dienst angesiedelt. **Regelmäßige Gesundheitsumfragen**, die alle zwei Jahre durchgeführt werden, sind ein weiteres Element unseres Gesundheitsmanagements. Die Fragen beziehen sich u. a. auf die körperliche und psychische Gesundheit, die Vereinbarkeit von Beruf und Privatleben, arbeitsbezogene Ressourcen sowie äußere Arbeitsbedingungen. Die Umfrage dient auch als Gefährdungsbeurteilung der psychischen Belastungen. Die rund 600 **Führungskräfte fungieren als Multiplikator*innen** des Gesundheitsmanagements, sie werden regelmäßig zu Gesundheitsthemen und den Angeboten informiert und erweitern durch Schulungen ihre Kompetenzen in Bezug auf gesundheitsorientiertes Führen. Die **Palette der Gesundheitsangebote** deckt die klassischen Themenbereiche wie zum Beispiel Bewegung, Ernährung, Entspannung, Vorsorgeangebote usw. ab. Aufgrund der zunehmenden

Bedeutung der psychischen Gesundheit wurden in den letzten Jahren zahlreiche Angebote zur psychosozialen Gesundheit ergänzt. **Kennzahlen** sind im BGM von großer Bedeutung, um die Effekte der Maßnahmen zu bewerten und eine Steuerung zu ermöglichen. Unser aktuelles BGM Kennzahlensystem erfasst vier Themenfelder: Gesundheitsbedingte Produktivitätsverluste, arbeitsbezogenes Wohlbefinden, Betriebliches Eingliederungsmanagement (BEM), stufenweise Wiedereingliederungen sowie Parameter zu den Gesundheitsangeboten.

## 2 Daten zur Arbeitsunfähigkeit

Der **DAK-Gesundheitsreport** 2024 weist für seine Versicherten für 2023 durchschnittlich zwei Arbeitsunfähigkeitsphasen mit einer Dauer von durchschnittlich 10,1 Tagen aus. Bei den Krankheitsarten lagen **Atemwegserkrankungen** mit einem Anteil von rund 20,6 % an erster Stelle, gefolgt von **Muskel-Skelett-Erkrankungen** mit einem Anteil von 18,5 %. Den dritten Platz der Erkrankungsarten belegten mit 16,1 % **psychische Erkrankungen**. Jüngere Beschäftigte erkrankten meist häufiger, aber kürzer, Erkrankungsfälle mit langer Dauer gewinnen im Altersverlauf stark an Bedeutung. Für den betriebsärztlichen Kontext ist die unterschiedliche Dauer der Arbeitsunfähigkeitsfälle (AU-Fälle) von Bedeutung, sie lassen sich in kurzzeitige (bis eine Kalenderwoche), mittelfristige (bis sechs Wochen) und langfristige AU-Fälle (über sechs Wochen) clustern. Aus den Daten des DAK-Gesundheitsreports ergibt sich damit folgendes Bild: An erster Stelle mit 38,2 % der AU-Tage (26,9 % der AU-Fälle) standen Arbeitsunfähigkeiten mit einer Dauer von ein bis sechs Wochen, gefolgt von 37,1 % der AU-Tage mit einer Dauer der Arbeitsunfähigkeit über sechs Wochen (2,5 % der AU-Fälle). An dritter Stelle rangierten mit 24,7 % der AU-Tage die Arbeitsunfähigkeiten bis zu einer Woche (70,6 % der AU-Fälle).

## 3 Betriebsärztliche Aufgaben im Arbeitsunfähigkeitsmanagement

Arbeitsunfähigkeitsmanagement ist ein wichtiges Element des BGM bei AbbVie. Die Betriebsärzt*innen sind seit jeher Ansprechpartner*innen für die Beschäftigten bei Fragen zur Arbeitsunfähigkeit und der Wiedereingliederung nach längeren Erkrankungen und arbeiten eng mit allen Verantwortlichen im Unternehmen, aber auch mit externen Ansprechpartner*innen zusammen. **Stufenweise Wiedereingliederungen** nach § 74 SGB V werden bei AbbVie grundsätzlich von den Betriebsärzt*innen begleitet, um ggf. den Umfang und die Dauer der Maßnahme an die Anforderungen des Arbeitsplatzes und die Leistungsfähigkeit der betroffenen Person anpassen zu können. Dadurch sind Erfolgsquoten von rund 95 % erreichbar (definiert als erfolgreiche Wiedereingliederung am bisherigen Arbeitsplatz). Das **Betriebliche Eingliederungsmanagement (BEM)** basiert auf einer Betriebsvereinbarung und sieht ein zweistufiges Vorgehen vor. In der ersten Stufe führen die Betriebsärzt*innen mit Mitarbeitenden, die das Angebot des BEM angenommen haben (rund 45 % der BEM-Fälle) ein sog. **BEM-Erstgespräch**. Inhalt des Gesprächs ist die Klärung der gesundheitlichen Hintergründe der Arbeitsunfähigkeit, der bisherigen medizinischen Maßnahmen und der Frage, ob und welche Auswirkungen die Erkrankung(en) auf den aktuellen Arbeitsplatz haben. Sofern unternehmensseitige Maßnahmen zur Reintegration notwendig sind, werden diese im zweiten Schritt in einer **BEM-Runde** unter Beteiligung der Betroffenen, Vorgesetzten, Personalabteilung, Betriebsrat und der Betriebsärzt*innen diskutiert und umgesetzt. Durch die frühzeitige, von den BEM-Teilnehmenden als sehr positiv und wertschätzend angesehene Einbindung der Betriebsärzt*innen ist sichergestellt, dass in die teils komplexen Lösungsfindungen stets das betriebsärztliche Know-how einfließen kann. Auswertungen des Krankheitsspektrums zeigen, dass bei beiden Reintegrationsmaßnahmen insbesondere psychische Erkrankungen und Muskel-Skelett-Erkrankungen im Vordergrund stehen, gefolgt von Herz-Kreislauf-Erkrankungen und Tumorerkrankungen. In der Praxis zeigt sich insbesondere bei Langzeiterkrankungen immer wieder, dass es an den Schnittstellen der einzelnen medizinisch-rehabilitativen Versorgungssysteme bzw. der trägerübergreifenden Vernetzung zu signifikanten Zeitverzögerungen kommen kann. Die Folge sind verlängerte Krankheitsphasen, teilweise einer Verschlechterung der gesundheitlichen Situation der Betroffenen und nicht zuletzt eine finanzielle Mehrbelastung der Unternehmen und des Sozialsystems. Die Erfahrungen zeigen auch, dass in einer sich schnell verändernden Arbeitswelt die Reintegration von Langzeiterkrankten umso schwieriger ist, je länger eine krankheitsbedingte Abwesenheit dauert.

# 4 Das Konzept der betriebsärztlichen Frühberatung

Die Fehlzeitenberichte der wichtigsten gesetzlichen Krankenversicherer für unser Unternehmen ergeben für 2023 folgendes Bild: Annähernd ein Viertel der AU-Tage wurde durch Ausfallzeiten bis zu einer Woche verursacht. Da hier sehr häufig Atemwegserkrankungen oder kurzzeitige orthopädische Probleme ursächlich sind, ergeben sich nur wenige, vorwiegend präventive Ansätze betrieblicher Gesundheitsmaßnahmen (z. B. das Angebot von Grippeimpfungen, ergonomische Arbeitsplatzgestaltung). Rund ein Drittel der AU-Tage war durch AU-Fälle über sechs Wochen Dauer bedingt, bei dem das Konzept des Betrieblichen Eingliederungsmanagements (BEM) greift. Mehr als 40 % der AU-Tage wurde durch AU-Fälle mit einer Dauer von einer bis sechs Wochen verursacht. Da hierfür bisher kein innerbetriebliches Instrument zur Unterstützung dieser Mitarbeitenden existierte, erarbeiteten die Betriebsärzt*innen 2017 das **Konzept der betriebsärztlichen Frühberatung**, das nach Verabschiedung im Arbeitskreis Gesundheit implementiert werden konnte und im Folgenden vorgestellt werden soll. Inhalt des Konzepts ist es, arbeitsunfähig erkrankten Beschäftigten mit Fehlzeiten über zwei Wochen **ein betriebsärztliches Beratungsangebot** zu machen, um insbesondere bei Erkrankungen mit Auswirkung auf den Arbeitsplatz dazu beizutragen, zeitnah die bestmögliche medizinisch-rehabilitative Versorgung zu unterstützen, dadurch die Beschäftigungsfähigkeit schneller wiederherzustellen und eine frühzeitige Rückkehr an den Arbeitsplatz zu ermöglichen. Auf Basis der Arbeitsunfähigkeitszeiten, die von der Personalabteilung erfasst werden, erhalten Mitarbeitende mit Ausfallzeiten über zwei Wochen von den Betriebsärzt*innen ein standardisiertes Schreiben. Darin werden Sinn und Zweck des Beratungsangebots erläutert und die Beschäftigten gebeten, mit einem formalisierten Rückmeldebogen zu signalisieren, ob sie das Angebot annehmen möchten. Besonders betont wird in dem Schreiben, dass es ein rein betriebsärztliches Angebot ist und es den Beschäftigten freisteht, dieses Angebot anzunehmen oder abzulehnen und dass aus einer eventuellen Ablehnung keinerlei Nachteile entstehen. Im Falle einer ausbleibenden Rückmeldung wird daher auch nichts weiter unternommen. Alle in diesem Zusammenhang stehenden Informationen verbleiben bei den Betriebsärzt*innen und werden nur dort dokumentiert. Sofern der Wunsch nach einer Beratung zurückgemeldet wird, nehmen die Betriebsärzt*innen innerhalb von maximal drei Tagen Kontakt mit den Betroffenen auf und verschaffen sich in den Gesprächen zunächst einen Überblick über die vorliegende(n) Erkrankung(en) und die bisher eingeleiteten Maßnahmen. Dabei wird auch herausgearbeitet, ob ein Bezug der Erkrankung(en) zum Arbeitsplatz besteht, ob weitere medizinisch-rehabilitative Maßnahmen erforderlich sind und/oder bereits initiiert wurden. Je nach Situation können die Betriebsärzt*innen dann ganz konkrete Unterstützung anbieten, zum Beispiel gemeinsam mit dem Beschäftigten Anträge für eine medizinische Rehabilitation bei der Deutschen Rentenversicherung stellen. Die genaue Kenntnis der Arbeitsplätze sowie die guten betriebsärztlichen Kontakte zu den Ansprechpartner*innen bei den Rentenversicherungsträgern helfen dabei, auf die Arbeitsplatzsituation zugeschnittene Anträge zu formulieren und bereits im Vorfeld aufkommende Fragen zu erörtern. Die direkte Übermittlung der vollständigen Reha-Anträge an die zuständigen Stellen trägt darüber hinaus zu einer sehr kurzen Bearbeitungszeit bei, die zwischen zwei und maximal 14 Tagen liegt. Im Falle einer bestehenden Arbeitsunfähigkeit trägt dieses beschleunigte, betriebsärztlich initiierte Reha-Verfahren mit dazu bei, Arbeitsunfähigkeitszeiten zu verkürzen. In der medizinischen Versorgung stellen oftmals auch längere Wartezeiten auf Facharzttermine ein Problem dar. In solchen Fällen erhalten die Betroffenen die Empfehlung, sich an die Krankenkassen oder die Terminservicestellen der kassenärztlichen Vereinigungen zu wenden, um Unterstützung bei der Terminvereinbarung zu erhalten. Den meisten Beschäftigten sind diese Möglichkeiten unbekannt. Im Zuge der Frühberatungsgespräche können zur Unterstützung des Behandlungskonzeptes auch Angebote aus den unternehmensinternen Gesundheitsprogrammen empfohlen werden. Sofern sich zu diesem ersten Beratungszeitpunkt bereits abzeichnet, dass eine innerbetriebliche Lösung für die Weiterbeschäftigung gefunden werden muss, kann in Absprache mit dem Mitarbeiter frühzeitig ein Präventionsgespräch nach § 167 SGB IX initiiert werden. Die Mitarbeiter werden im weiteren Verlauf kontinuierlich bis zur Reintegration weiterbetreut, um bei aufkommenden Problemen frühzeitig Lösungen zu suchen.

## 5 Daten zur betriebsärztlichen Frühberatung

Durchschnittlich 8 % der Beschäftigten pro Jahr sind länger als 14 Tage arbeitsunfähig und erhalten daher das Angebot der betriebsärztlichen Frühberatung. 2024 nahmen rund 25 % der kontaktierten Mitarbeiter*innen das Angebot an, 54 % davon waren weiblich, 45 % männlich, was in etwa der Belegschaftsstruktur entspricht. 2 % der Teilnehmer*innen waren in der Altersgruppe bis 29 Jahre, 18 % in der Altersgruppe 30 bis 39 Jahre, 27 % in der Altersgruppe 40 bis 49 Jahre, 39 % waren zwischen 50 und 59 Jahre alt und 14 % älter als 60 Jahre. Generell ist in den letzten Jahren ein Anstieg der Teilnehmenden aus den Altersgruppen über 50 Jahren zu verzeichnen. Die zugrundeliegenden Erkrankungen erstreckten sich auf orthopädische (42 %), psychische (29 %), innere (17 %), neurologische (5 %), Tumor- (4 %) und sonstige Erkrankungen (3 %). Bei rund einem Drittel der Erkrankungen war eine Auswirkung auf den Arbeitsplatz gegeben, davon waren 39 % psychische Erkrankungen, 29 % orthopädische Erkrankungen, 18 % internistische Erkrankungen, 8 % neurologische Krankheiten, 2 % Tumorerkrankungen und 4 % andere Erkrankungen. Inhaltlich erstreckten sich mehr als der Hälfte (58 %) der Frühberatungsgespräche auf das konkrete weitere Vorgehen und die sinnvolle Abfolge von medizinisch-rehabilitativen Maßnahmen, weitergehende Empfehlungen bezogen sich auf die Durchführung einer stufenweisen Wiedereingliederung (21 %), die Ausstattung des Arbeitsplatzes (19 %), die Einschleusung in unser psychotherapeutisches Kurzinterventionsprogramm (18 %), auf Anträge für medizinische Rehabilitationsleistungen (12 %), das Präventionsprogramm RV Fit der Deutschen Rentenversicherung (2 %) oder sonstige Maßnahmen (4 %).

## 6 Erkenntnisse und weitere Maßnahmen

Eine 2022 durchgeführte Evaluation, die sich auf Inhalt und Ablauf der betriebsärztlichen Frühberatung bezog, ergab, dass Teilnehmer*innen das Angebot als sehr positiv und wertschätzend empfinden, die persönliche und umfassende Beratung und Unterstützung als sehr hilfreich bewerten und sie die Frühberatung auch Kolleg*innen weiterempfehlen würden. Aus den oben beschriebenen Inhalten der Beratungen ist erkennbar, wie bedeutsam eine Lotsenfunktion durch Betriebsärzt*innen ist, die mit dem Wissen um Kontextfaktoren und Anforderungen der Arbeitsplätze die Möglichkeiten der verschiedenen medizinisch-rehabilitativen Maßnahmen einschätzen und ganz konkret und zeitnah Unterstützung anbieten können. Dazu benötigen sie eine gute interne Vernetzung, müssen aber auch mit niedergelassenen Ärzt*innen, Krankenkassen, ambulanten Fachdiensten und den Trägern der Deutschen Rentenversicherung gute Kontakte unterhalten. Die frühzeitige Steuerung und konkrete, zeitnahe Unterstützung tragen mit dazu bei, den Anteil der häufig durch systembedingte Wartezeiten verlängerten Arbeitsunfähigkeitszeiten zu reduzieren. Auch die in letzter Zeit von einigen Krankenkassen verstärkt angebotenen Terminvermittlungsservices für Ärzt*innen/Fachärzt*innen unterstützen dabei. Diese Verkürzung von Arbeitsunfähigkeitszeiten trägt bei manchen Erkrankungen – zum Beispiel psychischen Störungen, die per se mit deutlich längeren Arbeitsunfähigkeitszeiten einhergehen als andere Erkrankungen – auch zur Verringerung des Risikos einer Chronifizierung bei. Nicht zuletzt können auch die Gesamtkosten durch Arbeitsunfähigkeit reduziert werden. Niedergelassene Ärzt*innen sind häufig dankbar, wenn Reha-Anträge in Kooperation mit Betriebsärzt*innen erstellt werden, die aufgrund der Arbeitsplatzkenntnis eine detaillierte Beschreibung der arbeitsplatzbezogenen Anforderungen und Belastungen beisteuern können, wodurch eine passgenaue Ausrichtung der Reha-Inhalte ermöglicht wird. Wenn Betriebsärzt*innen die Reha-Anträge auch noch direkt an die zuständigen Stellen bei den Rentenversicherungen weiterleiten, beschleunigt dies zusätzlich das Antragsverfahren und verkürzt Wartezeiten. Orthopädische, psychische und internistische Erkrankungen sind sowohl bei den betriebsärztlichen Frühberatungen als auch in den BEM-Verfahren die häufigsten Krankheitsarten. Dass rund ein Drittel davon auch eine Auswirkung auf den Arbeitsplatz hatte und sich 42 % unserer Empfehlungen darauf bezogen, bestärkt uns darin, unser betriebsärztliches Know-how in die Entwicklung eines individuellen Behandlungs- und Reintegrationsplans einzubringen. Auffallend ist, dass 53 % der Beschäftigten, die eine Frühberatung in Anspruch genommen haben, älter als 50 Jahre sind und 67 % der Erkrankungen mit Auswirkungen auf den Arbeitsplatz ebenfalls in dieser Altersgruppe angesiedelt sind, obwohl nur 34 % aller Beschäftigten im Unternehmen dieser Altersgruppe angehören. Hingegen sind die jüngeren Altersgruppen bei der Frühberatung eher unterrepräsentiert. Unsere Analyse hat auch ergeben, dass in der Altersgruppe ab 50 Jahren tendenziell eher komplexere und/oder chronische Erkrankungen zu finden sind. Insgesamt lohnt es sich aus unserer Sicht, eine betriebsärztliche Frühberatung anzubieten, weil wir unser arbeitsmedizinisches Wissen in die Entwicklung eines passenden medizinisch-rehabilitativen Gesamtkonzepts einbringen und dadurch zur Optimierung der Reintegrationsergebnisse beitragen können. Wenn sich Betriebsärzt*innen als Ansprechpartner auch für diese Themen verstehen, können sie ihre Rolle im und für Unternehmen signifikant ausbauen und leisten einen Beitrag, systembedingte Wartezeiten, die oftmals Teil der Gesamtarbeitsunfähigkeitszeiten sind, zu verkürzen und Verfahren zu beschleunigen, wodurch letztlich auch die Kosten von Arbeitsunfähigkeit reduziert werden können. Dazu ist als nächster Schritt eine ökonomische Evaluation der betriebsärztlichen Frühberatung geplant.

# 7 Quellen

Dehl, T., Hildebrandt, S., Zich, K., Nolting, H.-D. (2024): Gesundheitsreport 2024, Andreas Storm (Hrsg.), Berlin: medhochzwei Verlag.

# Teil XII: Trendthemen

# Personalisierte Gesundheitsförderung statt Gießkannenprinzip: KI im BGM

*Petra Hagel*

## 1 Einleitung

Die Bedeutung des Betrieblichen Gesundheitsmanagements (BGM) und der Betrieblichen Gesundheitsförderung (BGF) hat in den letzten Jahren stark zugenommen. Unternehmen erkennen zunehmend, dass der Gesundheitszustand ihrer Mitarbeiter[16] nicht nur deren Wohlbefinden beeinflusst, sondern auch direkt mit der Leistungsfähigkeit und Produktivität des Unternehmens zusammenhängt (Badura et al., 2019).

Wie kann die Zukunft aussehen? Wie wird sich die Rolle von Gesundheitsmanagern verändern? Der Gesundheitszustand der Belegschaft wird zunehmend als strategisches Gut betrachtet. Besonders die Digitalisierung, gepaart mit dem fortschreitenden Einsatz von Künstlicher Intelligenz (KI), hat neue Potenziale in der BGF eröffnet. KI-basierte Tools, Wearables und datengetriebene Modelle bieten Unternehmen die Möglichkeit, Gesundheitsstrategien nicht nur präventiv, sondern auch personalisiert und datengestützt umzusetzen (Rieger et al., 2021).

Welche Rolle wird KI in der BGF der Zukunft spielen und wie kann sie dazu beitragen, die Arbeitswelt gesünder und effizienter zu gestalten? In der aktuellen Arbeitswelt ist Stress ein zentrales Thema. Laut einer Gallup-Studie empfinden 41 % der befragten Beschäftigten ihre Arbeitswelt als stark belastend (Gallup, 2023). Die Einführung von KI-gestützten Gesundheitsprogrammen könnte der Schlüssel sein, um der wachsenden Stressbelastung entgegenzuwirken.

Gern möchte ich daher nachfolgend einen „Blick in die Glaskugel" werfen und ein paar Ideen und Impulse zu Möglichkeiten der BGF der Zukunft geben. Ein zentraler Aspekt dieser Entwicklung könnte die Verschiebung von der traditionellen BGF (tBGF) hin zur personalisierten BGF (pBGF) sein, die noch stärker auf die individuellen Bedürfnisse der Mitarbeiter eingeht.

16 Hinweis: In dem Text wird zur besseren Lesbarkeit die männliche Form gewählt, es sind alle Geschlechter gleichermaßen gemeint.

# 2 Zukunftsvision: personalisierte Betriebliche Gesundheitsförderung (pBGF)

Während die tBGF noch oft universelle Programme wie Fitnesskurse oder Gesundheitstipps umfasst, steht die BGM-Branche vor einer revolutionären Veränderung. Die Zukunft könnte der pBGF gehören. Der Unterschied von pBGF und tBGF besteht darin, dass jeder Mitarbeiter individuell betrachtet wird. BGF wird nicht mehr auf allgemeine Maßnahmen abgestellt, sondern berücksichtigt die persönlichen Gesundheitsdaten, Lebensstilfaktoren und psychischen Belastungen eines jeden Mitarbeiters (WHO, 2020; Becker & Schmid, 2022).

Die Nutzung von KI und Wearables wird in dieser neuen Ära eine zentrale Rolle spielen. So könnten Wearables, die nicht nur körperliche Daten, sondern auch Informationen zu Schlafqualität und Stresslevels liefern, in Kombination mit KI-basierten Analysen eine noch genauere, personalisierte Gesundheitsstrategie ermöglichen (Steinhilber et al., 2020).

Diese Ansätze würden durch Machine Learning unterstützt, das Muster in den Daten erkennen und Vorhersagen zur zukünftigen Gesundheitsentwicklung eines Mitarbeiters treffen kann. Dies könnte die Grundlage für eine hochgradig individualisierte Betreuung bieten, die präventive Maßnahmen schon dann ergreift, wenn erste Anzeichen einer Gesundheitsproblematik auftauchen (Topol, 2019).

Ein weiterer Vorteil der pBGF wäre die verstärkte Einbindung der Mitarbeiter in den Prozess. Durch den Einsatz von Apps und digitalen Tools könnten Mitarbeiter jederzeit auf ihre Gesundheitsdaten zugreifen und selbst entscheiden, welche Maßnahmen sie umsetzen möchten. Eine Plattform könnte etwa personalisierte Fitnesspläne, Ernährungsberatung oder mentale Gesundheitsangebote bereitstellen, die automatisch an die jeweilige Person und ihre Bedürfnisse angepasst werden (Digitale Gesundheitsanwendungen Verzeichnis, BfArM, 2024).

# 3 Herausforderungen und ethische Fragestellungen

Die Nutzung von KI-gestützten Tools und Wearables in der BGF ist zweifelsohne ein aufstrebender Trend. Trotz der positiven Aspekte dieser Technologien gibt es auch kritische Stimmen, die auf potenzielle Risiken hinweisen (Zink, 2021). Mit der zunehmenden Nutzung von KI und digitalen Tools in der BGF treten auch neue Herausforderungen auf, insbesondere im Bereich des Datenschutzes und der ethischen Fragestellungen.

Die umfassende Erfassung und Analyse von Gesundheits- und Betriebsdaten könnten zu Bedenken führen. Mitarbeiter könnten befürchten, dass ihre persönlichen Gesundheitsdaten missbraucht oder nicht sicher genug aufbewahrt werden (Brall et al., 2020). Besonders in Deutschland, mit seiner strengen Datenschutzgesetzgebung, müssen Unternehmen sicherstellen, dass sie die Datenschutzbestimmungen (wie die DSGVO) einhalten.

Die Datensicherheit wäre dabei nicht nur eine Frage der rechtlichen Einhaltung, sondern auch des Vertrauens. Umso wichtiger würde es sein, dass Unternehmen transparente Informationen darüber geben, wie Mitarbeiterdaten verarbeitet und dass diese Informationen ausschließlich für Zwecke der BGF genutzt werden (Datenschutzkonferenz, 2023).

Die Implementierung solcher Technologien erfordert klare und verbindliche Regelungen, um das Vertrauen der Mitarbeiter nicht zu gefährden. Gleichzeitig wäre es Aufgabe der Arbeitnehmervertreter sicherzustellen, dass die Rechte der Mitarbeiter gewahrt bleiben und keine negativen Auswirkungen auf die Arbeitsbedingungen entstehen (Däubler, 2022).

# 4 Gesundheit fördern oder totale Kontrolle?

Die ständige Überwachung durch Wearables und KI-Systeme könnte zu einem Gefühl der Kontrolle und Überwachung bei den Mitarbeitern führen, was das Vertrauen in den Arbeitgeber beeinträchtigen kann. Es wäre daher unerlässlich, dass Unternehmen transparente Richtlinien zum Umgang mit Gesundheitsdaten entwickeln und sicherstellen, dass die Privatsphäre der Mitarbeiter gewahrt bleibt (Ethikrat, 2023).

Ein weiterer kritischer Punkt wäre die potenzielle Diskriminierung durch algorithmische Entscheidungen. Wenn KI-Systeme auf Basis von Gesundheitsdaten Entscheidungen treffen würden, bestünde die Gefahr, dass bestimmte Mitarbeitergruppen benachteiligt werden, insbesondere wenn die zugrunde liegenden Daten Vorurteile oder Ungenauigkeiten enthalten (O'Neil, 2016).

# 5 Die Zukunft des Betrieblichen Gesundheitsmanagements (BGM) und der Rolle der Betrieblichen Gesundheitsmanager

Die BGF wird sich in den nächsten Jahren stark weiterentwickeln. KI und datengetriebene Tools bieten Unternehmen die Möglichkeit, präventive Maßnahmen zielgerichteter und individueller umzusetzen.

Besonders vielversprechend wäre dabei der Trend hin zur pBGF, bei der jeder Mitarbeiter als Individuum betrachtet wird. Mit dem Übergang zur pBGF würde sich auch die Rolle der Gesundheitsmanager grundlegend verändern.

Während bisher das Erheben von Kennzahlen und die Steuerung von gesundheitsförderlichen und -gefährdenden Einflüssen im Betrieb im Vordergrund stand, könnte in Zukunft ein viel stärkerer Fokus auf datenbasierte Analyse, strategische Planung und individualisierte Interventionen gelegt werden.

Sollte sich dies so entwickeln, müssten Gesundheitsmanager zunehmend zu Datenanalysten, Ethikberatern und Change Managern werden. Sie müssten in der Lage sein, mit digitalen Tools, KI-Systemen und Wearables umzugehen, diese zu interpretieren und daraus gesundheitsförderliche Maßnahmen für Einzelpersonen und Teams abzuleiten. Das erfordert neue Kompetenzen in den Bereichen Datenschutz, algorithmische Fairness und digitaler Kommunikation (Becker & Schmid, 2022).

Zudem würde sich das BGM insgesamt strategischer ausrichten. Der Fokus verlagert sich weg von punktuellen Aktionen hin zu einem ganzheitlichen, kontinuierlichen Gesundheitsmonitoring. Die Integration von Gesundheitsförderung in Unternehmensprozesse und Führungskultur wird noch wichtiger.

Ein weiterer Aspekt wäre die Rolle als Vermittler zwischen Technologie und Mensch. Gesundheitsmanager müssten nicht nur technologische Lösungen einsetzen, sondern diese auch verständlich und vertrauenswürdig vermitteln. Sie würden zu zentralen Akteuren, wenn es darum geht, Transparenz zu schaffen, Akzeptanz aufzubauen und ethische Leitlinien im Umgang mit Gesundheitsdaten zu etablieren:

- Gesundheitsmanager würden stärker technologie- und datengetrieben arbeiten.
- Neue Kompetenzen in KI, Datenschutz und ethischer Entscheidungsfindung würden essenziell.
- Die Rolle würde sich von „Maßnahmenverwalter" zu „strategischem Gesundheitsarchitekt" wandeln.
- BGM wäre interdisziplinärer und prozessorientierter – eingebettet in die digitale Unternehmenskultur.

Abschließend bleibt festzuhalten, dass die Nutzung von KI und digitalen Gesundheitslösungen in der BGF ein enormes Potenzial bietet – doch es bleibt spannend, wie diese Technologien weiterentwickelt und in der Praxis umgesetzt werden.

Insbesondere die Frage, wie Datenschutz und ethische Bedenken in Einklang mit innovativen Technologien gebracht werden können, wird die künftige Entwicklung des Betrieblichen Gesundheitsmanagements maßgeblich beeinflussen.

# 6 Quellen


Badura, B., Ducki, A., Schröder, H., Klose, J., & Meyer, M. (2019). Betriebliches Gesundheitsmanagement – Ein Leitfaden für die Praxis. Springer.

Gallup (2023). State of the Global Workplace Report. www.gallup.com

Rieger, M. A., et al. (2021). Künstliche Intelligenz in der Gesundheitsförderung. Public Health Forum, 29 (1), S. 12–16.

WHO (2020). Healthy Workplaces: A Model for Action.

Becker, S., & Schmid, U. (2022). Personalisierung durch KI im BGM. Zeitschrift für Arbeitswissenschaft, 76 (3), S. 189–200.

Steinhilber, B., et al. (2020). Digitalisierung in der Gesundheitsförderung. Bundesgesundheitsblatt, 63, S. 1349–1357.

Topol, E. (2019). Deep Medicine: How Artificial Intelligence Can Make Healthcare Human Again. Basic Books.

Brall, C., Schröder-Bäck, P., & Maeckelberghe, E. (2020). Ethics in Digital Health. European Journal of Public Health, 30 (3), S. 27–31.

Datenschutzkonferenz (2023). Orientierungshilfe zur Verarbeitung personenbezogener Daten durch Wearables im Beschäftigungsverhältnis.

Däubler, W. (2022). Betriebsrat und Datenschutz: Rechte und Pflichten bei neuen Technologien. Bund Verlag.

Ethikrat (2023). Mensch und Maschine – Herausforderungen durch Künstliche Intelligenz.

O'Neil, C. (2016). Weapons of Math Destruction. Crown Publishing Group.

BfArM (2024). Verzeichnis digitaler Gesundheitsanwendungen (DiGA). https://diga.bfarm.de

# Barrieren abbauen, Beteiligung erhöhen: Digitalisierung und Künstliche Intelligenz im BGM

*Roman Klare*

## 1 Einleitung

Gesundheitsfördernde Maßnahmen scheitern häufig an der Realität des Arbeitsalltags: In einem eng getakteten Zeitplan bleibt kaum Raum für Pausen und Entspannung. Sprachbarrieren können die Teilnahme an Gesundheitsmaßnahmen zusätzlich erschweren. Mitarbeitende wissen in vielen Fällen gar nicht um die Angebote des Betrieblichen Gesundheitsmanagements (BGM) oder können diese nicht nutzen, da sie die Inhalte nicht verstehen.

Die Digitalisierung und insbesondere Künstliche Intelligenz (KI) bieten neue Möglichkeiten, um das Betriebliche Gesundheitsmanagement zielgerichteter, zugänglicher und effizienter zu gestalten. Digitale Tools helfen zum Beispiel, sprachliche Barrieren zu überwinden, personalisierte Inhalte bereitzustellen und Hemmschwellen abzubauen. Auch administrative Prozesse lassen sich mit Hilfe von KI-basierten Lösungen automatisieren. Dadurch kann es gelingen, mehr Mitarbeitende zu erreichen, passgenaue Angebote zu schaffen und die Gesundheit im Team nachhaltig zu fördern.

Einige Unternehmen haben diese Vorteile bereits erkannt. Für eine Studie des Instituts für Betriebliche Gesundheitsberatung (IFBG) und der Techniker Krankenkasse wurden rund 1.100 Unternehmen befragt. Rund die Hälfte gab an, bereits digitale Angebote wie beispielsweise Online-Coachings oder digitale Gesundheitsberatung in ihr BGM zu integrieren (vgl. IFBG 2022, S. 20).

Angesichts des demografischen Wandels gewinnt die Künstliche Intelligenz zunehmend an Bedeutung. Um den fortschreitenden Fachkräftemangel im Gesundheitswesen abzufedern, planen 39 Prozent der Führungskräfte Investitionen in KI. Die Technologie soll dabei helfen, Ergebnisse vorherzusagen und Entscheidungen zu unterstützen (vgl. Philips 2023, S. 7).

Das folgende Kapitel beleuchtet die unterschiedlichen Einsatzfelder von Digitalisierung und KI im BGM und zeigt, welches Potenzial in den neuen Technologien steckt. Wir blicken auf die Chancen der KI, aber weisen auch darauf hin, welche Herausforderungen BGM-Verantwortliche im Blick behalten müssen, um ihre Gesundheitsangebote transparent, datenschutzkonform und zugänglich zu gestalten.

# 2 Einsatzfelder Künstlicher Intelligenz im BGM

Übersetzungen und Texterstellungen, Datenanalysen oder die Automatisierung administrativer Tätigkeiten – die KI verfügt über eine große Bandbreite an Anwendungsmöglichkeiten. Die folgenden Beispiele zeigen, wie KI Gesundheitsangebote optimieren und BGM-Verantwortliche bei der Organisation unterstützen kann.

## 2.1 Sprachbarrieren überwinden

In vielen Betrieben arbeiten Menschen mit unterschiedlichen sprachlichen Hintergründen. Allein im Jahr 2023 waren in Deutschland rund 12,4 Millionen Menschen mit Migrationshintergrund erwerbstätig (vgl. Statistisches Bundesamt 2025). Umso wichtiger ist es, Informationen für alle zugänglich zu machen. KI-gestützte Übersetzungsfunktionen leisten dabei eine wertvolle Unterstützung:

- Echtzeit-Übersetzungen ermöglichen es, Gesundheitsinformationen in unterschiedlichen Sprachen zur Verfügung zu stellen.
- Interaktive Chatbots beantworten Fragen in mehreren Sprachen.
- Audio-Funktionen unterstützen Mitarbeitende mit geringer Lesekompetenz oder Sehbeeinträchtigungen.

Die Vorteile: Gerade in Arbeitsumfeldern wie der Pflege, wo viele Beschäftigte über keine oder nur geringe Deutschkenntnisse verfügen, können KI-gestützte Übersetzungsfunktionen für eine bessere Verständlichkeit und eine höhere Beteiligung sorgen.

## 2.2 Persönliche Ansprache und Motivation

KI-Systeme arbeiten datenbasiert. Indem sie Nutzungsdaten und Feedback analysieren und auswerten, können sie helfen, Gesundheitsangebote passgenau auf die Bedürfnisse der Mitarbeitenden zuzuschneiden. Sie können den einzelnen Personen beispielsweise Inhalte vorschlagen, die tatsächlich relevant sind:

- Mitarbeitende sitzen überwiegend am Schreibtisch: Bewegungstipps bringen Schwung in den Arbeitsalltag.
- Hohe Stressbelastung: Empfehlungen für Entspannungsübungen können helfen.
- Nachtschichten: Tipps für einen erholsamen Schlaf sind in dieser Zielgruppe besonders relevant.

- Körperlich anstrengende Tätigkeit: In diesem Fall sind Anleitungen für ergonomisches Arbeiten sinnvoll.

Solche personalisierten Empfehlungen tragen dazu bei, dass Mitarbeitende Gesundheitsangebote eher nutzen.

Gamification-Elemente sowie regelmäßige Erinnerungen erhöhen die Motivation zusätzlich. KI ermöglicht es, Mitarbeitende zum passenden Zeitpunkt, in einer angenehmen Frequenz und in der richtigen Tonalität zu anzusprechen. Automatisierte Push-Nachrichten wie – „Du hast dein Schrittziel für fünf Tage in Folge erreicht" – fördern die langfristige Teilnahme und steigern die Wirksamkeit von BGM-Maßnahmen spürbar.

## 2.3 Gesundheitsmaßnahmen datenbasiert optimieren

KI analysiert, wie Gesundheitsangebote angenommen werden, wo es Verbesserungsbedarf gibt und welche Themen besonders relevant sind. Durch die Analyse von Nutzungsdaten, Gesundheitschecks oder Feedback lassen sich Muster und Trends erkennen: Ist beispielsweise in bestimmten Abteilungen oder bei bestimmten Tätigkeiten das Stresslevel der Mitarbeitenden erhöht? BGM-Verantwortliche können diese Erkenntnisse sinnvoll nutzen und beispielsweise ein Frühwarnsystem für Überlastungen in der Belegschaft etablieren.

KI kann jedoch nicht nur helfen, gesundheitliche Probleme und Belastungen frühzeitig zu erkennen, sondern auch sinnvolle Präventionsmaßnahmen vorschlagen. So lassen sich Maßnahmen gezielt anpassen und dort einsetzen, wo sie den größten Nutzen haben. Das steigert die Wirksamkeit des BGM.

## 2.4 Mentale Gesundheit niederschwellig fördern

Psychische Belastungen am Arbeitsplatz sind schwer zu erkennen und häufig mit Scham verknüpft. Betroffene Personen trauen sich daher meist nicht, offen über ihre mentale Gesundheit zu sprechen. Unternehmen können mit Hilfe von KI niederschwellige Unterstützungsangebote schaffen. KI-gestützte Chatbots oder digitale Assistenten können eine erste Hilfestellung geben. Sie sind rund um die Uhr erreichbar und liefern erste Antworten auf häufig auftauchende Fragen. Die betroffenen Personen bleiben dabei anonym. In dringenden Fällen ist eine Weiterleitung an die passende Ansprechperson im Unternehmen möglich. Unternehmen können somit Hemmschwellen abbauen und dazu beitragen, die mentale Gesundheit in der Belegschaft zu stärken.

### 2.5 Im BGM-Alltag entlasten

Auch hinter den Kulissen unterstützt KI das BGM-Team. Planung, Organisation und Auswertung von Gesundheitsmaßnahmen liefen bisher manuell ab und nahmen viel Zeit in Anspruch. Mit Hilfe von digitalen Tools und KI lassen sich diese administrativen Prozesse automatisieren oder beschleunigen.

In folgenden Bereichen kann KI beispielsweise sinnvoll unterstützen:

- Generieren von Ideen für Maßnahmen und Angebote
- Erstellen von Textvorschlägen für Newsletter, Kampagnen, FAQs oder Challenges
- Beantwortung von wiederkehrenden Fragen via Gesundheits-Chatbot
- Zielgruppengerechte Bearbeitung von Inhalten
- Automatisierte Terminplanung und Prüfung von Verfügbarkeit
- Senden von Benachrichtigungen und Terminerinnerungen
- Automatisierte Anpassungen im System

Das Ergebnis: BGM-Verantwortliche sparen nicht nur Zeit und senken die Fehlerquote, sondern gewinnen durch die KI-Unterstützung freie Kapazitäten. Sie können diese beispielsweise für die strategische Weiterentwicklung des BGM nutzen und neue Gesundheitsmaßnahmen auf den Weg bringen.

## 3 Datenschutzrechtliche Anforderungen

KI bietet viele Vorteile für das Betriebliche Gesundheitsmanagement. Doch der Einsatz muss sorgfältig geplant und umgesetzt werden, um das Vertrauen der Mitarbeitenden nicht zu verspielen. Im Betrieblichen Gesundheitsmanagement agieren wir täglich mit sensiblen Daten. Die eingesetzten KI-Systeme müssen daher strikt die Anforderungen der DSGVO erfüllen. Die Daten sollten so anonymisiert sein, dass sie keinerlei Rückschlüsse auf einzelne Personen zulassen.

Mitarbeitende müssen darüber informiert sein, welche Daten erfasst werden und wie diese verwendet werden. Diese Transparenz schafft Vertrauen und erhöht die Akzeptanz gegenüber KI-Lösungen im Gesundheitsmanagement.

## 3.1 Technologische Veränderungen kommunizieren

Die Einführung KI-gestützter Tools im BGM verändert Prozesse und Routinen. Damit neue digitale Gesundheitsangebote erfolgreich angenommen werden, sollten Unternehmen auf ein durchdachtes Change Management setzen. Sie können Mitarbeitende mitnehmen und Akzeptanz schaffen, indem sie zum Beispiel:

- Offen kommunizieren: Um Vertrauen aufzubauen, sollten Unternehmen ihre Mitarbeitenden frühzeitig über geplante Neuerungen informieren und Ängste und Widerstände ernst nehmen.
- Schulungen anbieten: Verschiedene Erklärformate – ob in Präsenz oder online – können helfen, neue Technologien besser zu verstehen und anwenden zu können.
- Interne Multiplikatoren gewinnen: Mitarbeitende können sich meist untereinander am besten motivieren und für neue Angebote begeistern.

Nur wenn alle Beteiligten den Nutzen der KI verstehen und sich mitgenommen fühlen, können die digitalen Gesundheitsangebote ihre Wirkung vollständig entfalten. Change Management und eine offene Kommunikation sind daher wichtige Erfolgsfaktoren.

# 4 Fazit: Mit KI zu einem wirksameren BGM

KI ist kein Ersatz für menschliche Zuwendung – aber sie kann BGM-Angebote zielgerichteter, inklusiver und effizienter machen. Wer digitale Tools und KI sinnvoll einsetzt, erreicht mehr Mitarbeitende, erhöht die Nutzung von Gesundheitsangeboten und fördert nachhaltig die physische wie mentale Gesundheit im Unternehmen.

Wichtig ist: Der Einsatz von KI im BGM muss sorgfältig geplant werden. Dabei müssen Datenschutz, Transparenz und die Bedürfnisse der Mitarbeitenden im Fokus stehen. Gelingt das, eröffnet die KI neue Wege, um BGM wirkungsvoll, niedrigschwellig und individuell zu gestalten.

# 5 Quellen

Philips (2023): Future Health Index: Taking healthcare everywhere, www.philips.com/c-dam/corporate/newscenter/global/future-health-index/report-pages/experience-transformation/2023/first-draft/philips-future-health-index-2023-report-taking-healthcare-everywhere-global.pdf [abgerufen am: 21.05.2025].

Statistisches Bundesamt 2025: Bevölkerung mit und ohne Migrationshintergrund in Deutschland nach Beteiligung am Erwerbsleben im Jahr 2024, https://de.statista.com/statistik/daten/studie/3384/umfrage/bevoelkerung-mit-migrationshintergrund-nach-beteiligung-am-erwerbsleben/#:~:text=Im%20Jahr%202023 %20gab%20es,gerichtete%20T%C3 %A4tigkeit%20aus%C3 %BCben%20oder%20suchen [abgerufen am: 23.05.2025].

IFBG (2022): #whatsnext – Gesund arbeiten in der hybriden Arbeitswelt, www.ifbg.eu/wp-content/uploads/2023/03/Studie-whatsnext2022.pdf [abgerufen am: 11.05.2025].

# Chronobiologie zur Gestaltung von menschengerechter Arbeit

*Thomas Kantermann*

**Abstract:** Gründe für menschengerechte Arbeit sind leicht nachvollziehbar, berücksichtigen jedoch oftmals biologische Faktoren zu wenig. Dies ist wichtig, denn Gesundheit und Leistungsfähigkeit basieren auf zeitlich abgestimmten biologischen Prozessen der inneren Uhr, die durch Zeitgeber reguliert wird. Nichtbeachtung dieser Zusammenhänge führt zu Leistungseinbußen und Gesundheitsstörungen. Der vorliegende Beitrag erörtert die Prinzipien der Chronobiologie für den Kontext menschengerechter Arbeit.

## 1 Chronobiologie – eine oftmals übersehende Disziplin

Ziel ist, Arbeit so zu gestalten, dass sie gesundheitsförderlich, sicher und motivierend ist. Menschengerechte Arbeit sollte sich an physischen, psychischen und sozialen Bedürfnissen des Menschen orientieren. Zu den entsprechenden Merkmalen zählen die Vermeidung von körperlicher und psychischer Überlastung sowie von Über- oder Unterforderung, Minimierung von Unfall- und Gesundheitsrisiken, Autonomie und Mitgestaltung, Weiterentwicklung und Qualifikation, soziale Anerkennung, Wertschätzung, gerechte Bezahlung, gutes Betriebsklima und respektvolle Zusammenarbeit, inklusive der Vereinbarkeit von Beruf und Privatleben. Kurzum, der Mensch steht im Mittelpunkt und Arbeit soll dem Menschen gerecht gestaltet sein. Um diesem Anspruch gerecht zu werden, muss zusätzlich beachtet sein, dass Menschen – im Gegensatz zu Maschinen – nicht in der Lage sind, zu jeder beliebigen Tages- und Nachtzeit jede beliebige Tätigkeit mit gleichbleibender Leistung unter beliebigen Bedingungen auszuführen. Deutlich wird dies für Berufsgruppen wie Rettungsdienste, Polizei, Klinikpersonal und für Mitarbeitende von Nah-, Fern- und Luftverkehrsunternehmen. Studien haben gezeigt, dass Belastungen und Beanspruchungen nicht zu allen Tages- und Nachtzeiten identisch sind (WTS, 2019). Eine Ursache dafür ist die Tatsache, dass physiologische und biologische Prozesse beim Menschen periodisch über den 24-Stundentag hinweg variieren. Die Ursache dafür ist ein angeborenes biologisches System, ein koordinierendes Uhrwerk, welches auch als innere Uhr des Menschen bezeichnet wird und sich in den Körperzellen, Geweben und Organen befindet.

Die Chronobiologie ist der Zweig der Wissenschaft, der sich mit der zeitlichen Organisation von physiologischen Prozessen, biologischen Rhythmen und sich regelmäßig wiederholenden Verhaltensmustern von Organismen beschäftigt. Der Begriff Chronobiologie setzt sich zusammen aus den griechischen Begriffen *„chrónos"* für „Zeit" und *„Biologie"* für „Lehre von der belebten Natur". Die chronobiologische Forschung untersucht Prozesse der Entstehung sowie die Relevanz von circadianen Rhythmen in der belebten Natur. Der Begriff circadian setzt sich zusammen aus den lateinischen Begriffen *„circa"* für „ungefähr" und *„dies"* für „Tag" (Halberg, 1959). Das circadiane System (die innere Uhr) regelt die Synchronisation der Physiologie und Biologie des Menschen im Abgleich mit dem 24-Stundentag. Ein für das Betriebliche Gesundheitsmanagement besonders relevanter Prozess in diesem Kontext, ist die Regulation der Schlaf-Wach-Rhythmik. Aufgrund der physiologischen Kopplung von Rhythmen der inneren Uhr und des Schlaf-Wach-Verhaltens, entstehen durch Störungen der inneren Uhr wiederum Schlafstörungen und folglich Leistungseinbuße.

# 2 Wie wird die innere Uhr (das circadiane System) des Menschen beeinflusst?

Die Signale der Umwelt, welche die innere Uhr synchronisieren können, werden Zeitgeber genannt. Der Vorgang der Synchronisation des circadianen Systems wird Entrainment genannt (Roenneberg et al. 2003, Roenneberg et al. 2007, Münch et al. 2017). Ein wichtiger Zeitgeber ist Licht (Roenneberg et al. 2013). Im Laufe der Menschheitsgeschichte war der verlässlichste Zeitgeber der tägliche Wechsel von Sonnenaufgang und Sonnenuntergang. Was Menschen heutzutage unterscheidet von Menschen, die vor der Erfindung des elektrischen Lichts gelebt haben, ist die Tatsache, dass Menschen heutzutage den Großteil des Tages in geschlossenen Innenräumen verbringen und nachts zunehmend künstlicher Beleuchtung ausgesetzt sind (Gaston et al., 2015). Dieser Umstand ist aus zwei Gründen problematisch. Erstens können künstliche Lichtquellen als Zeitgeber wirken. Dies kann ein Problem sein, wenn künstliche Lichtquellen zu Zeiten natürlicher Dunkelheit zum Einsatz kommen. Zweitens wirkt sich fehlendes Tageslicht (durch zu wenig Zeit draußen ohne Dach über dem Kopf) schwächend auf die biologische Rhythmik aus, wodurch diese in ihrer Funktion eingeschränkt und weniger robust gegenüber künstlicher Beleuchtung zu nicht-optimalen Zeitpunkten (z. B. nachts) wird.

Störungen der inneren Uhr (circadianen Rhythmik) können mit Störungen des Schlafes oder Schlafmangel einhergehen. Die Folgen von gestörter innerer Uhr und Schlaf sind Aufmerksamkeitsdefizite und erhöhte Risiken für Fehler. Ferner können Störungen der inneren Uhr zu gesundheitlichen Problemen führen, wie Störungen des Immun- und Herz-Kreislaufsystems (Kantermann, 2018). Ein klassisches Beispiel für derartige Störfaktoren sind Schicht- und Nachtarbeit (Moreno et al., 2019; Ritonja et al., 2019; Burek et al., 2024). Für Versicherungsträger hervorzuheben ist, dass die Folgen der assoziierten Störungen die Gesellschaft in Form erhöhter Gesundheits- und Krankheitskosten betreffen (Hafner et al., 2017). Daher sollte das Ziel darin bestehen, Präventionsstrategien für menschengerechte Arbeit zu entwickeln, die dabei helfen, die innere Uhr im Takt zu halten, um Schlafstörungen oder andere Erkrankungen zu verhindern.

# 3 Die Schrauben und Muttern der inneren Uhr

Biologische Uhren finden sich in den Zellen, Geweben und Organen des Körpers. In der Gesamtheit bildet sich daraus die innere Uhr des Menschen. Die Periodenlänge der inneren Uhr beträgt im Durchschnitt 24,2 Stunden (Czeisler et al., 1999; Kantermann und Eastman, 2018). Ohne Zeitgeber würden die inneren Uhren jeden Tag im Durchschnitt 12 Minuten später werden (0,2 Stunden = 12 Minuten). Dies wäre daran erkennbar, dass die vom Zeitgeber isolierte Person beispielsweise jeden Tag 12 Minuten später einschläft. Dieser Umstand wird als Freilauf bezeichnet und betrifft zum Beispiel blinde Menschen ohne Lichtwahrnehmung, aufgrund fehlender Augen oder beeinträchtigter Netzhäute in den Augen (Hartley et al., 2018). Damit die innere Uhr entsprechend nicht freiläuft, muss sie jeden Tag an die 24-stündige Rotation der Erde angepasst werden (Münch et al., 2017).

Auf der Netzhaut des Auges befinden sich die Lichtrezeptoren, zu deren bekanntesten Vertretern die Stäbchen und Zapfen zählen. Die Sinnesinformation, die über die Stäbchen und Zapfen verarbeitet wird, dient dem Gehirn als Vorlage zur Generierung von Seheindrücken, und wird dem visuellen System zugeschrieben. Darüber hinaus findet sich auf der Netzhaut des Auges ein weiterer Lichtrezeptor, der nicht dem Sehvorgang dient, sondern der Synchronisation der inneren Uhr. Die Zellen die diesen Lichtrezeptor tragen werden intrinsisch photosensitive retinale Ganglienzellen (ipRGC) genannt. Das Photopigment der ipRGC ist Melanopsin, welches überwiegend empfindlich ist für blaues Licht (~480 nm) (Hattar et al., 2002; Provencio et al., 2000). Die ipRGC's verarbeiten die Information von Stäbchen, Zapfen und Melanopsin. Die Axone der retinalen Ganglienzellen bilden den Sehnerv, der die Information der Netzhaut an visuelle Areale des Gehirns leitet. Der Zeitgeber Licht (Tageslicht ebenso wie künstliches Licht) erreicht die innere Uhr über parallele Nervenbahnen der Sehnerven. Diese Nervenbahnen enden in einem Kernbereich der relevant ist für die Aufrechterhaltung der Homöostase des Körpers, dem suprachiasmatischen Nucleus (SCN) im anteroventralen Hypothalamus oberhalb des Chiasma opticum (der Sehnervkreuzung) (Hastings et al., 2018). Da die ipRGC's nicht dem Sehen dienen, wird in diesem Fall von nicht-visueller Wirkung von Licht gesprochen. Die Signale aus dieser Verarbeitung steuern die Synchronisation der inneren Uhr, sowie den Lichtreflex der Pupille, Körpertemperatur, Unterdrückung der Freisetzung des Hormons Melatonin, Wachheit, Augenbewegungen, Kognition und Stimmungslage (Kantermann, 2018; Münch et al., 2017).

# 4 Der Chronotyp des Menschen

Im Durchschnitt beträgt die endogene Periodenlänge 24,2 Stunden. Da nicht alle Menschen genetisch dem Durchschnitt entsprechen, gibt es Menschen mit Periodenlängen unter 24,2 Stunden und über 24,2 Stunden. Zusätzlich unterscheiden sich Menschen darin, wieviel Licht sie zu welcher Tageszeit bekommen. Diese Interaktion von Biologie und Lichtexposition führt dazu, dass sich Menschen in der Phase des Entrainments ihrer inneren Uhr bezogen auf den 24-Stundentag unterscheiden können (Roenneberg et al.,

2003; Roenneberg et al., 2013). Der resultierende Phänotyp wird Chronotyp genannt. In der Bevölkerung ist die Verteilung der Chronotypen annähernd normalverteilt (Roenneberg et al., 2003; Roenneberg et al., 2007). Ein extremer Frühtyp kann zum Beispiel von 20 Uhr abends bis 4 Uhr morgens schlafen. Ein extremer Spättyp kann zum Beispiel von 4 Uhr morgens bis 12 Uhr mittags schlafen. Früh- und Spättypen unterscheiden in den Rhythmen von Melatonin (Kantermann et al., 2015; Lack et al., 2009) und Kortisol (Kudielka et al., 2006). Der Chronotyp eines Menschen variiert zudem mit dem Lebensalter. Kinder (2 bis 11 Jahre) sind durchschnittlich häufiger Frühtypen und mit Beginn der Adoleszenz erfolgt eine Phasenverzögerung in Richtung Spättypen, die sich ab dem 20. Lebensjahr wieder umkehrt (Logan et al., 2019; Roenneberg et al., 2004). Die innere Uhr ist an der Regulation der Schlafzeitpunkte beteiligt. Sie regelt jedoch nicht die Länge des Nachtschlafes. Die Schlafdauer ist unabhängig vom Chronotyp. Unterschiede der Schlafdauern treten vor allem an Arbeitstagen auf, weil Spättypen häufig einen Wecker zum Aufstehen brauchen, wodurch sie überdurchschnittlich häufig in ein Schlafdefizit geraten. Üblicherweise wird versucht, den Schlafmangel durch längeren Schlaf an arbeitsfreien Tagen auszugleichen (Crowley et al., 2010; Wittmann et al., 2006). So scheinen frühe und späte Chronotypen sich in ihrer Schlafdauer zu unterscheiden, was jedoch ein Artefakt der Interaktion zwischen Biologie und sozialen Arbeitsanforderungen ist.

# 5 Es werde Licht

Die Lichtstärke unter freiem Himmel variiert je nach Wetterlage: An sonnigen Tagen erreicht sie Werte zwischen 20.000 und über 100.000 Lux, während sie an trüben Wintertagen etwa 3.000 Lux beträgt (DGUV, 2018). In Innenräumen ist der Einfluss von Tageslicht deutlich geringer und nimmt mit zunehmender Entfernung vom Fenster exponentiell ab (Wirz-Justice et al., 2021). Üblicherweise liegt die Beleuchtungsstärke in Büros bei ungefähr 500 Lux oder weniger (Blume et al., 2019). Während künstliche Beleuchtung das Arbeiten in geschlossenen Räumen ermöglicht, unterscheidet sich das heutige Muster der Lichtexposition erheblich von früheren Zeiten, in denen Menschen überwiegend im Freien waren. Dies führt dazu, dass die Tage in Innenräumen chronobiologisch betrachtet oft zu dunkel und die Nächte im Vergleich dazu unnatürlich hell sind (Gaston et al., 2015).

Die Messung von melanopischen Luxwerten gibt Aufschluss darüber, wie stark eine Lichtquelle die innere Uhr (das circadiane System) beeinflusst. Diese Werte basieren auf der Wirkung des Lichts auf das Melanopsin in den retinalen Ganglienzellen des Auges und kombinieren sowohl die Beleuchtungsstärke als auch das Lichtspektrum. Eine relevante Einheit ist die melanopisch äquivalente Tageslichtbeleuchtungsstärke (engl.: melanopic equivalent daylight illuminance, kurz: melanopic EDI oder MEDI) (Richter et al., 2022; Wiater, 2019). Internationale Empfehlungen zur Lichtexposition in Bezug auf MEDI wurden bereits veröffentlicht (Brown et al., 2022): Ab drei Stunden vor dem Schlafengehen sollte die Beleuchtungsstärke in Innenräumen 10 Lux (MEDI) nicht überschreiten, während für die Nacht ein Wert von maximal 1 Lux (MEDI) empfohlen wird. Falls Nachtarbeit unvermeidbar ist, sollte sie idealerweise 10 Lux (MEDI) nicht übersteigen.

# 6 Menschengerechte Arbeitsgestaltung unter Einbezug der Chronobiologie

Als Empfehlungen für die betriebliche Gesundheitsförderung (BGF) und das betriebliche Gesundheitsmanagement (BGM) sei auf die DGUV Information 215–220 und die Consensus-Papiere der internationalen Working Time Society (WTS/ICOH) hingewiesen (WTS, 2019). Inhaltlich decken die Consensus-Papiere verschiedene Fachbereiche ab, darunter Medizin, Physiologie, Psychologie, Soziologie sowie Sicherheit. Ideen zur gesamtgesellschaftlichen Bedeutung der Chronobiologie finden sich im Bericht des Projektes CIRCADIA – Circadiane Rhythmen und Technologie (Fraunhofer-Institut für System- und Innovationsforschung ISI und FOM Hochschule; Cuhls et al., 2004). Unter Berücksichtigung der zugrundeliegenden Biologie und ihrer Prinzipien, ist es möglich und sollte Priorität sein, die innere Uhr bei der Gestaltung menschengerechter Arbeit zu unterstützen, zum Wohl des Einzelnen wie auch der Gesellschaft (Vetter et al., 2015; WTS, 2019; Brown et al., 2022; Chabal et al., 2025).

# 7 Literatur

Brown, Timothy M./Brainard, George, C./Cajochen, Christian/Czeisler, Charles A./Hanifin, John P./Lockley, Steven W./Lucas, Robert J./Münch, Mirjam/O'Hagan, John B./Peirson, Stuart N./Price, Luke L. A./Roenneberg, Till/Schlangen, Luc J. M./Skene, Debra J./Spitschan, Manuel/Vetter, Céline/Zee, Phyllis C./Wright Jr, Kenneth P. (2022): Recommendations for daytime, evening, and nighttime indoor light exposure to best support physiology, sleep, and wakefulness in healthy adults. PLOS Biology, 20 (3), e3001571. https://doi.org/10.1371/journal.pbio.3001571

Blume, Christine/Garbazza, Corrado/Spitschan, Manuel (2019): Effects of light on human circadian rhythms, sleep and mood. Somnologie: Schlafforschung und Schlafmedizin = Somnology: sleep research and sleep medicine, 23 (3), S. 147–156. https://doi.org/10.1007/s11818-019–00215-x

Burek, Katarzyna/Rabstein Sylvia/Kantermann, Thomas/Vetter, Céline/Wang-Sattler, Rui/Lehnert, Martin/Pallapies, Dirk/Jöckel, Karl-Heinz/Brüning, Thomas/Behrens, Thomas (2024): Altered coordination between sleep timing and cortisol profiles in night working female hospital employees. Psychoneuroendocrinology Aug:166:107066. doi: 10.1016/j.psyneuen.2024.107066. Epub 2024 Apr 30.

Chabal, Sarah/Moslener, Emily/Markwald, Rachel R./Chinoy, Evan D. (2024): Personal light treatment devices: a countermeasure to improve sleep, fatigue, and circadian misalignment in an operational setting. Sleep Advances Dec 19;6(1):zpae097. doi: 10.1093/sleepadvances/zpae097. eCollection 2025.

Crowley, Stephanie J./Carskadon, Mary A. (2010): Modifications to weekend recovery sleep delay circadian phase in older adolescents. Chronobiology international, 27 (7), S. 1469–1492. https://doi.org/10.3109/07420528.2010.503293

Cuhls, Kerstin/Gutknecht, Ralph/Heyen, Nils/Mork-Antony, Friederike/Kantermann, Thomas (2024): Chronobiologie für eine gesunde Gesellschaft der Zukunft. Projekt CIRCADIA – Circadiane Rhythmen und Technologie. Fraunhofer ISI, Karlsruhe, und FOM Hochschule, Essen. DOI: 10.24406/publica-3037

Czeisler, Charles A./Duffy, Jeanne F./Shanahan, Theresa L./Brown, Emery N./Mitchell, Jude F./Rimmer, David W./Ronda, Joseph M./Silva, Edward J./Allan, James S./Emens, Jonathan S./Dijk, Derk-Jan/Kronauer, Richard E. (1999): Stability, precision, and near-24-hour period of the human circadian pacemaker. Science (New York, N. Y.), 284 (5423), S. 2177–2181. https://doi.org/10.1126/science.284.5423.2177

Deutsche Gesetzliche Unfallversicherung (2018): DGUV Information 215–220 „Nichtvisuelle Wirkungen von Licht auf Menschen".

Gaston, Kevin J/Visser, Marcel E./Hölker, Franz (2015): The biological impacts of artificial light at night: the research challenge. In: Philosophical transactions of the Royal Society of London. Series B, Biological sciences, 370 (1667). https://doi.org/10.1098/rstb.2014.0133

Hafner, Marco/Stepanek, Martin/Taylor, Jirka/Troxel, Wendy M./van Stolk, Christian (2017): Why Sleep Matters – The Economic Costs of Insufficient Sleep: A Cross-Country Comparative Analysis. Rand Health. Q. 6, 11.

Halberg, Franz (1959) Physiologic 24-hour periodicity; general and procedural considerations with reference to the adrenal cycle. Internationale Zeitschrift für Vitaminforschung. Beiheft, 10, S. 225–296.

Hartley, Sarah/Dauvilliers, Yves/Quera-Salva, Maria-Antonia (2018): Circadian Rhythm Disturbances in the Blind. Current neurology and neuroscience reports, 18 (10), S. 65. https://doi.org/10.1007/s11910-018–0876–9

Hastings, Michael H./Maywood, Elizabeth S./Brancaccio, Marco (2018): Generation of circadian rhythms in the suprachiasmatic nucleus. Nature reviews. Neuroscience, 19 (8), S. 453–469. https://doi.org/10.1038/s41583-018–0026-z

Hattar, Samer/Liao, Hsin-Wei; Takao, Motoharu/Berson, David M./Yau, King-Wai (2002): Melanopsin-containing retinal ganglion cells: architecture, projections, and intrinsic photosensitivity. Science (New York, N. Y.), 295 (5557), S. 1065–1070. https://doi.org/10.1126/science.1069609

Kantermann, Thomas/Sung, Haein/Burgess, Helen J. (2015): Comparing the Morningness-Eveningness Questionnaire and Munich ChronoType Questionnaire to the Dim Light Melatonin Onset. Journal of biological rhythms, 30 (5), S. 449–453. https://doi.org/10.1177/0748730415597520

Kantermann, Thomas (2018): Humanmedizinisch relevante Wirkungen von Lichtverschmutzung. https://doi.org/10.48440/GFZ.1.4.2020.004

Kantermann, Thomas/Eastman, Charmane I. (2018): Circadian phase, circadian period and chronotype are reproducible over months. Chronobiol Int. Feb; 35 (2), S. 280–288, doi: 10.1080/07420528.2017.1400979. Epub 2017 Nov 17.

Kudielka, Brigitte M./Bellingrath, Silja/Hellhammer, Dirk H. (2006): Cortisol in burnout and vital exhaustion: an overview. Giornale italiano di medicina del lavoro ed ergonomia, 28 (1 Suppl 1), S. 34–42.

Lack, Leaon/Bailey, Michelle/Lovato, Nicole/Wright, Helen (2009): Chronotype differences in circadian rhythms of temperature, melatonin, and sleepiness as measured in a modified constant routine protocol. Nature and science of sleep, 1, S. 1–8. https://doi.org/10.2147/nss.s6234

Logan, Ryan W./McClung, Colleen A. (2019): Rhythms of life: circadian disruption and brain disorders across the lifespan. Nature reviews. Neuroscience, 20 (1), S. 49–65, https://doi.org/10.1038/s41583-018–0088-y

Moreno, Claudia RC/Marqueze Elaine C./Sargent Charli/Wright Jr, Kenneth P./Ferguson, Sally A./Tucker, Philip (2019) Working Time Society consensus statements: Evidence-based effects of shift work on physical and mental health. Ind Health. 57 (2), S. 139–157.

Münch, Mirjam/Brøndsted, Adam E./Brown, Steven A./Gjedde, Albert/Kantermann, Thomas/Martiny, Klaus/Mersch, Danielle/Skene, Debra J./Wirz-Justice, Anna (2017): The effect of light on humans in Changing perspectives on daylight: Science, technology, and culture, Science/AAAS. Custom Publishing Office.

Provencio, Ignacio/Rodriguez, Ignacio R./Jiang, Guisen/Hayes, William P./Moreira, Ernesto F./Rollag, Mark D. (2000): A Novel Human Opsin in the Inner Retina. In: The Journal of Neuroscience, 20 (2), S. 600–605. https://doi.org/10.1523/JNEUROSCI.20–02–00600.2000

Richter, Kneginja/Rodenbeck, Andrea (2022): Aktuelle Entwicklungen in der Schlafforschung und Schlafmedizin – eine Einschätzung der AG „Chronobiologie“. Somnologie: Schlafforschung und Schlafmedizin = Somnology: sleep research and sleep medicine, 26 (3), S. 152–154. https://doi.org/10.1007/s11818-022–00368–2

Ritonja, Jennifer/Aronson, Kristan J./Matthews, Raymond W./Boivin, Diane B./Kantermann, Thomas (2019): Working Time Society consensus statements: Individual differences in shift work tolerance and recommendations for research and practice. Ind Health. 57 (2), S. 201–212.

Roenneberg, Till/Wirz-Justice, Anna/Merrow, Martha (2003): Life between clocks: daily temporal patterns of human chronotypes. In: Journal of biological rhythms, 18 (1), S. 80–90. https://doi.org/10.1177/0748730402239679

Roenneberg, Till/Kuehnle, Tim/Pramstaller, Peter P./Ricken, Jan/Havel, Miriam/Guth, Angelika/Merrow, Martha (2004): A marker for the end of adolescence. Current biology: CB, 14 (24), R1038-9. https://doi.org/10.1016/j.cub.2004.11.039

Roenneberg, Till/Kuehnle, Tim/Juda, Myriam/Kantermann, Thomas/Allebrandt, Karla/Gordijn, Marijke/Merrow, Martha (2007): Epidemiology of the human circadian clock. In: Sleep medicine reviews, 11 (6), S. 429–438. https://doi.org/10.1016/j.smrv.2007.07.005

Roenneberg, Till/Kantermann, Thomas/Juda, Myriam/Vetter, Céline/Allebrandt, Karla V. (2013): Light and the human circadian clock. In: Handbook of experimental pharmacology, (217), S. 311–331. https://doi.org/10.1007/978–3–642–25950–0_13

Vetter, Céline/Fischer, Dorothee/Matera, Joana L./Roenneberg, Till (2015): Aligning work and circadian time in shift workers improves sleep and reduces circadian disruption. Current Biology Mar 30; 25 (7), S. 907–911. doi: 10.1016/j.cub.2015.01.064. Epub 2015 Mar 12.

Wiater, Alfred R. A. (2019): Licht und Schlaf. In: Somnologie, (23), S. 235–236.

Wirz-Justice, Anna/Skene, Debra J/Münch, Mirjam (2021): The relevance of daylight for humans. Biochemical pharmacology, 191, S. 114304. https://doi.org/10.1016/j.bcp.2020.114304

Wittmann, Marc/Dinich, Jenny/Merrow, Martha/Roenneberg, Till (2006): Social jetlag: m salignment of biological and social time. In: Chronobiology International, 23 (1–2), S. 497–509. https://doi.org/10.1080/07420520500545979

WTS (2019): Special Issue: Shiftwork health and safety: risks and interventions – ICOH scientific committee on shiftwork and working time/Working Time Society consensus statement, Industrial health, Volume 57, Issue 2, www.jstage.jst.go.jp/browse/indhealth/57/2/_contents/-char/en

# Abkürzungsverzeichnis

| | |
|---|---|
| BEM | Betriebliches Eingliederungsmanagement |
| BGF | Betriebliche Gesundheitsförderung |
| BGM | Betriebliches Gesundheitsmanagement |
| BR | Betriebsrat |
| EAP | Employee Assistance Program |
| GBR | Gesamtbetriebsrat |
| MA | Mitarbeitende |
| Sifa | Fachkraft für Arbeitssicherheit, Sicherheitsfachkraft |

# Abbildungsverzeichnis

# Tabellenverzeichnis

## Verzeichnis der Autorinnen und Autoren

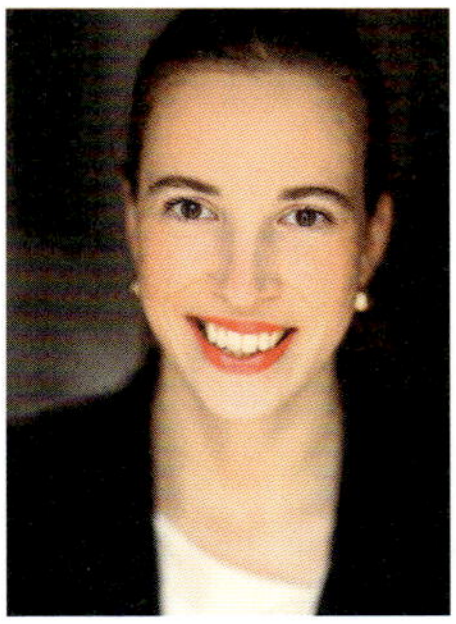

**Dr. Mareike Adler** ist Referentin Bereich Gesundheitswissenschaften in der Abteilung Arbeitsmedizin, Gefahrstoffe und Gesundheitswissenschaften (AGG) in der Berufsgenossenschaft für Gesundheitsdienst und Wohlfahrtspflege (BGW). Die Schwerpunktthemen in der Forschung sind die psychischen Belastungen von Beschäftigten in den Branchen des Gesundheits- und Sozialwesens sowie die Zusammenhänge von Arbeitsbedingungen, (sexualisierte) Gewalt am Arbeitsplatz und Gesundheit und die Wiedereingliederung nach einem Gewaltereignis.

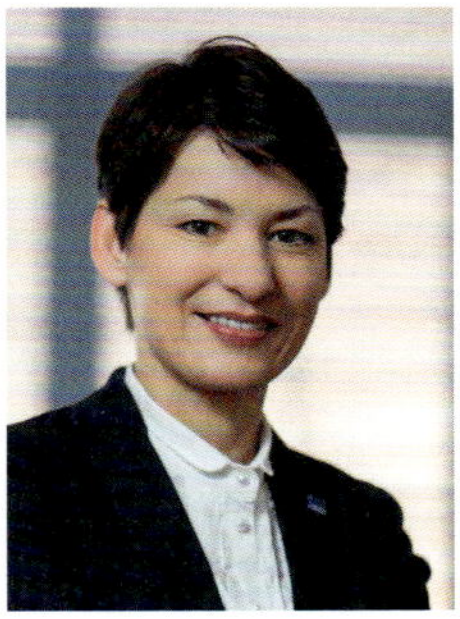

**Jasmin Arbabian-Vogel** ist Unternehmerin und engagierte Ehrenamtsträgerin. Nach ihrem Studium der Sozialpsychologie und Politologie gründete sie 1996 den ersten interkulturellen Pflegedienst. Seit 2014 kaufte und gründete sie weitere Unternehmen. Sie war Präsidentin des Verbandes deutscher Unternehmerinnen, ist schwedische Honorarkonsulin und in mehreren Beiräten aktiv.

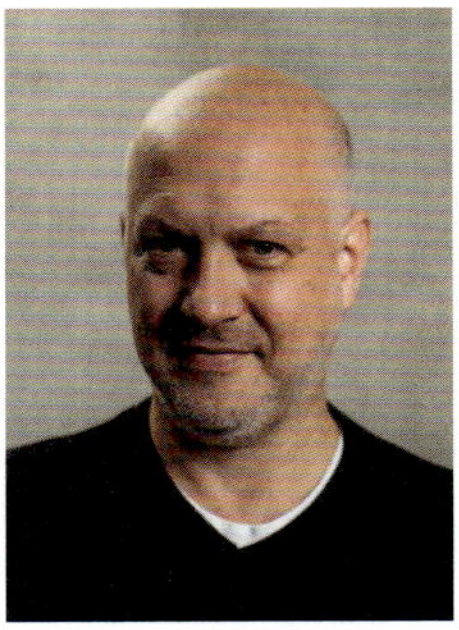

**Prof. (FH) Dr. Mathias Bellinghausen** ist Prodekan für Forschung an der Hochschule für angewandtes Management und leitet den Campus Köln. Er ist Vorstandsvorsitzender der Gesellschaft für Prävention e. V., entwickelt innovative Präventionskonzepte, digitale Gesundheitsanwendungen und Studienprogramme im Bereich Sportmanagement und Gesundheitsförderung. Er setzt sich für nachhaltige Sportentwicklung sowie kommunale Gesundheitsförderung ein.

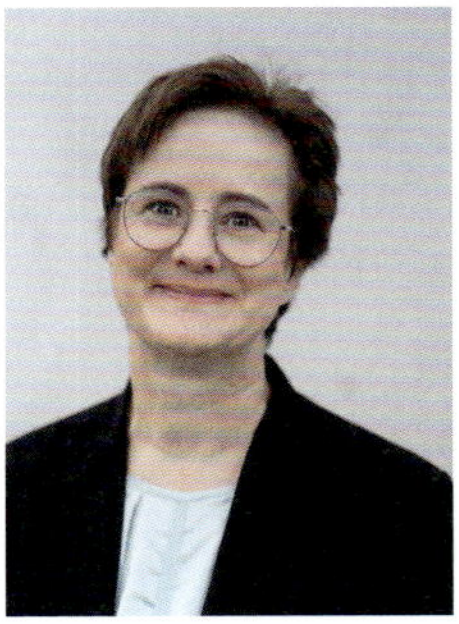

**Evelyn Beyer-Reiners** ist examinierte Diätassistentin und Betriebswirtin. Sie ist für die Kraaibeek GmbH im Projektmanagement tätig. Aufgrund ihrer langjährigen Erfahrung im Catering sowie Verpflegungsmanagement in Gesundheitseinrichtungen und Unternehmen, liegen ihre Arbeitsschwerpunkte in diesem Bereich der betrieblichen Gesundheitsförderung.

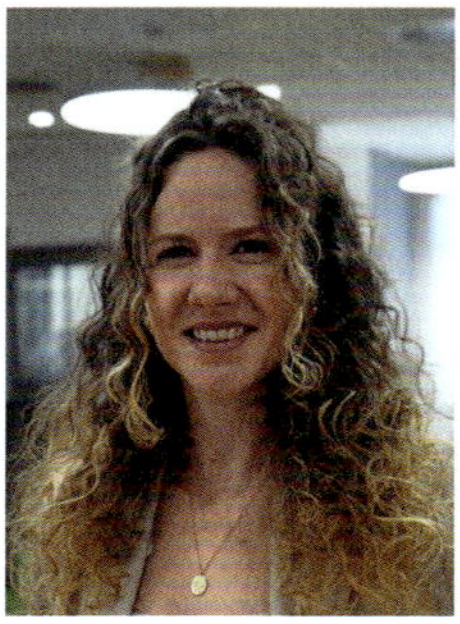

**Jasmin-Sophie Bitterle** ist seit 2020 Referentin für Gesundheitsmanagement bei der Volksbank Ulm-Biberach eG. Sie entwickelt nachhaltige Gesundheitsangebote und fördert eine gesundheitsorientierte Unternehmenskultur, während sie ihre Expertise durch ein M. A.-Studium weiter vertieft.

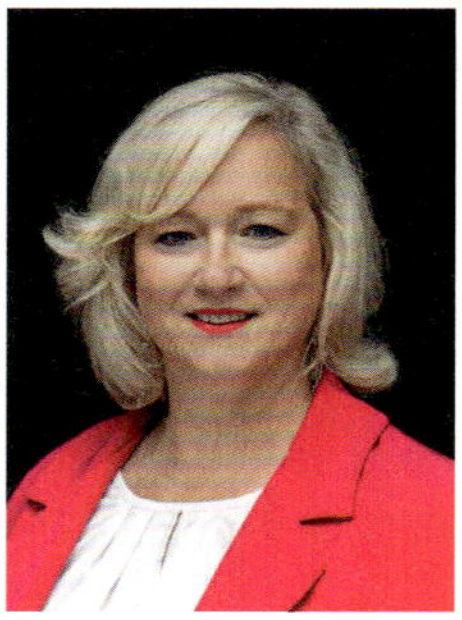

**Sabine Brase** war bis Juli 2025 Geschäftsführung im Klinikum Ernst von Bergmann in Potsdam. Zuvor war sie Pflegedirektorin in Oldenburg und Darmstadt. Mit über 20 Jahren Erfahrung kombiniert sie moderne Führungsansätze mit Prozess- und Personalentwicklungsmodellen. 2021 erhielt sie den Vordenker Award und wurde als TransformationLeader ausgezeichnet.

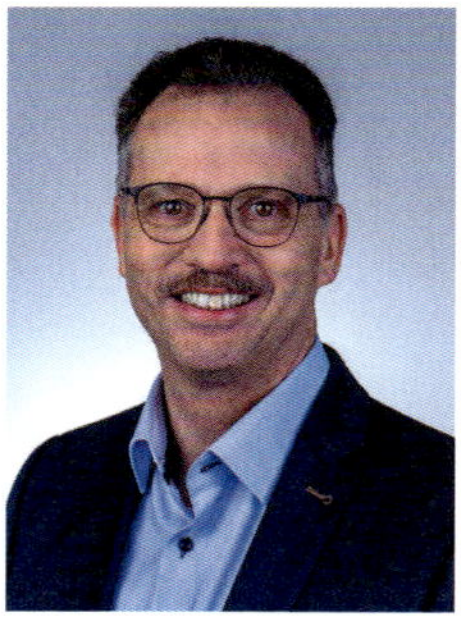

**Dr. med. Andreas Erb** ist Facharzt für Arbeitsmedizin, absolvierte sein Medizinstudium in Heidelberg (1984–1989) und erlangte 1999 die Facharztqualifikation. Seit 2001 ist er leitender Betriebsarzt, zunächst bei Abbott Deutschland, seit 2013 bei AbbVie Deutschland, und fördert die betriebsärztliche Versorgung im Unternehmen.

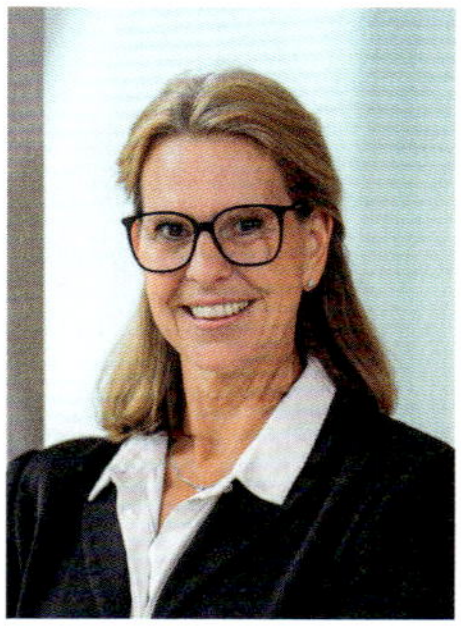

**Katja Ferber** ist gelernte Sozialversicherungsfachangestellte, als betriebliche Gesundheitsmanagerin sowie als Resilienz Coach zertifiziert und war als Referentin für betriebliches Gesundheitsmanagement viele Jahre in der BGM-Prozessberatung und Begleitung tätig. Seit 2022 wirkt sie in der Fachabteilung des strategischen BGM der DAK-Gesundheit für verschiedene Themen und fokussiert die Themen Mentale Gesundheit und gesunde Führung.

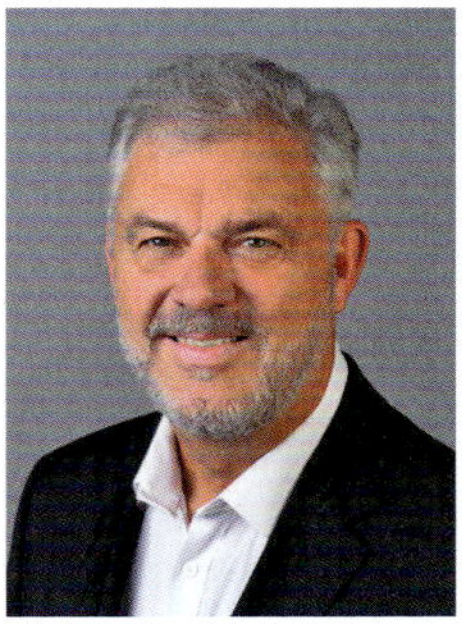

**Frank Fiedler** ist Geschäftsführer der Motio GmbH Hamburg und arbeitet seit 1989 als Berater, Trainer und Ausbilder in den Bereichen Betriebliches Gesundheitsmanagement, Personal- und Organisationsentwicklung.

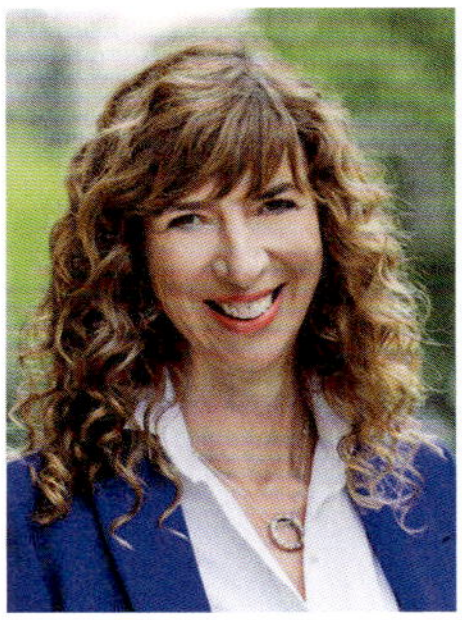

**Reinhild Fürstenberg** ist Diplom-Gesundheitswissenschaftlerin, Sozialpädagogin und Expertin für mentale Gesundheit am Arbeitsplatz. Sie ist Geschäftsführerin und Co-Founderin des Fürstenberg Instituts, das zu den führenden Anbietern im Bereich EAP (Mitarbeiter- und Führungskräfteberatung) und Corporate Health zählt. Sie engagiert sich zudem in Gesundheits- und Wirtschaftsorganisationen, in einer Stiftung für psychisch belastete Jugendliche, als Aufsichtsrätin sowie als Beirätin.

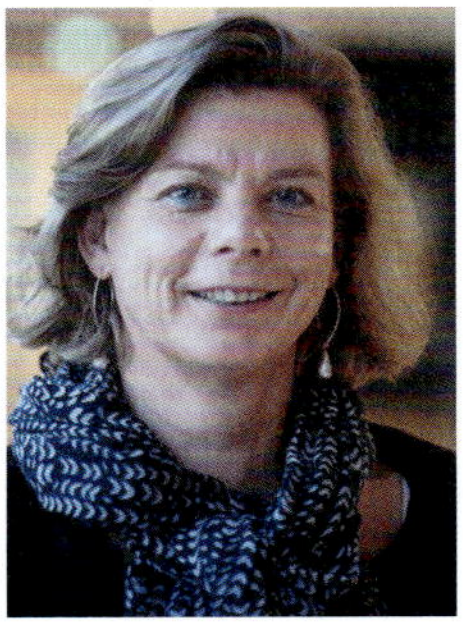

**Dr. Sabine Gregersen** leitet den Bereich Gesundheitswissenschaften in der Abteilung Arbeitsmedizin, Gefahrstoffe und Gesundheitswissenschaften (AGG) in der Berufsgenossenschaft für Gesundheitsdienst und Wohlfahrtspflege. Die Schwerpunktthemen in der Forschung sind die psychischen Belastungen von Beschäftigten in den Branchen des Gesundheits- und Sozialwesens sowie die Zusammenhänge von Arbeitsbedingungen, Führung und Gesundheit.

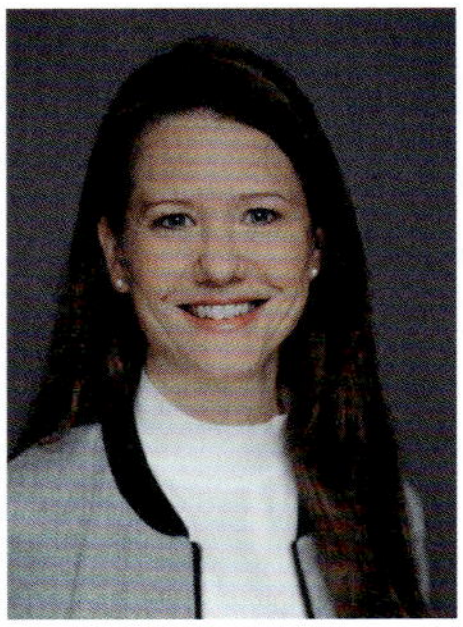

**Janina Grix**, Wirtschaftspsychologin und Autorin, leitet das Gesundheitsmanagement bei Stromnetz Berlin GmbH und engagiert sich im Bundesverband der Personalmanager. Ihr Fokus liegt auf gesunder Arbeitsgestaltung, Menschlichkeit in digitalen Beziehungen und ganzheitlichem Gesundheitsmanagement.

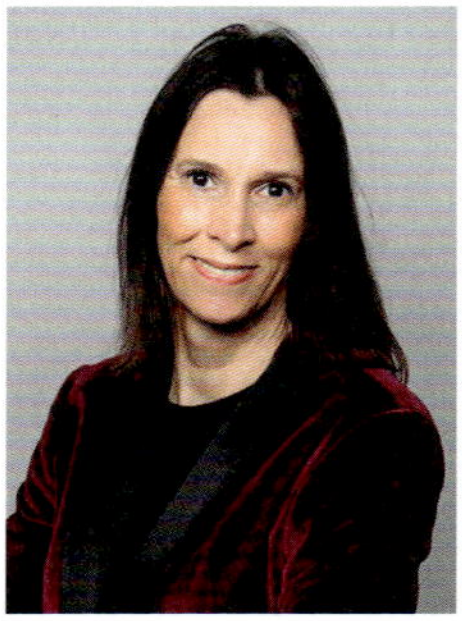

**Petra Hagel** – ehemalige Leistungssportlerin – ist seit Ende 2019 bei der Schwarz Produktion Stiftung GmbH & Co. KG als BGM-Gesamtverantwortliche tätig. Sie bringt über 15 Jahre Erfahrung als BGM-Expertin aus unterschiedlichen Branchen mit. Sie vereint ein traditionelles BGM-Verständnis mit einem zukunftsorientierten strategischen BGM-Ansatz. Als Visionärin engagiert sie sich für die weitere Professionalisierung des BGMs, beispielsweise in der Funktion als Vorständin des Bundesverbandes für Betriebliches Gesundheitsmanagement (BBGM).

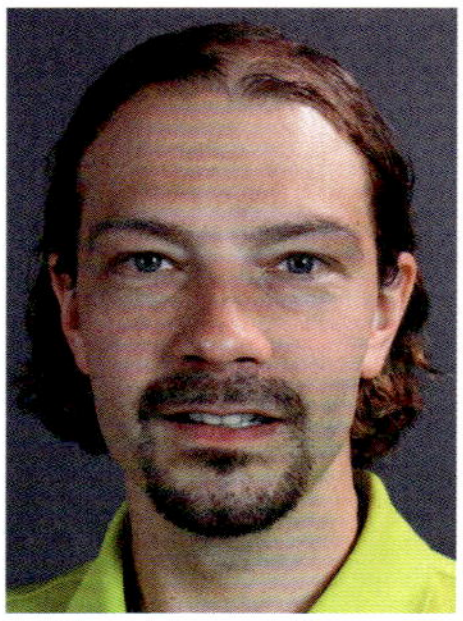

**Frieder Ittner** ist Diplom-Betriebswirt und Master in Bildungs- und Medienwissenschaft. Er promovierte im Bereich Life Long Learning und ist Co-Founder mehrerer Unternehmen. Als Autor beschäftigt er sich mit Wissensmanagement, Lernkultur, Unternehmenskultur und Resilienz.

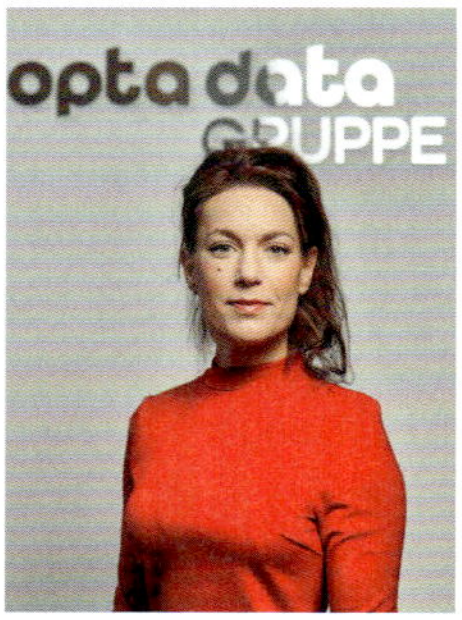


**Linda Kaiser**, M.Sc., ist Physiotherapeutin, Public-Health-Expertin und bringt ihr wissenschaftliches Know-how sowie ihre Lehrtätigkeit in die opta data Zukunfts-Stiftung ein. Mit ihrer Erfahrung aus der Neurorehabilitation verschafft sie den Gesundheitsfachberufen Gehör in der Gesellschaft und macht die Zukunftspsychologie als gesundheitsfördernde Lebensnavigation zugänglich. Ihr Ziel: Menschen durch Imagination zu innerer Balance, Selbstwirksamkeit und nachhaltiger Lebensqualität zu befähigen.

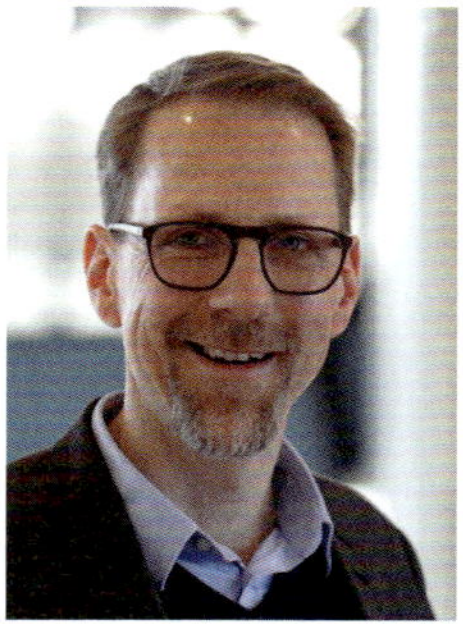

**Prof. Dr. rer. nat. Dr. habil. med. Thomas Kantermann**, Dipl.-Biol., studierte Biologie und Psychologie und promovierte sowie habilitierte an der LMU München. Seit 2007 ist er als Berater und Redner tätig und gründete 2016 die Firma „SynOpus". Zudem ist er Vorstands- und Gründungsmitglied mehrerer wissenschaftlicher Organisationen. Seit 2018 lehrt er als Professor für Gesundheitspsychologie an der FOM.

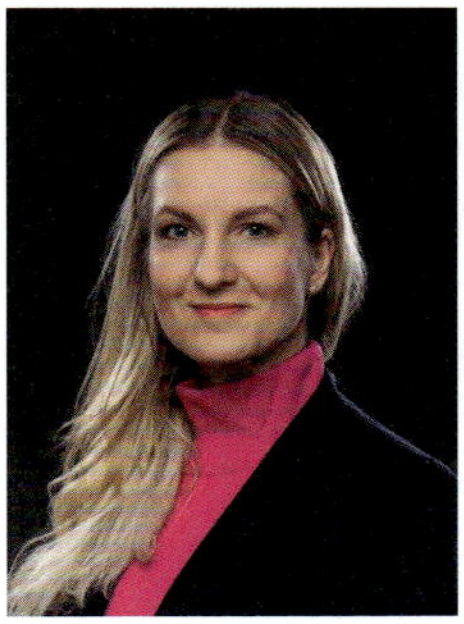

**Prof. Dr. Claudia Kardys**, Professorin für Ernährungskommunikation und Public Health an der Hochschule Niederrhein, fokussiert sich in Lehre und Forschung auf Gesundheits- und Ernährungskompetenz, Ernährungsbildung und Wissenschaftskommunikation. Sie kombiniert wissenschaftliche Fundierung mit kreativen Formaten wie Podcasts, Videos und interaktiven Tools, um Gesundheitswissen verständlich zu vermitteln.

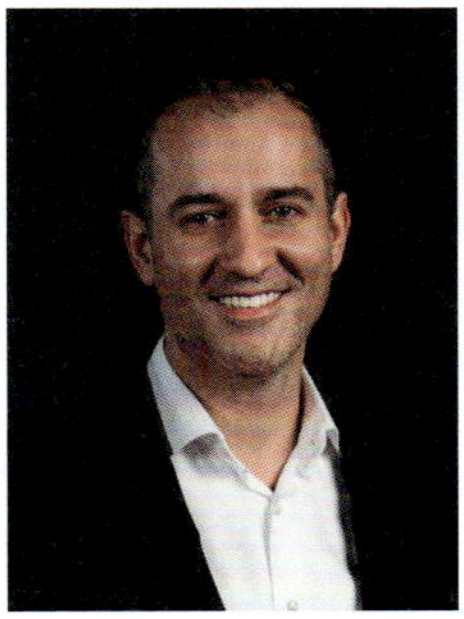

**Roman Klare**, (Geschäftsführer, Topfit GmbH) entwickelt seit über 15 Jahren Softwarelösungen im Bereich der Gesundheitsförderung sowie Digitale Gesundheitsanwendungen (DiGA) und ist seit 6 Jahren Geschäftsführer der Topfit GmbH.

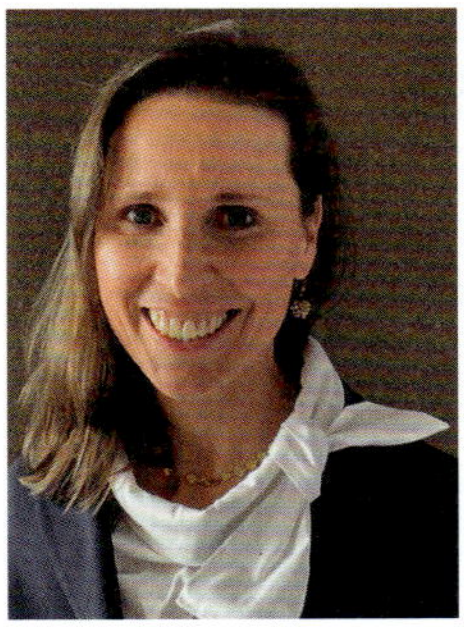

**Dr. Ines Klemm,** Dipl.-Ing. Architektur & Design, ist Gründerin der international tätigen Latrace GmbH sowie der Forschungsplattform Archiveda®. Sie promovierte an der University of Edinburgh zu *Farbe, Energie und Wohlbefinden* und studierte an der Akademie der Bildenden Künste Stuttgart sowie an der Ecole hôtelière de Lausanne (EHL). Ihre Arbeit verbindet fundiertes Wissen aus Architektur, AI, Energie, Gesundheit, Ernährung, Design, und Transformation. Sie lehrt an renommierten Institutionen und berät internationale Unternehmen und Privatklienten.

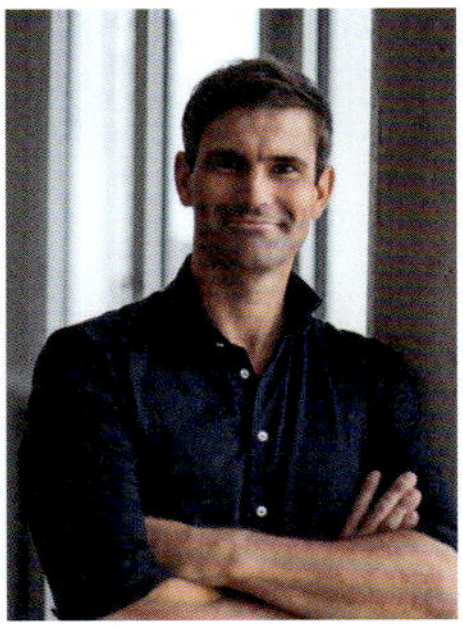

**Wolfgang Köning**, Sportwissenschaftler, Fachkraft für Arbeitssicherheit und Lead Auditor für Managementsysteme. Nach über 20 Jahren Beratungspraxis ist er heute geschäftsführender Geschäftsführer der Spexa GmbH, Gründer der Akademie Kraftwerk und Vorstand der Business Health Organization.

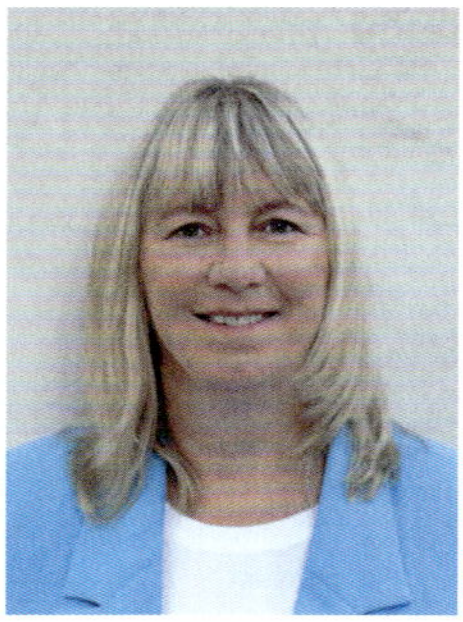

**Hanna-Kathrin Kraaibeek**, Dipl. Oecotrophologin, ist Geschäftsführerin der Kraaibeek GmbH und Gesundheitsmanagerin BBGM. Sie ist bundesweit tätig im Bereich BGM/BGF für die DAK-Gesundheit sowie Unternehmen, Verbände und Vereine. Zudem baut sie ein Netzwerk von Fachkräften für die BGF auf und publiziert zu betrieblichen Gesundheitsförderungsthemen.

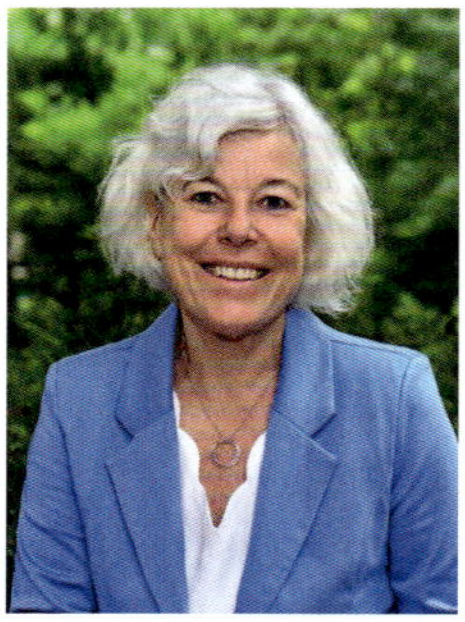

**Heidi Krampitz** ist Inhaberin des Beratungsunternehmens Compass Consulting in Hamburg. Seit mehr als 20 Jahren berät sie Unternehmen mit besonderem Augenmerk auf die psychischen Belastungen. Das Ziel gesunde Arbeitsbedingungen zu fördern und Ressourcen zu stärken verfolgt sie mit Sachverstand und Herz. Sie begleitet Studien und Projekte zur Gesundheitsförderung in Zusammenarbeit mit Universitäten und der BGW.

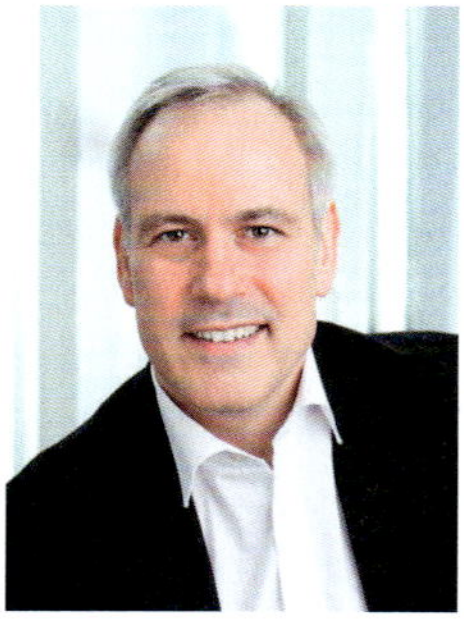

**Lars Lange** ist Diplom-Psychologe mit den Schwerpunkten Kommunikations- und Führungspsychologie. Seit 28 Jahren ist er bei der HanseMerkur tätig, davon 18 Jahre als Leiter der Personalentwicklung. Zudem bringt er als erfahrener Judoka mit 50 Jahren Praxis und dem 6. Dan wertvolle Erkenntnisse zu Bewegung, Training und Mental Health in den betrieblichen Kontext ein.

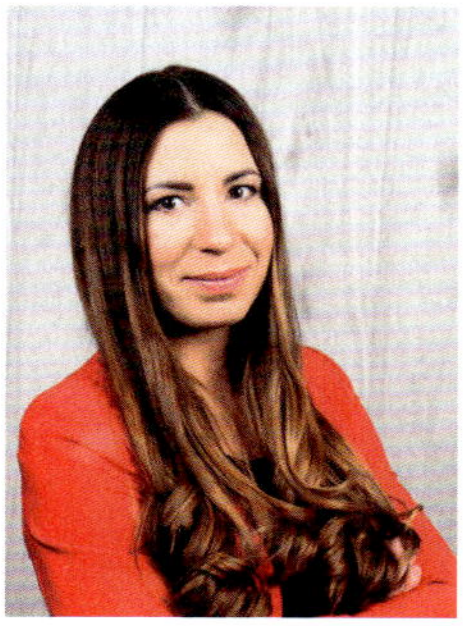

**Noemi Levai**, B. A. ist selbständige Gesundheitsexpertin, Speakerin und Autorin und in der Forschergruppe von Prof. Nürnberg zu den Themen „Arbeit und Gesundheit" und „Qualität im Gesundheitswesen" aktiv.

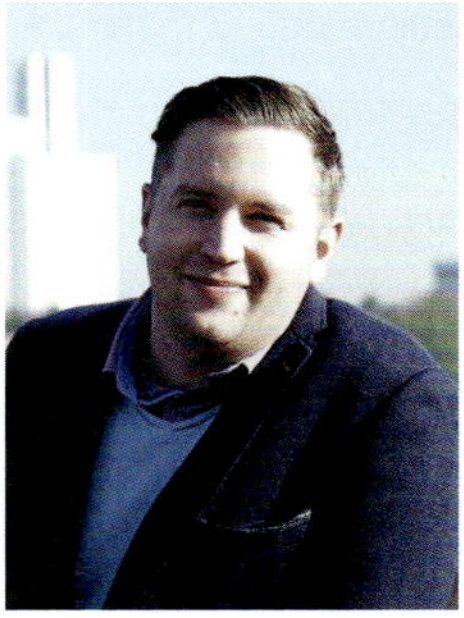

**Niklas Magerl** ist Wirtschaftspsychologe, Hochschuldozent und erfahrener Scrum Master mit einem starken Fokus auf Agilität und kundenorientierte Prozessgestaltung.

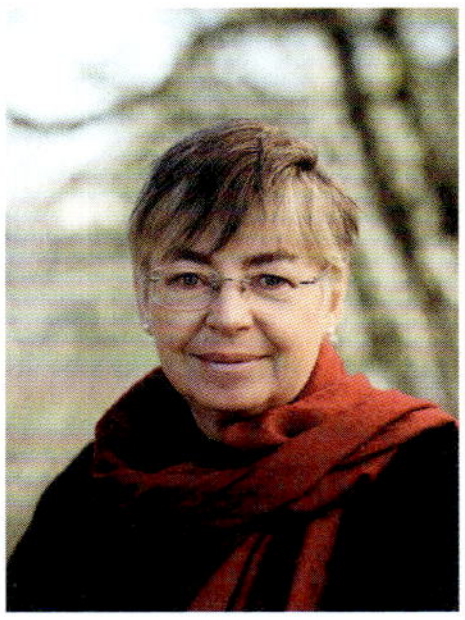

**Dagmar Müller-Funk** ist Diplom-Kauffrau mit Erfahrung in IT-Vertrieb, Beratung und Erwachsenenbildung. Sie ist ausgebildete Business und Life Coachin, spezialisiert auf berufliche Neuausrichtung, Resilienz und Female Empowerment. Zudem tätig als Trauerrednerin, Mentale Ersthelferin und aktuell bei FRESENIUS Medical Care im HR-Bereich.

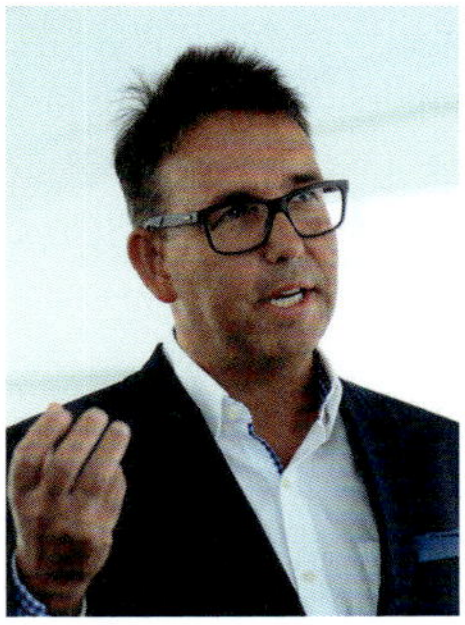

**Prof. Dr. Volker Nürnberg**, „der Gesundheitspapst" ist BWL-Professor und Head of Healthcare bei BearingPoint. Mit über 1.000 Vorträgen und 500 Aufsätzen ist er der erfahrenste BGM-Experte in Deutschland. Er hat mehrere Gastprofessuren in Europa und ist im Ethikrat des Bundesgesundheitsministeriums und Vorsitzender des BGM-Beirats der DAK-Gesundheit.

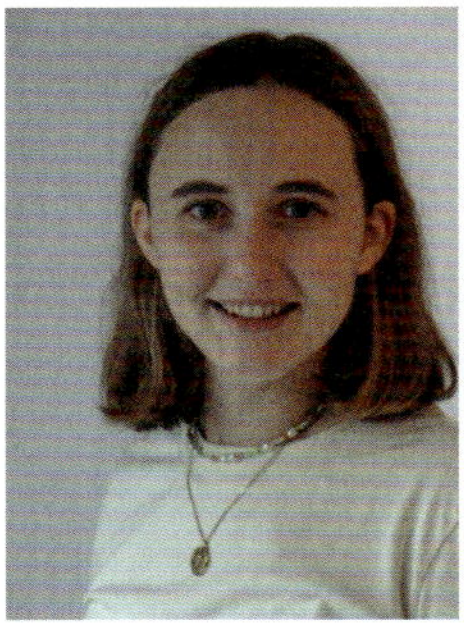

**Pia Preuß** absolvierte ihren Bachelor in Health Communication an der Universität Bielefeld und ist derzeit Masterstudentin im Studiengang Kommunikation und Management an der Hochschule Osnabrück. Seit 2023 verstärkt sie die REWE Group zunächst als Praktikantin und nun als Werkstudentin im Bereich Health Management unter der Leitung von Bianca van Wijnen.

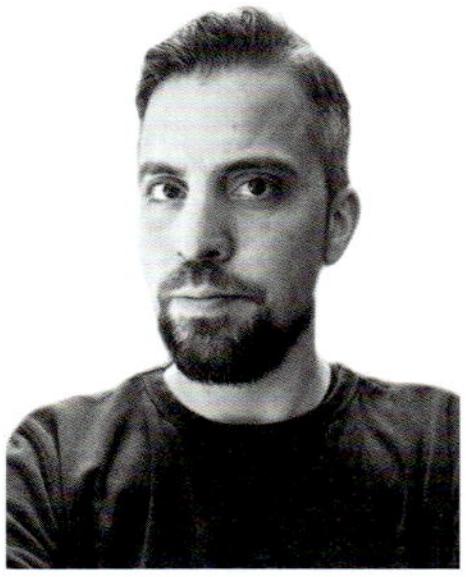

**Gerrit Rohde** ist Diplom-Politologe mit Fokus auf Kommunikation. Früh lernte er, mit Worten Brücken zu bauen. Seine Erfahrungen beim Medienhaus Axel Springer prägten seinen Blick auf Sprache und Medien. Als Leiter Marketing und Kommunikation brachte er diese Perspektive in die Betriebskrankenkasse Axel Springer ein, bevor er ab 2012 das betriebliche Gesundheitsmanagement der DAK-Gesundheit unterstützte.

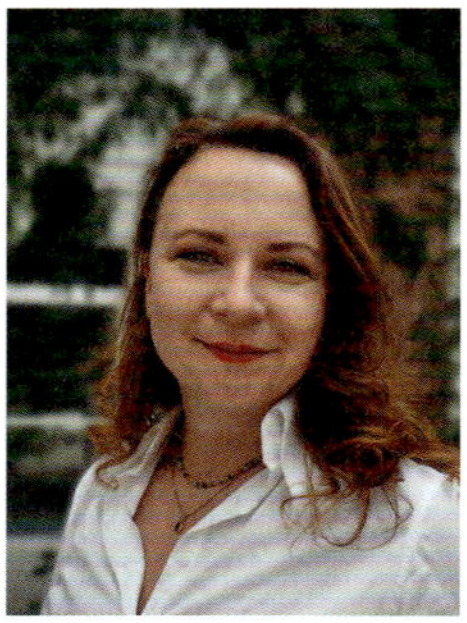

**Agnieszka Scheerenberg** verfügt über langjährige Erfahrung in der Gesundheitsbranche und arbeitet bei der DAK-Gesundheit in der strategischen Steuerung. Sie verantwortet das betriebliche Gesundheitsmanagement und setzt sich engagiert für praxisnahe Gesundheitsförderung ein.

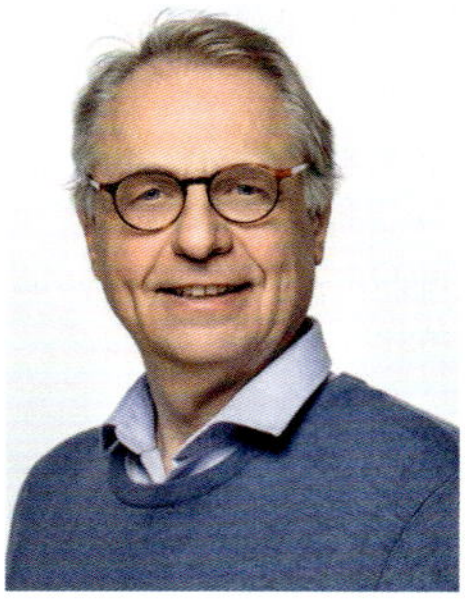

**Marc Sommer**, Dirigent und Betriebswirt (Sciences Po Paris). Nach über 20 Jahren in Führungspositionen bei Bertelsmann und KarstadtQuelle ist er heute geschäftsführender Gesellschafter der Spexa GmbH und der Campus naturalis Akademie, sowie Sprecher des BVMW-Expertengremiums Gesundheit.

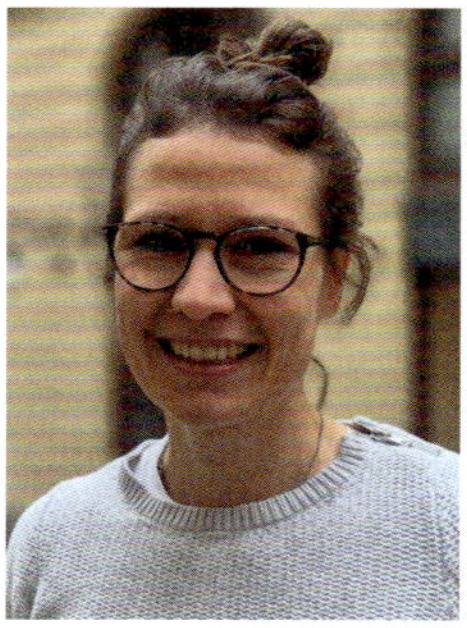

**Dr. Maie Stein** ist Postdoktorandin an der Professur für Arbeits- und Organisationspsychologie der Universität Leipzig. Ihre Forschungsschwerpunkte liegen im Bereich der Arbeit und Gesundheit sowie ökologische Nachhaltigkeit in Organisationen. Sie interessiert sich insbesondere für dynamische Zusammenhänge zwischen Arbeitsmerkmalen und dem Erleben und Verhalten von Beschäftigten.

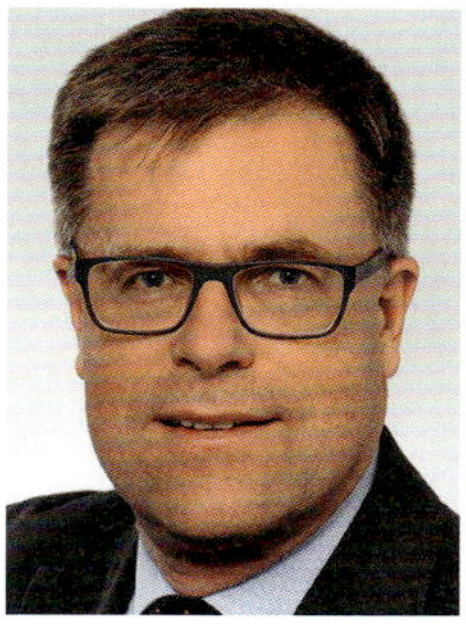

**Volker Stück** ist Rechtsanwalt und als Lead Expert für Arbeitsrecht & Mitbestimmung bei der BWI GmbH in Bonn tätig. Darüber hinaus engagiert er sich als ehrenamtlicher Richter am Arbeitsgericht und bringt seine Expertise als Fachautor sowie Referent im Arbeitsrecht, Compliance und Beschäftigtendatenschutz ein.

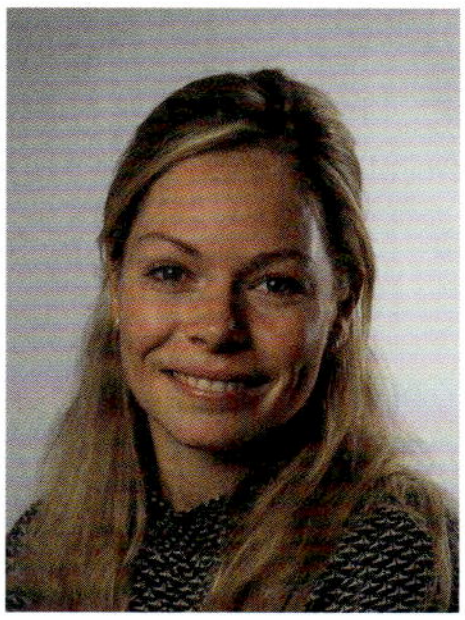

**Julia van der Land** ist Expertin für betriebliches Gesundheitsmanagement bei der REWE Group. Die Gesundheitswissenschaftlerin sammelte in den Niederlanden umfassende Erfahrung in der strategischen Entwicklung und Umsetzung gesundheitsfördernder Maßnahmen.

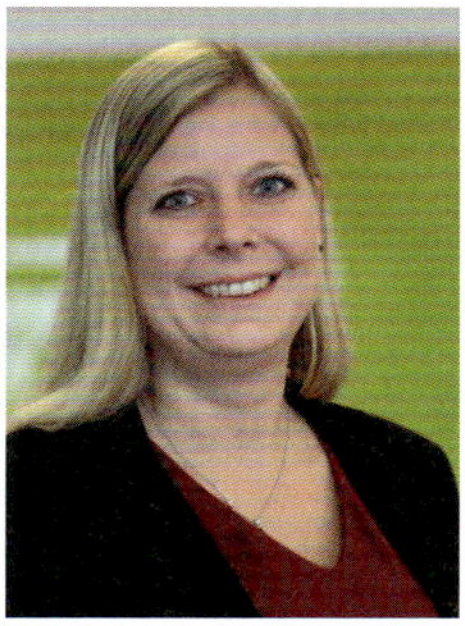

**Bianca van Wijnen** studierte Diplom-Soziologie in Bielefeld mit Schwerpunkt Wirtschaft und Organisation. Bei der REWE Group war sie in verschiedenen HR-Bereichen tätig, darunter Personal Logistik, nachhaltiges Personalmanagement und Compensation & Benefits. Seit 2017 leitet sie das Gesundheitsmanagement und prägt die strategische Ausrichtung des betrieblichen Gesundheitsmanagements der REWE Group.

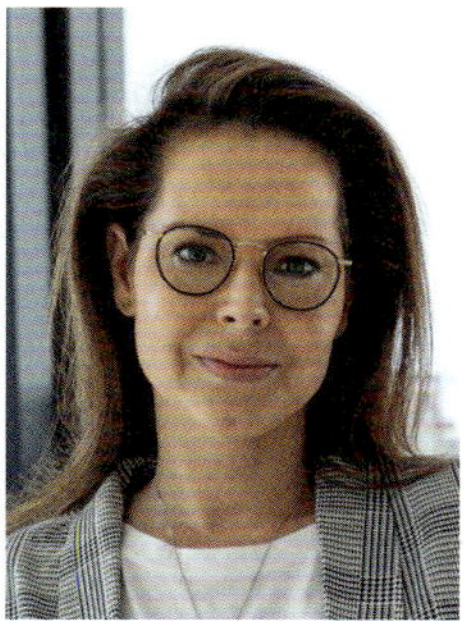

**Prof. Dr. Sylvie Vincent-Höper** ist Professorin für Arbeits- und Organisationspsychologie an der Medical School Hamburg (MSH). Ihre Forschung konzentriert sich auf die Analyse psychischer Belastungen im Arbeitskontext sowie auf die Evaluation gesundheitsförderlicher Interventionen. Zentrale Themen ihrer Arbeit sind gesundheitsförderliche Führung, sexuelle Belästigung am Arbeitsplatz und der Einsatz künstlicher Intelligenz in der Arbeitswelt.

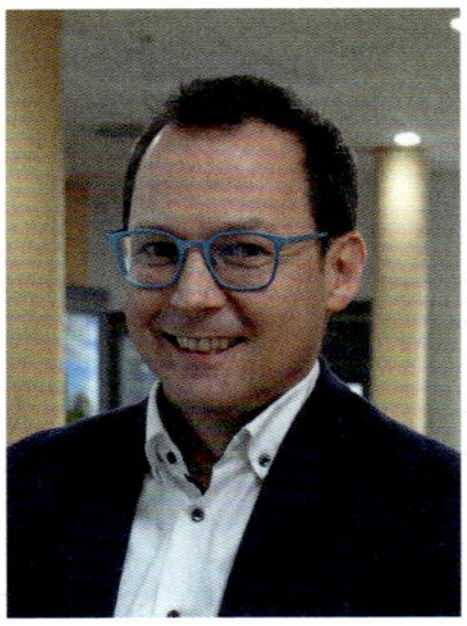

**Michael Vogel** ist seit 2019 bei der Volksbank Ulm-Biberach eG und leitet die Unternehmensentwicklung. Er treibt die digitale und strategische Transformation der Bank voran und setzt sich als Vorstandsmitglied im Demografie Netzwerk e. V. für Lösungen gegen den Fachkräftemangel ein.

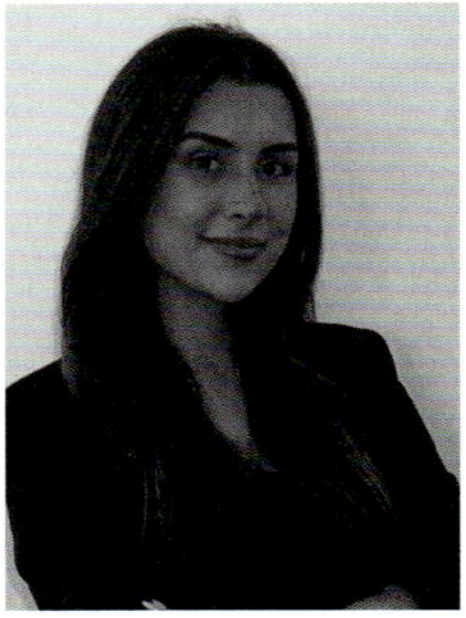

**Doreen Wessels** ist Doktorandin bei Prof. Dr. Sylvie Vincent-Höper im Bereich Arbeits- und Organisationspsychologie an der Medical School Hamburg (MSH). Sie erforscht den Zusammenhang zwischen Arbeitsbedingungen und der Gesundheit von Beschäftigten, mit einem besonderen Schwerpunkt auf Längsschnittanalysen.

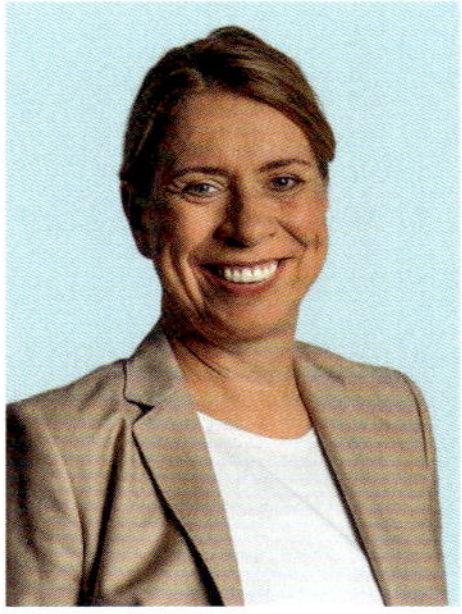

**Dr. Ute Wiedemann** ist seit März 2022 Vorstandsmitglied der DAK-Gesundheit und verantwortet die Bereiche Markt, Personal & Organisation, IT & Infrastruktur sowie Strategisches Marketing. Zuvor war sie zehn Jahre im Management von Gesundheits- und Pflegeeinrichtungen tätig und arbeitete zuvor als Unternehmerin im Energiemarkt. Sie promovierte in Medizin und erwarb einen Master in International Healthcare Management.

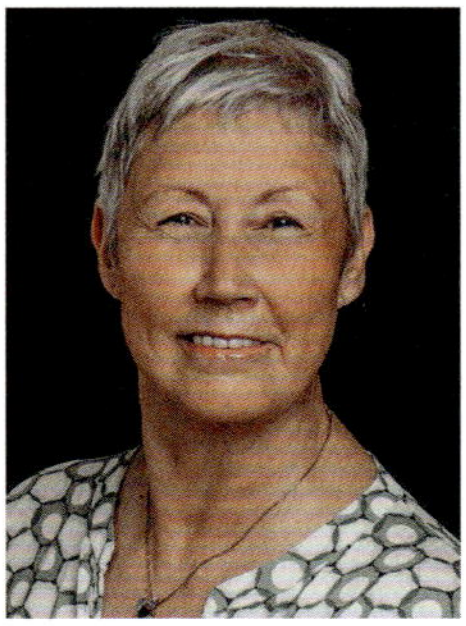

**Sabine Winterstein** ist Ökotrophologin und Referentin für strategische BGM-Gremienarbeit. Als TÜV-zertifizierte Resilienz-Beraterin entwickelt sie Strategien und Konzepte für das betriebliche Gesundheitsmanagement, insbesondere zu den Themen Gesundheit, Resilienz für Führungskräfte und organisationale Resilienz.

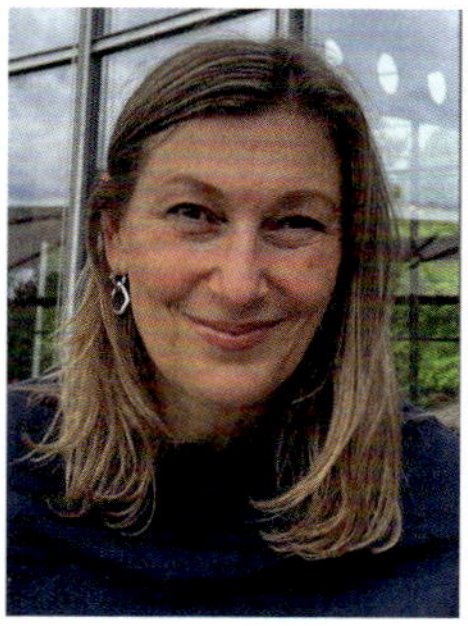

**Dorothe Wundrack** ist münsterländische Berlinerin, Einzelhandelskauffrau und ausgebildet in Personal- und Organisationsentwicklung. In der H&M Group war sie als Managerin in verschiedenen Sales- und HR-Bereichen tätig. Seit 2012 ist sie als Gesundheitsmanagerin bei der H&M Group eingesetzt, entwickelt & steuert die Umsetzung von BGM & HR-Projekten für den deutschen Markt und ist zudem selbstständig als Trainerin & Mental Health Coach.

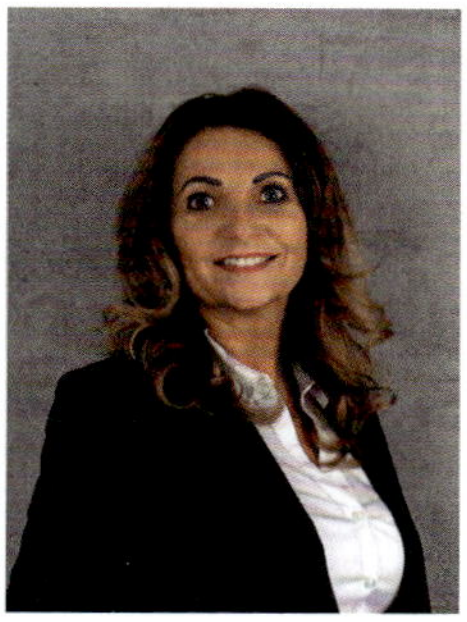

**Rachel Zapp** ist Head of Environment, Health & Safety und hat ein abgeschlossenes BWL-Studium. Sie arbeitet als systemischer Coach und psychologische Beraterin, sowohl inhouse als auch extern in selbstständiger Tätigkeit. Zudem ist sie Autorin von Fachpublikationen zu BGM-Themen im Beck Verlag und Mitglied der Corporate Health Alliance sowie von NurGemeinsam.

**Bildnachweise Verzeichnis der Autorinnen und Autoren**

© Daniela Möllenhoff (Foto Adler)
© Martin Huch, Hannover (Foto Arbabian-Vogel)
© Privat (Foto Bellinghausen)
© Nele Martensen Fotografie Hamburg (Foto Beyer-Reiners)
© Maike Schenk, Volksbank Ulm-Biberach eG (Foto Bitterle)
© Klinikum Ernst von Bergmann (Foto Brase)
© Andreas Defren (Foto Erb)
© DAK-Gesundheit/Läufer (Foto Ferber)
© Privat (Foto Fiedler)
© Fürstenberg Institut, Verena Reinke (Foto Fürstenberg)
© Stefan Floss (Foto Gregersen)
© Anika Novak (Foto Grix)
© Studioline (Foto Hagel)
© Lutz Berger, Lutzland, Heidelberg (Foto Ittner)
© Fotostudio Christoph Fein (Foto Kaiser)
© Tom Schulte (Foto Kantermann)
© Privat (Foto Kardys)
© Topfit GmbH (Foto Klare)
© Latrace GmbH (Foto Klemm)
© Spexa (Foto Köning)
© Nele Martensen Fotografie Hamburg (Foto Kraaibeek)
© Ann-Christin Krings PHOTOGRAPHY & VIDEOGRAPHY (Foto Krampitz)
© Thomas Müller (Foto Lange)
© Picture People Viernheim (Foto Levai)
© Privat (Foto Magerl)
© Georg Rekas Fotografie, Harsum (Foto Müller-Funk)
© P. Hoffmann/Frankfurt (Foto Nürnberg)
© Privat (Foto Preuß)
© Privat (Foto Rohde)
© DAK-Gesundheit-Hamburg (Foto Scheerenberg)
© Spexa (Foto Sommer)
© Nina Vogt (Foto Stein)
© Privat (Foto Stück)
© Privat (Foto van der Land)
© Privat (Foto van Wijnen)
© Anna Dill Medical School Hamburg (Foto Vincent-Höper)
© Maike Schenk, Volksbank Ulm-Biberach eG (Foto Vogel)
© Privat (Foto Wessels)
© DAK-Gesundheit/Läufer (Foto Wiedemann)
© Studioline (Foto Winterstein)
© Privat (Foto Wundrack)
© Flück 53489 Sinzig (Foto Zapp)